U0504654

肿瘤营养治疗临床手册

续 编

赵 岩 郑振东 主 编

北方联合出版传媒（集团）股份有限公司

辽宁科学技术出版社

图书在版编目（CIP）数据

肿瘤营养治疗临床手册：续编 / 赵岩，郑振东主编 .
沈阳：辽宁科学技术出版社，2025. 7. -- （辽宁省优秀
自然科学著作）. -- ISBN 978-7-5591-3968-9

Ⅰ. R730.59-62

中国国家版本馆 CIP 数据核字第 2024M6R761 号

出版发行：辽宁科学技术出版社
　　　　　（地址：沈阳市和平区十一纬路25号　邮编：110003）
印　刷　者：辽宁鼎籍数码科技有限公司
经　销　者：各地新华书店
幅面尺寸：185 mm × 260 mm
印　　张：13.5
字　　数：320千字
出版时间：2025年7月第1版
印刷时间：2025年7月第1次印刷
责任编辑：郑　红　邓文军
封面设计：刘　彬
责任校对：栗　勇

书　　号：ISBN 978-7-5591-3968-9
定　　价：100.00元

联系电话：18240004880
邮购热线：024-23284502
http：//www.lnkj.com.cn

本书编委会

（以姓氏笔画为序）

主　　编：赵　岩　郑振东

副 主 编：王玉梅　曲晶磊　孙秀华　李　辉　杜　成
　　　　　张剑军　赵　翌　徐凤艳

参编人员：于　玲　马瑞兰　石　硕　刘毓姝　刘慧光
　　　　　李　龙　李　娜　李　萌　李心蕙　李娇娇
　　　　　杨　东　杨彦琴　张　兰　张武静　张翔雁
　　　　　张鲁宁　张楚辞　赵玉杰　战弋音　贾友鹏
　　　　　黄　鑫　黄婷婷　翟兴月

序言 1

    2022 年我国恶性肿瘤新发病例达 482.47 万，恶性肿瘤总死亡人数达 257.42 万例，这场与恶性肿瘤对抗的战争，无疑是我国医疗卫生体系所面临的严峻考验。然而，面对这一严峻形势，我们不仅需要关注肿瘤的发病情况，更需要关注患者在抗癌过程中可能遇到的营养问题。根据中国癌症康复协会的调查，我国肿瘤患者营养不良发生率高达 67%。随着科技的不断进步和医学领域的不懈探索，营养治疗正日益成为肿瘤综合治疗的重要组成部分。营养治疗不仅关乎肿瘤患者的生存质量，更影响着其生存期和康复进程。近年来，营养学、生物技术和临床医学的交叉融合带来了肿瘤营养治疗领域的一系列创新。

    在肿瘤营养治疗的道路上，我们要不断深化对肿瘤与营养关系的认识，拓展治疗手段，提高治疗效果。同时，我们也需要加强跨学科的合作，将营养学、肿瘤学、临床医学等多领域的专业知识进行有机整合，为患者提供更全面、个性化的治疗方案。本书不仅关注肿瘤治疗的理论和技术层面，更关心患者在治疗过程中的全面健康。本书将深入探讨肿瘤营养治疗的最新研究成果、临床实践经验和前沿技术，旨在为医务人员、研究者和患者提供一份权威、全面的参考资料。希望通过这份工作，能够更好地推动肿瘤营养治疗领域的发展，为患者争取更多的康复机会，为医学进步贡献我们的一份力量。

    肿瘤治疗的征程漫长而曲折，而我们相信，《肿瘤营养治疗临床手册续编》将成为这一征程中的得力向导，为患者带去希望，为医护人员提供更丰富的知识储备，助力我们共同战胜这场癌症的战役。让我们携手努力，为肿瘤患者带来更多的关爱和希望，为健康中国建设贡献一份力量。

中国抗癌协会副理事长 朴浩哲

序言 2

恶性肿瘤作为世界范围内威胁人类健康的重大疾病，已经在全球范围内成为健康领域的一大挑战。我国的肿瘤发病率不断攀升，每天约有 1 万人被确诊肿瘤，总人数居全球第一位。与发达国家相比，我国肿瘤患者的五年生存率还存在差距，在这场防治战中我们面临着前所未有的压力。

在肿瘤精准医学不断发展的今天，营养治疗作为抗肿瘤斗争的重要一环，已经崭露头角。在政策层面上，《国民营养行动计划》《健康中国 2030》等国家指南及标准将肿瘤营养分级诊断与管理、肿瘤营养阶梯治疗上升为国家政策；在执行层面上，推动全国规范化肿瘤营养治疗示范病房、建立无饿医院、开展多中心临床研究等肿瘤营养学术组织建设也取得了重要突破。合理的营养在肿瘤防治中扮演着关键的角色，科学合理的膳食和充足完善的营养支持是所有抗肿瘤治疗的前提和保障。

在这一大背景下，辽宁省营养学会肿瘤营养治疗专委会在省营养学会领导的指引和帮助下正式成立，专委会始终秉承着"健康中国，健康辽宁"的理念，立志成为优秀学术组织的建设者，肿瘤营养规范化治疗的推动者，创新驱动证据的创作者以及数字时代的冲浪者。本书的编写借助了辽宁省营养学会肿瘤营养治疗专业委员会的力量，致力于推进健康中国战略的一部分，旨在为不同治疗方式和不同治疗阶段的肿瘤患者提供有针对性的规范化营养治疗方案，这将对提高肿瘤患者的生活质量、改善临床结局以及降低医疗成本起到积极作用。本书不仅在理论层面全面总结了肿瘤营养治疗的重要性，同时提供了实践指南，旨在提高肿瘤学从业人员和患者对营养治疗的科学认知和实践水平。我们相信，本书将受到临床营养人员、肿瘤临床医师、护理人员、社区（家庭）医生以及广大肿瘤患者及其家属的重视和欢迎。

在此，我们要感谢所有为本书付出辛勤努力的专家和机构，以及支持和关注肿瘤营养治疗的广大医护人员和患者。肿瘤防治，健康中国，让我们携起手来，为推进健康中国建设，为推进我国规范化肿瘤营养支持治疗的进步，为改善广大肿瘤患者的营养状况和临床结局而共同奋斗。

健康中国，营养先行，让我们的努力成就更多健康的明天！

辽宁省营养学会会长

目　录

（五）化疗期肿瘤患者的营养治疗   83

（一）营养学基础

1 能量及能量代谢

新陈代谢是所有生命活动的最基本特征。人体在整个生命活动过程中不断从外界环境摄取维持人体生命所必需的各类营养物质，其中三大营养素包括碳水化合物、蛋白质和脂类。三大营养素经消化转变成可吸收的小分子物质被吸收入血，一方面经过合成代谢构成机体组成成分或更新自身衰老的组织并储存能量；另一方面经过分解代谢释放出化学能用以维持体温和进行功能性活动，如躯体活动、心脏射血、细胞的生物电活动及生物分子合成等。合成代谢是吸能反应，分解代谢则是放能反应，而物质代谢与能量代谢是相互伴随发生的，机体在物质代谢过程中所伴随的能量释放、转移和利用则构成了能量代谢过程。

1.1 能量来源

人体在生命活动过程中的每一环节都需要能量，如物质代谢的合成和分解反应、心脏跳动、肌肉收缩、腺体分泌等。而这些能量来源于食物。已知，生物的能量来源于太阳的辐射能。其中植物借助叶绿素的功能吸收利用太阳辐射能，通过光合作用将二氧化碳和水合成碳水化合物；植物还可以吸收利用太阳辐射能合成脂类、蛋白质。而动物在食用植物时，实际上是从植物中间接吸收利用太阳辐射能，人类则是通过摄取动、植物性食物从而获取所需的能量。动、植物性食物中所含的营养素可分为五大类：碳水化合物、脂类、蛋白质、矿物质和微生物，若加上水则为六大类。其中，碳水化合物、脂类和蛋白质经人体内的代谢可释放出能量，这三者统称为"产能营养素"或能源物质。

每克产能营养素在体内氧化所产生的能量值称为"食物的热价"或"食物的能量卡价"，亦称"能量系数"。物质燃烧时所释放出的热称为燃烧热，食物可以在动物体内氧化，也可以在动物体外燃烧。体外燃烧和体内氧化的化学本质其实是一致的，每克产能营养素在体外燃烧时所产生的能量值称为"物理卡价"。产能营养素在体内的燃烧（生物氧化）过程和在体外的燃烧过程不尽相同，体外燃烧是在氧作用下完成的，化学反应激烈，伴随着光和热；体内氧化是在酶的作用下缓慢进行的，比较温和；特别是最终产物不完全相同，所以产生的热量也不完全相同。根据"弹式热量计"（食物的燃烧热通常采用"弹式热量计"测定），1 g 碳水化合物在体外燃烧时平均产生能量 17.15 kJ（4.1 kcal），1 g 脂肪平均产能 39.54 kJ（9.54 kcal），1 g 蛋白质平均产能 23.64 kJ（5.65 kcal）。但在体内氧化时，碳水化合物和脂肪与体外燃烧时的最终产物均为二氧化碳和水，所产生的能量也相同。但蛋白质在体内氧化时的最终产物则为二氧化碳、水、尿素、肌酐及其他含氮有机物；而在体外燃烧时的最终产物则为二氧化碳、水、氨和氮等，体内氧化反应不如体外燃烧过程完全。另外，食物中的营养素在消化道内并非 100% 吸收，一般混合膳食中碳水化合物的吸收率为 98%，脂肪为 95%，蛋白质为 92%。所以，3 种产能营养素在体内氧化实际产生能量为：1 g 碳水化合物产能 16.81 kJ（4.0 kcal），1 g 脂肪产能 37.56 kJ（9.0 kcal），1 g 蛋白质产能 16.74 kJ（4.0 kcal）。

1.2 能量代谢

能量是维持人体生命活动及内环境稳定最根本的需要，也是营养学最基本的问题。能量是从一种形式转化为另一种形式的过程，在整个能量转化过程中，机体所利用的蕴藏于食物中的化学能与最终转化成的能量和所做的外功，按能量折算是完全相等的，即能量的需要量与消耗是一致的，在理想的平衡状态下，个体的能量需要量等于其消耗量。正常情况下，机体将食物中所含的能量转化成机体生命活动所需的能量或转化为能量的储存形式。随着临床营养支持的广泛应用与研究的不断深入，机体能量消耗及能量需求情况已成为人们日益关注的课题。临床上，准确地了解和测定不同状态下患者能量消耗是提供合理有效的营养支持及决定营养物质需要量与比例的前提和保证。

机体的每日能量消耗包括以下几个部分：基础能量消耗（Basal Energy Expenditure，BEE）或静息能量消耗（Resting Energy Expenditure，REE），活动的生热效应（the Thermic Effect of Exercise，TEE），食物热效应（Thermic Effect of Food，TEF），兼性生热效应（Facultative Thermogenesis）。

基础代谢（Basal Metabolism，BM）是指人体维持生命的所有器官所需要的最低能量需要。测定方法是在清晨而又极端安静状态下，不受精神紧张、肌肉活动、食物和环境温度等因素影响时的能量代谢。而单位时间内的基础代谢，称为基础代谢率（Basal Metabolism Rate，BMR），又称为 BEE。BMR 在每日总能量消耗所占比例最大（60% ~ 70%），由于要达到上述基本状态十分困难，因此，在临床实践中通常测定机体 REE 而非 BEE。

REE 是指禁食 2 h 以上，在一定环境温度下，安静平卧或半卧位 30 min 以上所测得的机体能量消耗值。REE 与 BEE 相比多了部分食物的产热作用及完全清醒状态时的能量消耗量，REE 一般较 BEE 高 8% ~ 10%。由于 REE 测定时的要求不如 BEE 严格，可在全天 24 h 的任意时间测定，因为在临床工作中较为实用。REE 受很多因素的影响，如年龄、性别、食物摄入、妊娠和其他疾病等。人体 24 h 静息代谢参考值见表 1.1。

表 1.1　人体 24 h 静息代谢参考值（kJ）

年龄（岁）	体重（kg）								
	40	50	57	64	70	77	84	91	100
男性									
10 ~	5653	6385	6895	7410	7849	8360	8874	9385	10046
18 ~	5402	6042	6489	6937	7322	7770	8217	8665	9243
30 ~	5619	6105	6443	6782	7075	7414	7753	8096	12715
60 ~	4297	4862	5255	5653	5954	6385	6782	7180	7686
女性									
10 ~	5163	5674	6029	6389	6694	7050	7410	7766	8226
18 ~	4536	5151	5582	6012	6381	7038	7243	7669	8336
30 ~	4925	5289	5544	5799	6017	6272	6527	6782	7109
60 ~	4251	4690	5000	5505	5569	5874	6184	6494	6887

活动的生热效应（TEE）是能量消耗的第二大组成部分，机体任何的轻微活动都可提高代谢率，人在运动或劳动时耗氧量是显著增加的，机体耗氧量的增加与肌肉活动的强度成正比，通常各种体力活动所消耗的能量占人体总能量消耗的 15% ~ 30%。在人体的整个能量消耗中，肌肉活动或体力活动占据较大比例，影响体力活动能量消耗的因素：①肌肉越发达者，活动能量消耗越多；②体重越重者，能量消耗越多；③劳动强度越大、持续时间越长，能量消耗越多；④与工作的熟练程度有关。

食物热效应（TEF）是指由于进食而引起能量消耗增加的现象，过去称为食物的特殊动力作用（Specific Dynamic Action，SDA）。如进食碳水化合物可使能量消耗增加 5% ~ 6%，进食脂肪增加 4% ~ 5%，进食蛋白质增加 30% ~ 40%，一般混合膳食约增加基础代谢的 10%。在这里需要特别注意的是，TEF 只能增加体热的外散，而不是增加可利用的能量，TEF 实际上对于人体是一种损耗而不是收益。当只够维持基础代谢的食物摄入后，消耗的能量多于摄入的能量，额外消耗掉的这部分能量本质上来源于体内的营养贮备，因此，进食时必须考虑 TEF 额外消耗的能量，使摄入的能量与消耗的能量保持平衡。

兼性生热效应是能量消耗的另一重要组成部分，占每日总能量消耗的 10% ~ 15%，其是由环境温度、情绪应激及其他因素变化而引起的能量消耗。人安静时的能量代谢在 20 ~ 30℃的环境下最为稳定；当环境温度低于 20℃时，代谢率开始增加，当温度在 10℃以下时，代谢率则显著增加；当环境温度为 30 ~ 45℃时，代谢率同样会显著增加。

1.3　能量需要量

准确预测机体能量需要量是实施营养健康咨询及临床营养支持治疗的先决任务，能量需要量的预测方法包括两个方面，分别是测量法和估算法。测量法包括直接测量法、间接测热法，直接测量法设备昂贵又操作复杂，目前只在实验研究中使用该种方法，间接测热法在基层单位也难以普及；因此，临床常用估算法对机体的能量需要量进行预测。估算法具有简易、方便等使用优势，目前业已发表的估算公式共有 200 余种，可估算不同条件下的能量消耗及需求。本书针对肿瘤患者的能量需要量的预测，介绍两种常见估算法。

① Harris-Benedict 方程式：这是人类历史上第一个 REE 预测方法，包括年龄、性别、身高与体重 4 个基本变量。Harris-Benedict 方程式如下。

男：REE（kcal/d）$=66.473+13.7516W+5.0033H-6.755A$

女：REE（kcal/d）$=655.0955+9.5634W+1.8496H-4.6756A$

W：weight，体重（kg）；H：height，身高（cm）；A：age，年龄（Y）。

② 拇指法则：ESPEN 在 2017 年发布的《肿瘤患者营养指南》中提出，如果无法个体化测量患者的能量消耗，则假定患者的能量代谢水平与常人相似，根据患者体力活动情况估算患者每日能量需要量在 25 ~ 30 kcal/kg；但指南中同时指出这种粗略的估算方法对于肥胖患者可能存在高估风险，对于严重营养不良患者可能存在低估风险。Zauner A 等建议对体重正常、超重、肥胖、严重肥胖患者分别使用 25 kcal/kg、22 kcal/kg、20 kcal/kg、16 kcal/kg 计算其 REE。Valentini L 等建议创伤、疾病等应激条件下计算能量需要量时，应根据年龄、性别及体重调整后的 REE 乘以应激系数，见表 1.2。

表 1.2　活动和应激系数

项目		系数
活动	院内患者：卧床，可以坐，上肢积极活动	1.1
	院内患者：可以起身上厕所、洗浴	1.2
	院内患者：每天可以在走廊行走数次	1.3
	院内患者：主要坐着活动，短期行走	1.4
应激	多发伤	1.2 ~ 1.3
	脓毒症或严重感染（如腹膜炎）	1.2 ~ 1.3
	手术后	1.0 ~ 1.2
	肿瘤	1.0 ~ 1.2
	发热	1.0

根据《中国肿瘤营养治疗指南 2020》推荐肿瘤患者每日能量需求在 25 ~ 30 kcal/kg。根据《肿瘤营养石汉平 2018 观点》推荐，肿瘤患者每日能量需要量与普通健康人相同，即卧床患者 20 ~ 25 kcal/kg，活动患者 25 ~ 30 kcal/kg；肠外营养在计算非蛋白质热量时建议采用 20 ~ 25 kcal/kg，肠内营养在计算总热量时建议采用 25 ~ 30 kcal/kg。由于放疗、化疗、手术等应激因素的存在，REE 会随之升高，肿瘤患者的实际能量需求常超过普通

健康人，食管癌、胰腺癌及胃癌患者的能量需要量高于其他肿瘤，在实施营养治疗时，基础能量供给量应高于其他瘤种的患者，卧床患者建议 25 ~ 30 kcal/kg，活动患者建议 30 ~ 35 kcal/kg。

2 蛋白质及氨基酸

2.1 蛋白质和氨基酸的组成及生理功能

（1）蛋白质是自然界中一大类有机物质，从各种动、植物组织中提取出的蛋白质，其元素组成为碳、氢、氧、氮及硫；有些蛋白质还含有磷、铁、碘、锰及锌等其他元素。由于碳水化合物和脂肪中仅含碳、氢、氧，不含氮，所以蛋白质是人体氮的唯一来源，具有碳水化合物和脂肪无法取代的作用。大多数蛋白质的含氮量相当接近，平均约为16%。因此在任何生物样品中，每克氮相当于 6.25 g 蛋白质，其折算系数为 6.25。

蛋白质的生理功能主要包括以下 3 个方面：

①构成和修复组织：蛋白质是构成机体组织、器官的重要成分，人体各组织、器官无一不含蛋白质。在人体的瘦组织中，如肌肉组织和心、肝、肾等器官均含大量蛋白质；细胞中，除去水分之外，蛋白质约占细胞内物质的80%。因此，构成机体组织、器官的成分是蛋白质最重要的生理功能。

②调节生理功能：机体生命活动之所以能够有条不紊地进行，有赖于多种生理性物质的调节作用。蛋白质在体内是构成多种重要生理活性物质的成分，参与调节生理功能。

③供给能量：蛋白质在体内降解成氨基酸后，经脱氨基作用生成的 α- 酮酸，可以直接或间接经三羧酸循环氧化分解，同时释放能量，是人体能量来源之一。但由于机体主要的供能物质是碳水化合物和脂肪，因此，供给能量是蛋白质的次要供能。

（2）氨基酸是组成蛋白质的基本单位，是分子中具有氨基和羧基的一类含有复合官能团的化合物，具有共同的基本结构。在人体和食物蛋白质的 20 种氨基酸中，只有一部分可在体内合成，其余则不能合成或合成速度较慢。不能合成或合成速度较慢的氨基酸，必须由食物所供给，故称之为必需氨基酸；能在体内合成的则称之为非必需氨基酸。非必需氨基酸并非机体不需要，而仅是它们可在体内合成，无须依赖从食物中摄取。除了必需氨基酸和非必需氨基酸之外的第三类氨基酸为条件必需氨基酸，在合成这一类氨基酸时需要其他氨基酸作为碳的前体，且它们合成的最高速度可能受发育和病理生理因素所限（表 1.3）。

表 1.3　人体氨基酸

必需氨基酸	非必需氨基酸	条件必需氨基酸
异亮氨酸	天门冬氨酸	半胱氨酸
亮氨酸	天门冬酰胺	酪氨酸

必需氨基酸	非必需氨基酸	条件必需氨基酸
赖氨酸	谷氨酸	
蛋氨酸	谷氨酰胺	
苯丙氨酸	甘氨酸	
苏氨酸	脯氨酸	
色氨酸	丝氨酸	
缬氨酸	精氨酸	
组氨酸	胱氨酸	
	丙氨酸	

（3）机体主要在以下 3 个方面利用氨基酸：

①用于蛋白质的生物合成：从食物蛋白质消化、吸收的氨基酸大部分用于机体蛋白质的合成；体内组织蛋白质降解所产生的氨基酸大部分也被重新用于蛋白质合成。

②参与能量代谢：氨基酸的碳骨架可进入能量代谢，机体每日产生的能量约有 18% 来自氨基酸的氧化分解；当机体处于饥饿状态时，体内蛋白质降解释放氨基酸，进而转变成葡萄糖或酮体参与能量代谢。

③氨基酸代谢产物：氨基酸通过代谢产生多种含氮化合物，包括神经递质、核苷酸、激素及其他多种含氮生理活性物质，具有重要的调节功能。

2.2 蛋白质的消化吸收与代谢

（1）蛋白质的消化吸收：蛋白质未经消化不易吸收，一般状态下，食物中的蛋白质水解成氨基酸及小肽后被吸收。由于唾液中不含水解蛋白质的酶，所以食物蛋白质的消化从胃开始，但其主要场所在小肠。胃内消化蛋白质的酶是胃蛋白酶，胃蛋白酶是由胃黏膜主细胞合成并分泌的胃蛋白酶原经胃酸激活而生成的，胃蛋白酶对蛋白质肽键作用的特异性较差，主要水解芳香族氨基酸、蛋氨酸或亮氨酸等残基组成的肽键。食物在胃内停留时间较短，蛋白质在胃内的消化是很不完全的，消化产物及未被消化的蛋白质在小肠内经胰液及小肠黏膜细胞分泌的多种蛋白酶及肽酶的共同作用，进一步被水解为氨基酸。因此，小肠是蛋白质消化的主要部位。蛋白质在小肠内消化主要依赖于胰腺分泌的各种蛋白酶，主要包括外肽酶和内肽酶两类；肠黏膜细胞的刷状缘及细胞液中还存在一些寡肽酶，如氨基肽酶和二肽酶等，其主要作用是水解肽链并最终生成氨基酸。经过小肠腔内和膜的消化，蛋白质被水解为可被吸收的氨基酸和含有 2～3 个氨基酸的小肽，蛋白质最终以上述形式被吸收入血。

（2）蛋白质的代谢：进食正常膳食的正常人每日从尿中排出的氮约 12 g。若摄入的膳食蛋白质增多，随尿排出的氮也随之增多；反之亦然。在机体完全不摄入蛋白质或禁食一切食物时，每日仍有 2 ~ 4 g 氮会随尿排出体外，蛋白质在体内不断被分解成含氮化合物，并随尿排出体外。蛋白质在分解的同时也在不断合成，蛋白质的合成主要经两个步骤完成。第一步为转录，即生物体合成 RNA 的过程；第二步为翻译，是生物体合成 mRNA 后，mRNA 中的遗传信息转变成蛋白质中氨基酸排序的过程，此步是蛋白质获得遗传信息进行生物合成的过程。成熟的 mRNA 穿过核膜进入胞质，在核糖体及 tRNA 等共同参与作用下，以各种氨基酸为原料最终完成蛋白质的生物合成。

（3）氨基酸的分解代谢：氨基酸分解代谢的最主要反应是脱氨基作用。脱氨基的方式主要包括氧化脱氨基、转氨基、联合脱氨基以及非氧化脱氨基等，其中以联合脱氨基最为重要。氧化脱氨基后生成的 α– 酮酸完成后续代谢过程：经氨基化生成非必需氨基酸，或转变成碳水化合物及脂类，或氧化供给能量。氨基酸脱氨基产生的氨通常情况下在肝脏部位合成尿素进而完成解毒，也有少部分氨在肾脏以铵盐的形式由尿液排出。

营养学上将摄入蛋白质的量和排出蛋白质的量之间的平衡关系称为氮平衡，机体在不同的生理、病理状态下可出现 3 种不同形式的氮平衡：

①零氮平衡：摄入氮和排出氮水平相等，健康的成年人应维持在零氮平衡并富裕 5%。②正氮平衡：摄入氮的水平多于排出氮，当儿童处于生长发育期、妇女怀孕、疾病的恢复期以及运动、劳动等肌肉增加时，应保证适当的正氮平衡，以满足人体对蛋白质的需求。③负氮平衡：摄入氮的水平少于排出氮，人体处于饥饿、严重营养不良、疾病及老年时，一般处于负氮平衡。

2.3 蛋白质的需要量及食物来源

研究蛋白质需要量的方法主要有两种：一是要因加算法；二是氮平衡法。要因加算法的基本原理是以补偿从尿、粪便、皮肤，以及其他方面不可避免或必要氮损失为基础，再加上诸多因素确定而来的计算蛋白质需要量的方法；氮平衡法则是指氮的摄入量和排出量的关系，通常采用测定氮的方法推算蛋白质的量，常用于蛋白质代谢、机体蛋白质营养状况评价和机体蛋白质需要量的研究。

根据 2013 年由中国营养学会修订的最新版《中国居民膳食营养素参考摄入量》推荐，成年男性、女性每日推荐摄入蛋白质 65 g 和 55 g。但对于肿瘤患者来说，其蛋白质需求远高于健康人，多项研究证实高蛋白饮食对肿瘤患者有益。根据《中国肿瘤营养治疗指南 2020》推荐肿瘤患者应提高蛋白质摄入量，尤其提高优质蛋白摄入比例。肝肾功能无明显异常者，蛋白质供给量建议 1.2 ~ 1.5 g/（kg·d），根据营养消耗程度和患者肝肾功能状态可增加至 2.0 g/（kg·d）。根据《肿瘤营养石汉平 2018 观点》推荐，肿瘤患者蛋白质需要量应该满足机体 100% 的需求，推荐范围在 1.2 ~ 2.0 g/（kg·d）；肿瘤恶病质患者蛋白质的总摄入量（口服 + 静脉）应该达到 1.8 ~ 2.0 g/（kg·d）；严重营养不良肿瘤患者的短期冲击营养治疗阶段，蛋白质的给予量应该达到 2.0 g/（kg·d），轻、中度营养不良肿瘤患者的长期营养补充阶段，蛋白质的给予量应该达到 1.5 g/（kg·d）。

蛋白质的食物来源可分为植物性蛋白质和动物性蛋白质两大类。植物蛋白质中，谷类含蛋白质 10% 左右，蛋白质含量不算高，但由于是常见的主食，因此仍然是膳食蛋白质的主要来源。豆类含有丰富的蛋白质，特别是大豆的蛋白质含量高达 35%～40%，氨基酸组成也较为合理，在机体内的利用率较高，是植物蛋白质中良好的蛋白质来源。蛋类含蛋白质 11%～14%，是优质蛋白的重要来源。肉类包括禽、畜和鱼的肌肉，新鲜肌肉含蛋白质 16%～20%。动物性蛋白质的营养价值优于植物性蛋白质，是人体蛋白质的重要来源；为改善膳食蛋白质质量，在膳食中应保证有一定数量的优质蛋白质，一般要求动物性蛋白质和大豆蛋白质应占膳食蛋白质摄入总量的 30%～50%。对于富含动物性蛋白质食物的选择，在《中国居民膳食指南 2022》中给出了推荐，鱼、禽、蛋和瘦肉均属于动物性食物，其中所含蛋白质即属于优质蛋白质，同时富含脂类、脂溶性维生素、B 族维生素和矿物质等，该类食物蛋白质含量普遍较高，其氨基酸组成更适合人体需要，利用率高，但有些含有较多的饱和脂肪酸和胆固醇，摄入过多可增加肥胖和心血管疾病等发病风险，应当适量摄入。《中国居民膳食指南 2022》中建议鱼、禽、蛋类和瘦肉摄入要适量，平均每天 120～200 g；每周最好吃鱼 2 次或 300～500 g，蛋类 300～350 g、禽肉类 300～500 g。

3　脂类

3.1　脂类的组成及生理功能

脂类包括脂肪和类脂两类。脂肪，又称甘油三酯，是机体重要的能量物质，组成天然脂肪的脂肪酸种类很多，由不同脂肪酸组成的脂肪对人体的作用也不同。通常 4～12 碳的脂肪酸都是饱和脂肪酸，包含 1 个甚至多个双键，称为不饱和脂肪酸。类脂包括磷脂和固醇类，磷脂按其结构分为两类：一类是磷酸甘油酯，一类是神经鞘脂；固醇类为一些固醇激素的前体，胆固醇则是人体中主要的固醇类化合物，动物性食物所含的胆固醇有些以胆固醇酯的形式存在，因此膳食中的总胆固醇是胆固醇和胆固醇酯的混合物，植物中不含胆固醇，所含的其他固醇类物质称为植物固醇。

脂类是人体必需营养素之一，其与蛋白质、碳水化合物是 3 大产能营养素，在人体供能方面起重要作用；同时脂类也是人体细胞的重要组成成分，如细胞膜、神经鞘膜都必须有脂类参与构成。其主要生理功能如下：

①机体供能：一般合理膳食的总能量有 20%～30% 由脂肪提供，储存脂肪常处于供能与储能的动态平衡中，1 g 脂肪在体内氧化可以产能 37.56 kJ，相当于 9 kcal 的能量。

②构成机体成分：正常人按体重计算含脂类 14%～19%，绝大部分是以甘油三酯的形式储存于脂肪组织内。其中一部分分布于腹腔、皮下、肌纤维间的脂肪常称为储存脂肪，因受营养状况和机体活动的影响而增减，这类脂肪称为可变脂；类脂包括磷脂和固醇类物质，是组织结构的组成成分，是所有生物膜的重要组成成分，这类释放不太受营养状态和机体活动的影响的脂类被称为定脂。

③供给必需脂肪酸：必需脂肪酸是磷脂的重要成分，而磷脂又是细胞膜的主要结构成分，因此必需氨基酸与细胞的结构及功能关系密切。必需脂肪酸缺乏可引起生长迟缓、生殖障碍、皮肤受损及皮疹等；另外还可引起肝脏、肾脏、神经和视觉等多种器官疾病。

此外，脂肪还可提供脂溶性维生素并促进脂溶性维生素的吸收；具有保护脏器和维持体温；节约蛋白质，增加膳食美味及饱腹感，以及构成某些内分泌激素等作用。

在这里需要介绍脂肪酸的分类，其可根据来源不同被分为两类，一类是必需脂肪酸，另一类是非必需脂肪酸。人体除了从食物中得到，还能自身合成的脂肪酸为非必需脂肪酸，而一些脂肪酸是人体不能自身合成，仅能从食物中摄取的脂肪酸则被称为必需脂肪酸。必需脂肪酸包括亚油酸和 α- 亚麻酸。

3.2 脂类的消化吸收与代谢

（1）脂类的消化吸收：胃液酸性极强，但其中脂肪酶含量却很少，因此脂肪在胃内几乎不能被消化。胃的蠕动能促使膳食中的脂肪被磷脂乳化成分散在水相内的细小油珠而进入小肠肠腔内，之后与肝脏所分泌的磷脂胆固醇复合体结合成胆酸盐微团；小肠的蠕动可使微团中的脂肪油珠乳化成脂肪小滴，从而增加了酶与脂肪分子的接触面积，激活的胰脂肪酶将脂肪小滴水解为甘油和脂肪酸。膳食摄入的甘油三酯约有 70% 被水解为单酰甘油和两分子的脂肪酸，其余 20% 的甘油三酯被小肠黏膜细胞分泌的肠脂肪酶水解为脂肪酸和甘油，未被消化的少量脂肪则随胆汁酸盐由粪便排出。

（2）脂类的代谢：通常膳食中的脂肪均是由长链脂肪酸组成的甘油三酯，其主要为含有 16 碳和 18 碳的脂肪酸，16 碳和 18 碳以及其他长链脂肪酸代谢时必须在小肠黏膜细胞内重新合成甘油三酯，然后主要以乳糜微粒的形式，少量以极低密度脂蛋白的形式经淋巴从胸导管进入血液循环。而含有 6 ~ 12 碳的中链脂肪酸所组成的甘油三酯则可不经过消化的过程，也不需要胆盐即可完整地被吸收到小肠黏膜细胞的绒毛上皮进而进入细胞内，催化其分解的则是细胞内的脂酶，而不是分泌至肠腔的胰脂酶。最后，产生的中链脂肪酸不重新酯化。亦不以乳糜微粒的形式分泌入淋巴，而是以脂肪酸的形式直接扩散入门静脉，与血浆清蛋白物理结合，最终以脂肪酸形式由门静脉循环直接输送到肝脏。

脂肪酸是具有长链碳氢链和一个羧基末端的有机化合物的总称。自然界有 40 多种不同的脂肪酸，它们是脂类的关键成分。许多脂类的物理特性取决于脂肪酸的饱和程度和碳链长度，其中能被人体吸收、利用的只有偶数碳原子的脂肪酸。脂肪细胞中的脂肪在脂肪酶的作用下逐步水解释放出游离脂肪酸和甘油，供其他组织细胞氧化利用。脂肪动员的第一步是三酰甘油水解成二酰甘油及脂酸，催化这种反应的酶是脂肪细胞内的一种三酰甘油脂肪酶，是脂肪动员的调节酶。肝脏和肌肉则是进行脂肪酸氧化最活跃的组织，其主要的氧化形式是 β- 氧化，此过程可分为活化、转移和 β- 氧化 3 个阶段。脂肪酸的活化形式是硫酯 - 脂肪酰 CoA，活化后生成的脂肪酰 CoA 且极性极强，更容易参加反应；脂肪酰 CoA 进入线粒体基质则为转移的过程，脂肪酰 CoA 在线粒体基质中进入 β- 氧化步骤，此步骤需要经过 4 步反应，即脱氢、加水、再脱氢和硫解；脂肪酸 β- 氧化也是脂肪酸的改造过程，机体所需的脂肪酸链的长短不同，通过 β- 氧化可将长链脂肪酸改造成长度适宜的脂肪酸供机体代谢所需。

3.3 脂类的需要量及食物来源

在中国营养学会制定的《中国居民膳食营养素参考摄入量（2013 版）》中推荐，4～17 岁儿童和青少年以及 18 岁以上成人每日总脂肪摄入量占总能量摄入的 20%～30%，总饱和脂肪酸水平摄入应低于占总能量摄入的 8%。

膳食中的脂类是人体脂肪的主要来源，根据其来源可将脂肪分为动物性脂肪和植物性脂肪。动物性脂肪又可分为两大类：一类来源于鱼、虾等水产品，其中的脂肪酸大部分是不饱和脂肪酸；另一类是动物脂肪，其中含有大量饱和脂肪酸和少量不饱和脂肪酸。植物性脂肪多来源于豆油、棉籽油、花生油、菜籽油、橄榄油等，其脂肪中多数含有多不饱和脂肪酸，橄榄油为单不饱和脂肪酸，椰子油中则主要为饱和脂肪酸。一般来说，动物性脂肪如牛油、奶油和猪油比植物性脂肪含饱和脂肪酸更多，但椰子油主要含 12 碳和14 碳的饱和脂肪酸，这种情况确实比较少见。总的来说，动物性脂肪一般含 40%～60% 的饱和脂肪酸和 30%～50% 的单不饱和脂肪酸，多不饱和脂肪酸含量极少。相反，植物性脂肪含 10%～20% 的饱和脂肪酸和 80%～90% 的不饱和脂肪酸，而多不饱和脂肪酸含量较多。

在这里不得不提到反式脂肪酸，它不是一种天然产物，而是由氢化脂肪产生的，如人造黄油，在氢化过程中某些天然存在的顺式双键转变为反式结构，即称为反式脂肪酸。人体摄入含有反式脂肪酸的食物后，其中的反式脂肪酸或被氧化，或掺和到结构脂类中去，大量流行病学研究显示，过多反式脂肪酸的摄入可导致血浆低密度脂蛋白水平的升高，高密度脂蛋白水平下降，从而增加罹患冠心病的风险。

除食用油脂含约 100% 的脂肪外，含脂肪丰富的食品为动物性食物和坚果。动物性食物以畜肉类含脂肪最多，猪肉含脂肪量在 30%～90%，仅腿肉和瘦猪肉脂肪含量在 10% 左右；牛、羊肉含脂肪量比猪肉低很多，如牛瘦肉脂肪含量仅为 2%～5%，羊瘦肉多数为 2%～4%；禽肉一般脂肪含量较低，多数在 10% 以下；鱼类脂肪含量基本在 10% 以下，且主要含不饱和脂肪酸；蛋类的蛋黄脂肪含量也相对较高，约为 30%，但全蛋仅为 10% 左右，其组成以单不饱和脂肪酸为主。除动物性食物外，植物性食物中以坚果类，如花生、核桃、松子、瓜子、榛子等脂肪含量较高，最高可达 50% 以上，不过其脂肪组成多以亚油酸为主，所以可作为机体不饱和脂肪酸的重要来源。此外，膳食中必需脂肪酸摄入应占膳食总能量摄入的 3%～5%，亚麻酸占 0.5%～1% 时，可使组织中 DHA 达到最高水平，以避免产生相应缺乏症。

4 碳水化合物

4.1 碳水化合物的组成及生理功能

碳水化合物可分为糖、寡糖和多糖 3 类（表 1.4）。

表 1.4　碳水化合物分类

分类（糖分子 DP）	亚组	组成
糖（1～2）	单糖	葡萄糖、半乳糖、果糖
	双糖	蔗糖、乳糖、麦芽糖、海藻糖
	糖醇	山梨醇、甘露醇
寡糖（3～9）	异麦芽低聚糖	麦芽糊精
	其他寡糖	棉子糖、水苏糖、低聚果糖
多糖（≥10）	淀粉	直链淀粉、支链淀粉、变性淀粉
	非淀粉多糖	纤维素、半纤维素、果胶

　　碳水化合物是生命细胞结构的主要成分及主要供能物质，并且具有调节细胞活动的重要功能。具体包括：

　　①供给和储存能量：膳食碳水化合物是人类获取能量的最经济和最主要的来源。每克葡萄糖在体内氧化可以产生 16.7 kJ（4 kcal）的能量。维持人体健康所需要的能量中，50%～65% 由碳水化合物提供。糖原是肌肉和肝脏碳水化合物的储存形式，肝脏约储存机体内 1/3 的糖原，一旦机体需要，肝脏中的糖原即分解为葡萄糖以提供能量。碳水化合物在体内释放能量的速度较快，其供能速度也快，是神经系统和心肌的主要能源，也是肌肉活动时的主要燃料，对维持神经系统和心脏的正常供能，增强耐力，提高工作效率都有重要意义。

　　②构成组织及重要生命物质：碳水化合物是构成机体组织的重要物质，并参与细胞的组成和多种活动。每个细胞都有碳水化合物，其含量为 2%～10%，主要以糖脂、糖蛋白和蛋白多糖的形式存在。核糖核酸和脱氧核糖核酸两种重要生命物质均含有 D- 核糖，即 5 碳醛糖；一些具有重要生理功能的物质，如抗体、酶和激素的组成成分，也需要碳水化合物的参与。

　　③节约蛋白质作用：机体需要的能量，主要由碳水化合物提供，当膳食碳水化合物供应不足时，机体为了满足自身对葡萄糖的需要，则通过糖异生作用动用蛋白质以产生葡萄糖，供给能量；而当摄入足够量的碳水化合物时则能预防体内或膳食蛋白质消耗，不需要动用蛋白质来供能，即碳水化合物具有节约蛋白质的作用。

　　④抗生酮作用：脂肪酸被分解所产生的乙酰基需要与草酰乙酸结合进入三羧酸循环，而最终被彻底氧化和分解产生能量。当膳食中碳水化合物供应不足时，草酰乙酸供应相对减少；而体内脂肪或膳食脂肪被动员并加速分解为脂肪酸来供应能量。这一代谢过程中，由于草酰乙酸不足，脂肪酸不能彻底氧化而产生过多的酮体，酮体不能及时被氧化而在体内蓄积，以致产生酮血症和酮尿症。膳食中充足的碳水化合物则可以防治上述现象的发生，因此称为碳水化合物的抗生酮作用。

　　⑤解毒作用：经糖醛酸途径生成的葡萄糖醛酸，是体内一种重要的结合解毒剂，在

肝脏中能与许多有害物质如细菌毒素、酒精、砷等结合，以消除或减轻这些物质的毒性或生物活性，从而起到解毒作用。

⑥增强肠道功能：非淀粉多糖类如纤维素和果胶、抗性淀粉、功能性低聚糖等抗消化的碳水化合物，虽不能在小肠内消化吸收，但却能刺激肠道蠕动，增加结肠内的发酵，发酵产生的短链脂肪酸和肠道菌群增殖，有助于正常消化功能的发挥以及增加排便量。

4.2 碳水化合物的消化吸收与代谢

（1）碳水化合物的消化吸收：食物中的糖以淀粉为主，糖类只有分解为单糖时才能被小肠上皮细胞吸收。碳水化合物的消化是从口腔开始的，口腔分泌的唾液中含有 α- 淀粉酶，其能催化直链淀粉、支链淀粉及糖原分子中的 α-1,4 糖苷键的水解，水解后的产物可有葡萄糖、麦芽糖、异麦芽糖、麦芽寡糖以及糊精等混合物。由于食物在口腔内停留时间很短暂，以致唾液淀粉酶的消化作用不大，当胃酸及胃蛋白酶作用于食团后，pH 下降至 1～2 时，随食团一起进入胃内的唾液淀粉酶被破坏而失去活性，最终不再发挥作用，然而胃液中不含任何能水解碳水化合物的酶，因此碳水化合物在胃中几乎完全没有被消化。碳水化合物的消化场所主要为小肠，小肠内消化分肠腔消化和小肠黏膜上皮细胞表面的消化，极少部分的非淀粉多糖可在结肠内通过发酵消化；肠腔中的主要水解酶是来自胰液的 α- 淀粉酶，称胰淀粉酶，其作用和性质与唾液淀粉酶一样，最适 pH 为 6.3～7.2，其消化结果可使淀粉变成麦芽糖、麦芽三糖、异麦芽糖、α- 临界糊精及少量葡萄糖等；淀粉在口腔及肠腔总消化后的上述各种中间产物，可以在小肠黏膜上皮细胞表面进一步被彻底消化，小肠黏膜上皮细胞刷状缘上含有丰富的 α- 糊精酶、糖淀粉酶、麦芽糖酶、异麦芽糖酶、蔗糖酶及乳糖酶，它们彼此分工协作，最后把食物中可消化的多糖及寡糖完全消化成大量葡萄糖及少量的果糖和半乳糖，所生成的这些糖分子均可被小肠黏膜上皮细胞吸收。小肠内不被消化的那一部分碳水化合物在到达结肠后被结肠菌群分解，产生氢气、甲烷气、二氧化碳和短链脂肪酸等，这一系列过程称为发酵，发酵也属于消化的一种方式，碳水化合物在结肠发酵时促进了肠道一些特定菌群的生长繁殖，如双歧杆菌、乳酸杆菌等。碳水化合物经过消化变成单糖后才能被细胞吸收，糖吸收的主要部位在小肠的空肠部位。单糖首先进入肠黏膜上皮细胞，再进入小肠壁的毛细血管，并汇合于门静脉而进入肝脏，最后进入大循环运送到全身各个器官。

（2）碳水化合物的无氧氧化和有氧氧化：碳水化合物在体内分解过程中首先经糖酵解途径降解为丙酮酸，在无氧情况下丙酮酸在胞浆内还原为乳酸，这一过程称为碳水化合物的无氧氧化，也称糖酵解；在有氧状态下，丙酮酸进入线粒体氧化脱羧后进入三羧酸循环，最终被彻底氧化成二氧化碳和水，这一过程称为碳水化合物的有氧氧化。由于葡萄糖降解到丙酮酸阶段的反应过程对于有氧氧化和糖酵解是共同的，因此把葡萄糖降解成丙酮酸阶段的具体反应过程单独称为糖酵解途径；整个过程分为两个阶段，第一阶段由 1 分子葡萄糖转变为 2 分子磷酸丙糖，第二阶段由磷酸丙糖生成丙酮酸，糖酵解产生的可利用能量虽然有限，但在某些特殊情况下具有重要的生理意义，如重体力劳动或剧烈运动时，肌肉可因氧供应不足处于严重相对缺氧状态，这时需要通过糖酵解作用补充急需的能量。葡萄糖的有氧氧化反应过程可归纳为 3 个阶段：第一阶段是葡萄糖降解为丙酮酸，此阶段的化学反应与糖酵解途径完全相同，第二阶段是丙酮酸转变成乙酰辅酶 A，第三阶段是乙酰辅酶 A 进入三羧酸循环被彻底氧化成 CO_2 和 H_2O，并释放出能量；有氧氧化是机体获取能量的主要方式，1 分子葡萄糖彻底氧化可净生成 $36 \sim 38$ 个 ATP，是无氧酵解生成量的 $18 \sim 19$ 倍，有氧氧化不但释放能量的效率高，能量的利用率也高。

（3）糖原的合成与分解：消化吸收的葡萄糖或体内其他物质转变而来的葡萄糖进入肝脏和肌肉后，可分别合成肝糖原和肌糖原，此过程称为糖原的合成作用；肝糖原可在肝脏分解为葡萄糖，此过程称为糖原的分解作用；糖原的合成和分解作用在维持血糖相对恒定方面具有重要作用，当机体处于暂时饥饿状态时血糖趋于低下，这时肝糖原分解加速，及时使血糖升高恢复至正常水平。反之，当机体饱餐后，消化吸收的葡萄糖大量进入血液循环，血糖趋于升高趋势，这时可通过糖原合成酶的活化及磷酸化酶的活性降低，使血糖水平下降至恢复正常。

（4）糖异生：由非碳水化合物转变为葡萄糖或糖原的过程称为糖异生，非碳水化合物主要是乳酸、丙酮酸、甘油、丙酸盐及生糖氨基酸，糖异生的主要场所是肝脏，其具有重要的生理意义。饥饿时血糖趋于下降，此时除了肝糖原大量分解外，糖异生作用也开始增强，当肝糖原耗尽时，机体组织蛋白质分解而来的大量氨基酸以及由体脂分解而来的甘油等非糖物质加速转变成葡萄糖使血糖保持相对稳定，这对于主要依赖葡萄糖供能的组织维持其生理功能十分重要，如人体大脑、肾髓质、血细胞、视网膜等。当人体剧烈运动时，肌肉经糖酵解作用生成大量的乳酸，通过骨骼肌细胞扩散至血液并被运送至肝脏，通过肝中强大的糖异生能力，乳酸转变为葡萄糖又返回肌肉供肌肉糖酵解产生能量；如果糖异生途径障碍，则乳酸利用受限，可使得人体运动能力明显下降。

（5）血糖及其调节：血糖指血中的葡萄糖，正常情况下机体血糖恒定维持在 $3.89 \sim 6.11$ mmol/L 水平，这是进入和移出血液葡萄糖平衡的结果。血糖来源于膳食食物中糖的消化吸收、肝糖原分解和肝糖异生生成的葡萄糖释放入血，血糖的去路则为周围组织以及肝的摄取利用、糖原合成、转化为非糖物质或其他含糖物质，血糖水平保持恒定是糖、脂肪、氨基酸代谢协调作用的结果，也是肝、肌肉、脂肪组织等器官组织代谢协调的结果。血糖水平的平衡主要受激素调节，调节血糖水平的激素主要有胰岛素、胰高血糖素、肾上腺素和糖皮质激素等，血糖水平恒定是这些激素联合作用的结果。当食用高糖类膳食时，葡萄糖从肠道进入血液使血糖升高，导致胰岛素分泌增加，胰岛素可促使血糖进入组织细胞氧化分解、合成肝糖原和转化成非糖物质，它还可通过抑制胰高血糖素的分泌抑制肝糖原分解和糖异生作用，从而达到迅速降血糖的效果；当机体消耗血糖使其浓度降低时，胰岛素分泌减少而胰高血糖素分泌增加，从而促进肝糖原分解而升高血糖；但胰高血糖素分泌增加又对胰岛素的分泌起促进作用，胰高血糖素促进肝糖原分解的同时，胰岛素分泌增加很快发挥相反的降糖作用，这样通过拮抗作用使肝糖原分解缓慢进行，使血糖在正常浓度范围内保持较小幅度的波动。

4.3 碳水化合物的需要量及食物来源

目前推荐除婴幼儿外（<2 岁），碳水化合物应提供总能量的 55%～65%，碳水化合物的膳食来源应该多样，但以淀粉为主，寡糖、单糖的比例应该小，不超过 10%。摄入的膳食纤维的摄入量应该根据总食物的摄入量来确定，一般可表示为如下适宜范围：低能量膳食 [7.5×10^3 kJ（1800 kcal）] 为 25 g/d，中等能量膳食 [1×10^4 kJ（2400 kcal）] 为 30 g/d，高能量膳食 [1.2×10^4 kJ（2800 kcal）] 为 35 g/d。

碳水化合物的食物来源丰富，其中谷类、薯类和豆类是淀粉的主要来源，一般谷类提供的碳水化合物占总能量的 50% 左右较合理。水果、蔬菜主要提供包括非淀粉多糖如纤维素和果胶、不消化的抗性淀粉、单糖和低聚糖类等碳水化合物。牛奶能提供乳糖。总之，我国居民应以谷类食物为碳水化合物的主要来源，增加豆类及豆制品的摄入量以及多吃水果、蔬菜和薯类。

5 常量元素及微量元素

依据无机盐对人体健康的影响，可将其分为必需元素、非必需元素和有毒元素三大类。

5.1 常量元素

机体中质量分数大于体重的 0.01% 者常称为常量元素或宏量元素，如钙、磷、钠、钾、氯、镁、硫等。

常量元素的主要功能有：构成人体组织的重要成分，体内无机盐主要存在于骨骼中，如大量的钙、磷、镁对维持骨骼刚性起着重要作用，而硫、磷是蛋白质的组成成分；维持细胞的渗透压和机体酸碱平衡，在细胞内外液中无机盐与蛋白质一起调节细胞通透性、控制水分，维持正常的渗透压和酸碱平衡，维持神经肌肉兴奋性；构成酶的成分或激活酶的活性，参与物质代谢。

（1）钙：钙是人体质量分数最多的矿物质元素之一。成年人体内钙总量达 850～1200 g，相当于体重的 1.5%～2.0%。其中 99% 集中在骨骼和牙齿，主要以羟磷灰石结晶形式存在，少量为无定形钙。其余 1% 以结合或离子状态存在于软组织、细胞外液和血液中，称为混溶钙池，这部分钙与骨骼钙维持着动态平衡，是维持体内细胞正常生理状态所必需的。人体内有相当强大的保留钙和维持细胞外液中钙浓度的机制，当膳食钙严重缺乏或机体发生钙异常丢失时，可通过骨脱钙化纠正低钙血症而保持血钙的稳定。钙的生理功能包括：构成骨骼和牙齿。骨骼和牙齿是人体中含钙最多的组织；维持神经与肌肉活动。包括神经肌肉的兴奋、神经冲动的传导、心脏的正常搏动等。如血钙增高可抑制神经肌肉的兴奋性，反之则引起神经肌肉兴奋性增强，导致手足抽搐；激活体内某些酶的活性。钙对许多参与合成、转运的酶都有调节作用，如三磷酸腺苷酶、琥珀酸脱氢酶、脂肪酶以及一些蛋白质分解酶等；此外，钙还参与血凝过程、激素分泌、维持体液酸碱平衡以及细胞内胶质稳定等。钙的吸收在小肠通过主动转运与被动（扩散）转运吸收，钙吸收率为

20% ~ 60% 不等。凡能降低肠道 pH 或增加钙溶解度的物质均能促进钙的吸收；凡能与钙形成不溶性物质的因子，均干扰钙的吸收；钙的吸收率受膳食中草酸盐与植酸盐的影响，它们可与钙结合形成难以吸收的钙盐类；膳食纤维也会干扰钙的吸收，可能是其中的糖醛酸残基与钙结合所致；脂肪摄入量过高，可使大量脂肪酸与钙形成钙皂而影响钙的吸收，对钙吸收有利的因素包括维生素 D、乳糖、蛋白质等；此外，钙的吸收还与机体状况有关。钙的排泄主要通过肠道与泌尿系统，大部分通过粪便排出，每日排入肠道的钙大约 400 mg，其中有一部分可被重新吸收；正常膳食时，钙从尿中排出量约为摄入量的 20%；钙也可通过汗、乳汁等排出，如高温作业者每日汗中丢失钙量可高达 1 g 左右。乳母通过乳汁每日排出钙 150 ~ 300 mg。钙的推荐摄入量（Recommended Nutrient Intake，RNI）与食物来源见表 1.5。钙无明显毒作用，过量的主要表现为增加肾结石的危险性，并干扰铁、锌、镁、磷等元素的吸收利用。由于目前滥补钙的现象时有发生，为安全起见，我国成人钙的可耐受最高摄入量（tolerated upper intake lever，UL）确定为 2 g/d。钙的摄入应考虑两个方面，即食物中钙的质量分数与吸收利用率。

表 1.5　钙的 RNI　　　　　　　　　　　　　　　　　　单位：mg/d

人群	0 岁 ~	0.5 岁 ~	1 岁 ~	4 岁 ~	7 岁 ~	11 岁 ~	14 岁 ~	18 岁 ~	50 岁 ~
RNI	200	250	600	800	1000	1200	1000	800	1000

（2）磷：磷是人体质量分数较多的元素之一。在成人体内质量分数为 650 g 左右，占体内无机盐总量的 1/4，平均占体重 1% 左右。人体内的磷 85% ~ 90% 以羟磷灰石形式存在于骨骼和牙齿中。其余 10% ~ 15% 与蛋白质、脂肪、糖及其他有机物结合，分布于几乎所有组织细胞中，其中一半左右在肌肉。磷在体内代谢受维生素 D、甲状旁腺素以及降钙素调节。磷的生理作用包括：构成骨骼、牙齿以及软组织，调节能量释放，生命物质成分，酶的重要组成成分，促进物质活化，有利于体内代谢的进行；此外，磷酸盐还参与调节酸碱平衡。磷酸盐能与氢离子结合，以不同形式、不同数量的磷酸盐类排出，从而调节体液的酸碱度。磷的吸收与排泄大致与钙相同。磷主要在小肠内被吸收，摄入混合膳食时，吸收率达 60% ~ 70%。膳食中的磷主要以有机形式存在，摄入后在肠道磷酸酶的作用下游离出磷酸盐，并以磷酸盐的形式被吸收。植酸形式的磷不能被机体充分吸收利用。此外，人的年龄愈小，磷的吸收率愈高。磷的需要量与年龄关系密切，同时还取决于蛋白质摄入量，据研究，维持平衡时需要磷的量为 520 ~ 1200 mg/d。其无可观察到副作用水平为 1500 mg，中国营养学会推荐的磷的适宜摄入量（Adequate Intake，AI）见表 1.6。磷的来源广泛，一般都能满足需要。磷是与蛋白质并存的，在含蛋白质和钙丰富的肉、鱼、禽、蛋、乳及其制品中，如瘦肉、蛋、奶、动物肝脏、肾脏质量分数很高，海带、紫菜、芝麻酱、花生、坚果含磷也很丰富。粮食中磷为植酸磷，不经加工处理，利用率较低。蔬菜和水果含磷较少。

表 1.6　磷的 AI　　　　　　　　　　　　　　　　　　　　单位：mg/d

人群	0岁~	0.5岁~	1岁~	4岁~	7岁~	11岁~	14岁~	18岁~	50岁~
RNI	200	250	600	800	1000	1200	1000	800	1000

5.2　微量元素

凡是在人体中质量分数小于 0.01% 者为微量元素，如铁、锌、铜、锰、碘、硒、氟等。微量元素需求量很少却很重要，人体必需微量元素的生理功能主要包括作为酶和维生素必需的活性因子。许多金属酶均含有微量元素，如超氧化物歧化酶含有铜，谷胱甘肽过氧化物酶含有硒等；构成某些激素或参与激素的作用，如甲状腺素含有碘，铬是葡萄糖耐量因子的重要成分等；参与核酸代谢，核酸是遗传信息的携带物质，含有多种微量元素，如铬、锰、钴、铜、锌；协助常量元素发挥作用。微量元素还影响人体的生长、发育。一般认为必需微量元素共 14 种。1990 年 FAO/WHO/IAEA 认为，维持正常人体生命活动不可缺少的必需微量元素共有 8 个，包括碘、锌、硒、铜、钼、钴、铬、铁；而硅、镍、硼、钒、锰为可能必需元素；具有潜在毒性，但在低剂量时可能具有某些必需功能的元素包括氟、铅、镉、汞、砷、铝、锂等共 8 种。

（1）铁：铁是人体必需微量元素中质量分数最多的一种，总量为 4~5 g。铁主要以功能性铁的形式存在于血红蛋白、肌红蛋白以及含铁酶中，占体内总铁量的 60%~75%，其余则以铁蛋白等贮存铁的形式存在于肝、脾、骨髓中，约占 25%。铁的最主要功能是构成血红蛋白、肌红蛋白，参与组织呼吸过程；铁还参与许多重要功能，如参与过氧化物酶的组织呼吸过程，促进生物氧化还原反应的进行；促进 β- 胡萝卜素转化为维生素 A、嘌呤与胶原的合成、抗体的产生、脂类从血液中转运以及药物在肝脏的解毒等；铁还对血红蛋白和肌红蛋白起呈色作用，在食品加工中具有重要作用。人体铁的来源有两条途径，一是从食物中摄取，二是再次利用血红蛋白破坏时释放出的血红蛋白铁，人体对铁的吸收利用率很低，只有 10%~20%；影响铁的吸收利用率的因素主要包括，铁的存在形式，二价铁盐比三价铁盐更容易被机体利用；食物成分，维生素 C、核黄素、某些单糖、有机酸、动物蛋白有促进非血红素铁吸收的作用；肉因子，动物肉类、肝脏可促进铁吸收，一般将肉类中可提高铁吸收利用率的因素称为"肉因子"；生理因素，体内铁的需要量与贮存量对血红素铁或非血红素铁的吸收都有影响。当贮存量多时，铁吸收率降低；反之贮存量低，需要量及吸收率增高。随着年龄的增长，铁的吸收率下降。中国营养学会建议铁的膳食 RNI，成年男性为 12 mg/d、成年女性为 20 mg/d。食物含铁量通常都不高，但是，肉、禽、鱼类及其制品却是食物铁的良好来源，尤其是肌肉、肝脏、血液含铁量高，利用率高。海米、蟹黄、蛋黄、红糖等也是铁的良好来源。植物性食品以豆类、硬果类、山楂、草莓、发菜、口蘑、黑木耳、紫菜、莲子、糯米等含铁较多。蔬菜中含铁量不高，而油菜、苋菜、菠菜、韭菜等含有植酸等，铁利用率不高。

（2）碘：人体内含碘 20～50 mg。甲状腺组织内含碘最多，约占体内总碘量的20%（约8 mg）。其余的碘存在于血浆、肌肉、肾上腺和中枢神经系统等组织中。碘在体内主要参与甲状腺素合成，故其生理作用也通过甲状腺素的作用表现出来；机体缺乏碘，可导致甲状腺肿，幼儿缺碘还导致先天性生理和心理变化，引起呆小症；膳食与饮水中的碘基本以无机碘的形式存在，极易被吸收，有机碘在人体肠道内被降解释放出碘化物而被吸收，而约有80%的甲状腺素未经变化即可被吸收；吸收的碘，迅速转运至血浆。其中大约30%的碘被甲状腺利用，合成为甲状腺素，并被贮存于体内唯一贮存碘的甲状腺内。其余的碘常与血液中蛋白质结合，遍布各组织中；在代谢过程中，甲状腺素分解脱下的碘，部分被重新利用，部分通过肾脏排出体外，部分在肝内合成甲状腺素葡萄糖酸酯或硫酸酯，随胆汁进入小肠，从粪便排出体外；体内的碘约90%由尿排出，近10%由粪便排出，其他途径如随汗液或通过呼吸排出的较少。哺乳妇女可从乳汁中排出一定量碘（7～14 μg/dL）；碘缺乏造成甲状腺素合成分泌不足，引起垂体促甲状腺激素代偿性合成分泌增多，刺激甲状腺增生肥大，称为甲状腺肿，甲状腺肿可由于环境或食物缺碘造成，常为地区性疾病，称为地方性甲状腺肿；若孕妇严重缺碘，可殃及胎儿发育，使新生儿生长损伤，尤其是神经组织与肌肉组织，认知能力低下，造成呆小症；如果摄入碘过高，也可导致高碘性甲状腺肿。人体对碘的需要量受年龄、性别、体重、发育及营养状况等所左右，中国营养学会建议的供给量为成人 120μg，孕妇 230 μg，乳母 240 μg。碘的无可观察到副作用水平为 1000 μg（UL 为 850 μg）。人体所需的碘可由饮水、食物和食盐中获得，其中80%～90% 由食物摄入。食物及饮水中碘的质量分数受各地土壤地质状况的影响。海洋是天然的"碘库"，海洋食物往往含有丰富的碘，碘质量分数一般高于陆生食物，有些食物还具有聚碘的能力。含碘量丰富的食物有海带、紫菜等；鲜鱼、蚶干、蛤干、干贝、淡菜、海参、海蜇等含碘比较高。每百克海带（干）含碘 24000 μg，紫菜（干）1800 μg，淡菜（干）1000 μg，海参（干）600 μg。海盐中含碘一般在 30 μg/kg 以上，但随着加工精度提高，海盐中含碘量降低，有时低于 5 μg/kg。

（3）锌：锌是人体必需的微量元素，人体含锌 2～2.5 g，主要存在于肌肉、骨骼、皮肤。按单位重量含锌量计算，以视网膜、脉络膜、前列腺为最高，其次为骨骼、肌肉、皮肤、肝、肾、心、胰、脑和肾上腺等。锌的生理作用包括，作为酶的组成成分或作为酶的激活剂，促进生长发育与组织再生，作为味觉素的结构成分，促进食欲，参与创伤组织的修复。缺锌时伤口不易愈合，锌对于维持皮肤健康也是必需的，维护免疫功能。锌能直接影响胸腺细胞的增殖，使胸腺素分泌正常，以维持细胞免疫的完整；锌主要在小肠内被吸收，与血浆中的蛋白质或传递蛋白结合进入血液循环，锌的吸收率为 20%～30%。锌的吸收受许多因素的影响，高蛋白、中等磷酸质量分数的膳食有利于锌的吸收，维生素 D、葡萄糖、乳糖、半乳糖、柠檬酸有利于锌的吸收；锌在体内代谢后，主要通过粪便、尿液排出，汗液、精液、乳汁等排出；同位素实验研究发现人体每日需要锌 6 mg，考虑到不同膳食中的锌吸收率不同，其供给量亦有异。若以我国居民膳食中锌的平均吸收率为 25% 计算，锌的推荐摄入量成年男性 12.5 mg/d、成年女性 7.5 mg/d，锌的无可观察到副作用水平为 30 mg；锌的来源广泛，但动、植物性食物的锌质量分数和吸收率有很大差异。

植物性食品由于含植酸盐、膳食纤维等较多，锌的吸收率较低，一般以动物性食物如贝壳类海产品、红色肉类、动物内脏等作为锌的良好来源。按每 100 g 含锌量（mg）计算牡蛎最高可达 100 以上，畜禽肉及肝脏、蛋类在 2.6，鱼及其他海产品在 1.5 左右，畜禽制品 0.3 ~ 0.5；植物中，豆类及谷类 1.5 ~ 2.0，但利用率低，且在碾磨中质量分数下降，其中谷类发酵后，由于植酸减少，有利于锌的吸收。蔬菜及水果类质量分数较低，牛奶中锌的质量分数也较低。

（4）硒：硒在人体内的质量分数很低，总量为 14 ~ 20 mg，广泛分布于所有组织和器官中，其中肝、胰、肾、心、脾、牙釉质等部位质量分数较高，脂肪组织最低。硒的生理作用包括，抗氧化作用，解毒作用，保护心血管、维护心肌的健康，增强机体免疫功能，此外，硒还有促进生长、保护视觉器官等作用。硒在小肠吸收，无机硒与有机硒都易于被吸收，其吸收率都在 50% 以上。硒吸收率的高低，与硒的化学结构、溶解度有关。如蛋氨酸硒的吸收率，大于无机形式的硒，溶解度大者吸收率也高。硒被吸收后，通过与血浆蛋白结合，被转运至各器官与组织中。代谢后大部分硒经尿排出，粪中的硒绝大多数为未被吸收的食物硒，少量为代谢后随胆汁、胰液、肠液一起分泌到肠腔内。此外，硒也可从汗中排出。硒缺乏可导致克山病与大骨节病，我国根据膳食调查结果确定预防克山病所需的"硒最低日需要量"为 19 μg/d（男）、14 μg/d（女）。2013 年中国营养学会提出硒的 RNI 值为 60 μg/d（14 岁以上人群）。硒摄入过多可致中毒。我国湖北恩施县的地方性硒中毒，与当地水土中硒质量分数过高，导致粮食、蔬菜、水果中含高硒有关。硒的无可观察到副作用水平（no observed adverse effect level，NOAEL）为 200 μg（UL 为 400 μg）。食物中硒质量分数受当地水土中硒质量分数的影响很大。食物中硒的分布规律为：动物＞鱼类＞肉类＞谷类和蔬菜，动物性食品肝、肾、肉类及海产品是硒的良好食物来源，蔬菜和水果含硒较少，加工可损失部分硒；另外可以通过酵母硒、硒代半胱氨酸等有机硒，亚硒酸钠等无机硒进行营养强化和补充。

（5）铜：铜在人体内总量为 50 ~ 200 mg，分布于体内各器官组织中，以肝和脑中浓度最高，其他脏器相对较低。铜的生理作用包括，影响铁代谢，维持正常造血机能，促进结缔组织形成，保护机体细胞免受超氧离子的损伤。铜是超氧化物歧化酶（Super Oxide Dismutase，SOD）的成分，能催化超氧离子成为氧和过氧化氢，有利于超氧化物转化，从而保护活细胞免受毒性很强的超氧离子的毒害；此外，铜与生物合成儿茶酚胺、多巴胺以及黑色素都有关，可促进正常黑色素形成，维护中枢神经系统的健康。铜主要在胃和小肠上部吸收，吸收率约为 40%，某些膳食成分如锌、铁、维生素 C 与果糖影响铜的吸收；吸收后的铜，被运送至肝脏和骨骼等脏器与组织，用以合成含铜蛋白和含铜酶。铜在体内不是一种储存金属，极易从肠道进入体内，又迅速从体内排出。正常人每日通过粪、尿和汗排出铜。约占总排出量80%的铜通过胆汁排除，其次为小肠黏膜，从尿中排出的量，约为摄入量的3%。WHO 提出婴幼儿每日每千克体重铜的需要量为 80 μg，儿童为 40 μg，成人为 30 μg。铜的 RNI 为 0.8 mg；过量铜摄入常发生于误服大量铜盐、饮用与铜容器长时间接触的食物（多是饮料）。常可致急性中毒，食用大量含铜较高的食物如牡蛎、动物肝、蘑菇等（每人 2 ~ 5 mg/d），尚未见慢性中毒现象，铜的无可观察到副作用水平（NOAEL）为 9 mg（UL 为 10 mg）；铜广泛存在于各种食物中，牡蛎、贝类、坚果质量分数特别高（为 0.3 ~ 2 mg/100 g），质量分数较丰富的有肝、肾、鱼、麦芽与干豆类（0.1 ~ 0.3 mg/100 g），绿叶蔬菜含铜量较低，牛奶含铜也较少，而人奶中质量分数稍高。

（6）锰：人体内锰的总量为 10 ~ 12 mg，主要存在于肝脏、肾脏、胰和骨骼中，唾液和乳汁也有一定量的锰。锰在人体内一部分作为金属酶的组成成分，一部分作为酶的激活剂起作用。含锰酶包括精氨酸酶、丙酮酸羧化酶、锰超氧化物歧化酶等，它们参与脂类、碳水化合物的代谢，也是蛋白质、DNA 与 RNA 合成所必需，当锰缺乏时，动物体内肝微粒体中脂类过氧化物就会出现增高现象。人体锰缺乏（每人 < 350 μg/d）还伴有严重的低胆固醇血症、体重减轻、头发和指甲生长缓慢等现象。膳食中锰在小肠吸收，吸收率不高，为 2% ~ 15%，个别达 25%。膳食成分如钙、磷浓度高时，锰吸收率降低。当铁缺乏时，锰吸收率增高，反之也发现当锰缺乏时，铁吸收率提高。吸收入体内的锰 90% 以上从肠道排出体外，尿中排出极少（1% ~ 10%）。中国营养学会提出成年人锰的 AI 值为 4.5 mg/d。锰摄入过多可致中毒、损害中枢神经系统，但食物一般不易引起。锰的无可观察到副作用水平 NOAEL 为 10 mg（UL 为 10 mg）。茶叶含锰最为丰富，平均为 15 μg/g 以上，含锰较多的食物还有坚果（> 10 μg/g）、粗粮（> 5 μg/g）、叶菜、豆类（2.5 μg/g），精制的谷类和肉蛋奶类较低（< 2 μg/g），但是其吸收和存留较多，也是锰的良好来源。

（7）铬：铬在自然界有两种形式：三价铬和六价铬。三价铬是人体必需的微量元素，六价铬则对人体有毒性。铬在人体的量为 5 ~ 10 mg，主要存在于骨、皮肤、脂肪、肾上腺、大脑和肌肉中。铬在人体组织中质量分数随年龄增长而降低。铬在糖代谢中作为一个辅助因子对胰岛素起启动作用，已知铬是葡萄糖耐量因子（Glucose Tolerance Factor，GTF）的重要组成成分。铬还影响脂肪的代谢，有降低血清胆固醇和提高 HDL 胆固醇的作用，从而减少胆固醇在血管壁的沉积，可预防动脉粥样硬化。此外，铬还有促进蛋白质代谢和生长发育，增加免疫球蛋白等作用。当铬摄入不足时，可导致生长迟缓，葡萄糖耐量损害，血糖、尿糖增加，易患糖尿病、高脂血症、冠心病等。铬的安全和适宜摄入量，美国营养标准推荐委员会 1989 年建议为 50 ~ 200 μg/d。中国营养学会建议成年人铬的 AI 为 30 μg/d，孕妇由于葡萄糖耐量明显高于非孕妇女，故应提高铬的供给量。铬的 NOAEL 为 1000 μg/d（UL 为 500 μg/d）。无机铬的吸收率很低（< 3%），当与有机物结合时，其吸收率可提高至 10% ~ 25%。膳食中某些因素可影响铬的吸收率，抗坏血酸可促进铬的吸收，低浓度草酸盐（0.1 mmol/L）可使体内铬量增高，而植酸盐却明显降低其吸收。膳食中高单糖与双糖不利于铬的吸收。铬代谢后主要由肾排出，少量经胆汁从肠道排出体外，皮肤、汗腺也有少量排泄。铬的良好食物来源为肉类及整粒粮食、豆类。乳类、蔬菜、水果质量分数低。啤酒酵母、干酵母、牡蛎、肝脏、蛋黄含铬量高，且铬活性也大。粮食经加工精制后，铬质量分数明显降低。白糖中铬质量分数也低于红糖。

6 维生素

6.1 维生素的简介

维生素是维持机体正常生理功能及细胞内特异代谢反应所必需的一类微量低分子有机化合物。目前已知有 20 多种维生素，通常维生素具有以下共同的特点：以其本体的形式或可被机体利用的前体形式存在于天然食物中，但是没有一种天然食物含有人体所需的全部维生素；大多数维生素不能在体内合成，也不能大量储存于组织中，必须由食物供给，即使有些维生素（如维生素 K、维生素 B_6）能由肠道细菌合成一部分，但也不能替代从食物获得这些维生素；维生素一般不构成人体组织，也不提供能量，常以辅酶或辅基的形式参与酶的功能；维生素每日生理需要量很少，仅以 mg 或 μg 计，但在调节物质代谢过程中却起着十分重要的作用，不可缺少；不少维生素具有几种结构相近、生物活性相同的化合物，如维生素 A_1 与维生素 A_2，维生素 D_2 和维生素 D_3，吡哆醇、吡哆醛、吡哆胺等。

维生素可以按字母命名，也可以按化学结构或功能命名。由于维生素具有不同的生理功能，又出现了以功能命名的名称，如维生素 A 又称为抗干眼病维生素，维生素 D 又称为抗佝偻病维生素，维生素 C 又称为抗坏血酸等。随着维生素化学组成和结构的研究进展，许多维生素又以其化学结构命名，如维生素 A 被命名为视黄醇，维生素 B_2 被命名为核黄素等。根据维生素的溶解性可将其分为脂溶性维生素和水溶性维生素两大类。脂溶性维生素包括维生素 A、D、E、K，有的以前体形式存在（如 β- 胡萝卜素、麦角固醇等）。脂溶性维生素的共同特点包括不溶于水，可溶于脂肪及有机溶剂，常与食物中的脂类共存，在酸败的脂肪中容易被破坏。脂溶性维生素在肠道吸收时随淋巴系统吸收，从胆汁少量排出，其吸收过程复杂，在体内吸收的速度慢，摄入后主要储存于肝脏或脂肪组织中，如有大剂量摄入时，可引起中毒，如摄入过少，可出现缺乏症状。水溶性维生素包括维生素 B_1、维生素 B_2、维生素 B_6、维生素 B_{12}、叶酸、泛酸、烟酸、胆碱、生物素等 B 族维生素和维生素 C，往往没有前体形式。水溶性维生素的共同特点包括溶于水，通常以简单的扩散方式被机体吸收，吸收速度快，在满足了组织需要后，多余的水溶性维生素及其代谢产物从尿中排出，在体内没有非功能性的单纯的储存形式。水溶性维生素一般无毒性，但极大量摄入时也可出现毒性，如摄入过少，可较快地出现缺乏症状。"类维生素"，也有人建议称为"其他微量有机营养素"，如生物类黄酮、肉毒碱、辅酶 Q（泛醌）、肌醇、硫辛酸、对氨基苯甲酸、乳清酸和牛磺酸等。

维生素是人体进行正常代谢所必需的营养物质，大多数维生素是作为辅酶分子的结构物质参与生化反应的，另外，视黄醇、生育酚等较少数的维生素具有一些特殊的生理功能。早期维生素缺乏往往无明显临床症状，称为"维生素不足症"。某些维生素长期缺乏或严重不足可引起代谢紊乱和病理现象，就称为"维生素缺乏症"。维生素缺乏可能是因为选择食物不当或食物加工、烹调、储藏不当使维生素遭受破坏和丢失，造成维生素摄入量不足引起的。其次，人体对维生素的吸收利用率降低可能造成维生素不足。再次，膳食成分影响维生素的吸收利用。另外，由于妊娠、哺乳、生长发育期儿童以及特殊生活及工作环境的人群、疾病恢复期的患者，他们对维生素的需要量都相对增高，也很容易出现维生素缺乏的症状。我国人民容易发生不足的维生素主要有维生素 A、维生素 B_1、维生素 B_2、维生素 B_6、维生素 C、维生素 D、烟酸等。

维生素与其他营养素之间存在一定关系。高脂肪膳食可大大提高人体对核黄素的需要量，而高蛋白膳食则有利于核黄素的利用和保存。由于硫胺素、核黄素、烟酸等都与能量代谢有密切关系，其需要量都是随着热能需要量增高而增加。维生素之间也存在相互影响的关系。动物实验表明维生素 E 能促进维生素 A 在肝内的储存。大鼠在缺乏硫胺素时，其组织中的核黄素水平下降而尿中的排出量增高。因此，各种维生素之间，维生素与其他营养素之间保持平衡非常重要，如果摄入某一种营养素不适当，可能引起或加剧其他营养素的代谢紊乱。

6.2　脂溶性维生素

脂溶性维生素包括维生素 A、维生素 D、维生素 E、维生素 K。

（1）维生素 A：维生素 A 又称为视黄醇、抗干眼病维生素，是指含有 β- 紫罗酮环的多烯基结构并具有视黄醇生物活性的一大类物质。狭义的维生素 A 仅指视黄醇，广义的则包括维生素 A 和维生素 A 原。动物性食物来源的具有视黄醇生物活性功能的维生素 A，包括视黄醇、视黄醛、视黄酸等物质。植物中不含维生素 A，在黄、绿、红色植物和真菌中含有类胡萝卜素，其中一部分被动物摄食后可转化为维生素 A。可在体内转变成维生素 A 的类胡萝卜素称为维生素 A 原，如 α- 胡萝卜素、β- 胡萝卜素、γ- 胡萝卜素等。

食物中的维生素 A 在小肠中通过小肠绒毛吸收。在黏膜细胞内与脂肪结合形成酯，和叶黄素一同掺入乳糜微粒进入淋巴，被肝脏摄取并以酯的形式储存于肝实质细胞。当机体需要时储藏于肝脏中的维生素 A 向血液中释放，形成视黄醇结合蛋白，并输送到身体各种组织中供代谢所需。根据吸收率和转化率，采用视黄醇当量（retinal equivalents，RE）表示膳食或食物中全部具有视黄醇活性物质（包括维生素 A 和维生素 A 原）的总量（μg）。它们常用的换算关系是：

1 μg 视黄醇 =0.0035 μmol 视黄醇 =1 μg 视黄醇当量（RE）

1 μgβ- 胡萝卜素 =0.167 μg 视黄醇当量

1 μg 其他维生素 A 原 =0.084 μg 视黄醇当量

食物中的总视黄醇当量（μg RE）= 视黄醇（μg）+0.167β- 胡萝卜素（μg）+0.084 其他维生素 A 原（μg）

维生素 A 生物活性物质的度量采用国际单位（IU）表示。1000 IU 的维生素 A 相当于 300 μg 视黄醇，即 1 μg RE=3.33 IU 维生素 A=6 μg β- 胡萝卜素。

维生素 A 的生理功能包括：维持正常视觉，维持上皮的正常生长与分化，促进生长与生殖，促进骨骼和牙齿的发育，抑癌作用，维持机体正常免疫功能。维生素 A 缺乏可引起眼病和上皮组织角化、肿瘤等疾病。维生素 A 缺乏最早的症状是暗适应能力下降，严重者可致夜盲症、干眼症。维生素 A 缺乏还会引起机体上皮组织分化不良，免疫功能低下和对感染敏感性增强。维生素 A 吸收后可在体内，特别是在肝脏内大量储存。摄入大剂量维生素 A 可引起急性毒性，表现为恶心、呕吐、头痛、视觉模糊等。中国营养学会 2013 年修订的维生素 A 的 RNI 男性成人为 800 μgRE/d，女性成人 700 μgRE/d。$0 \sim 0.5$ 岁的婴儿维生素 A 的 AI 为 300 μgRE/d，$0.5 \sim 1$ 岁为 350 μgRE/d，$1 \sim 3$ 岁的幼儿 RNI 为 310 μgRE/d，$4 \sim 7$ 岁为 360 μgRE/d，$7 \sim 11$ 岁为 500 μgRE/d。由于维生素 A 过量和缺乏对妊娠都有严重的不良影响，故建议妊娠前期 RNI 为 700 μgRE/d，妊娠中后期为 770 μgRE/d，乳母为 1300 μgRE/d。各种动物性食品是维生素 A 最好的来源，动物肝脏维生素 A 最为丰富，鱼肝油、鱼卵、奶、禽蛋等也是维生素 A 的良好来源；维生素 A 原的良好来源是深色或红黄色的蔬菜和水果。膳食中维生素 A 和维生素 A 原的比例最好为 $1 : 2$。

（2）维生素 D：维生素 D 具有抗佝偻病的作用，又称为抗佝偻病维生素。它是指含环戊氢烯菲环结构、并具有钙化醇生物活性的一大类物质，以维生素 D_2（麦角钙化醇）及维生素 D_3（胆钙化醇）最为常见。

维生素 D_2 和维生素 D_3 在自然界常以酯的形式存在，为白色晶体，溶于脂肪和有机溶剂，其化学性质比较稳定。在中性和碱性溶液中耐高热和氧化，但对光敏感，易被紫外线照射而被破坏，在酸性溶液中维生素 D 逐渐被分解，脂肪酸败也可引起维生素 D 破坏。通常的储藏、加工和烹调不会影响维生素 D 的生理活性，但过量射线照射，可形成少量具有毒性的化合物，且无抗佝偻病活性。

维生素 D 的数量可用 IU 或 μg 表示，它们的换算关系是：

1 IU 维生素 =0.025 μg 维生素 D_3

人体可通过两条途径获得维生素 D，即从食物中摄取和皮肤内形成。人的皮肤中含有一定量的 7- 脱氢胆固醇，经阳光或紫外线照射可转变成维生素 D_3。膳食中的维生素 D_3 在胆汁的作用下，与脂肪一起被吸收，在小肠乳化形成胶团被吸收进入血液。维生素 D 在体内要经过活化才具有生物活性。从膳食和皮肤两条途径获得的维生素 D_3 与血浆 α- 球蛋白结合并被转运至肝脏，在肝内生成 25-OH-D3，然后再被转运至肾脏，在 25-（OH）D3-1- 羟化酶和 25-（OH）D3-24- 羟化酶催化下，进一步被氧化成 1，25-（OH）2D3 等二羟基维生素 D 的活化形式，通过血液中维生素 D 结合蛋白运送至小肠、骨、肾等部位，发挥各种生理作用。

维生素 D 主要储存于脂肪组织中，其次为肝脏。代谢产物随同胆汁被排入肠道中，通过尿仅排出 $2\% \sim 4\%$。维生素 D 的主要生理功能包括，促进小肠钙吸收，促进肾小管对钙、磷的重吸收，通过维生素 D 内分泌系统调节血钙平衡，影响骨骼钙化，免疫调节功能。

婴儿缺乏维生素 D 可引起佝偻病，是由于骨质钙化不足，骨中无机盐的质量分数减少，骨骼变软和弯曲变形的现象。成人，尤其是孕妇、乳母、老年人等对钙需求量较大的人群，在缺乏维生素 D 和钙、磷时，容易出现骨质软化症或骨质疏松症。另外，缺乏维生素 D，钙吸收不足，甲状旁腺功能失调或其他原因会造成血清钙水平降低引起手足痉挛症。表现为肌肉痉挛、小腿抽筋、惊厥等。食物来源的维生素 D 一般不会过量，但摄入过量维生素 D 补充剂可引起维生素 D 过多症。婴幼儿最容易发生维生素 D 中毒，每天摄入维生素 D_3 仅 50 μg/d 可出现维生素 D 过多症的症状。由于过量摄入维生素 D 有潜在的毒性，目前普遍接受维生素 D 摄入量不超过 15 μg/d 为宜，而我国的 UL 为 20 μg/d。

维生素 D 的推荐摄入量见表 1.7。

表 1.7　维生素 D 的推荐摄入量　　　　　　　　　　单位：μg/d

人群	0~10 岁	11~65 岁	> 65 岁	孕妇	乳母
RNI	10	10	15	10	10

经常晒太阳是人体廉价获得充足有效的维生素 D_3 的最好来源。成年人只要经常接触阳光，在一般膳食条件下不会发生维生素 D 缺乏病。在阳光不足或空气污染严重的地区，可采用膳食补充。维生素 D 的主要食物来源包括高脂海水鱼（质量分数为 200 ~ 500 IU/g）及其鱼卵、动物肝脏、蛋黄、奶油和奶酪等动物性食品，质量分数为 50 ~ 100 IU/g。鱼肝油中维生素 D 质量分数高达 85 IU/g，是最常见的维生素 D 补充剂。瘦肉、奶、坚果中仅含微量的维生素 D，牛奶和人奶维生素 D 质量分数很少，蔬菜、谷物及其制品、水果几乎不含维生素 D。我国不少地区使用维生素 A、D 强化牛奶，使维生素 D 缺乏症得到了有效的控制。

（3）维生素 E：维生素 E 是指含苯并二氢吡喃结构、具有 α- 生育酚生物活性的一类物质。包括 α-、β-、γ-、δ- 生育酚和 4 种生育三烯酚等形式。通常以 α- 生育酚作为维生素 E 的代表进行研究。

膳食中总的 α- 生育酚（mg）

= （1 × α- 生育酚 mg）+（0.5 × β- 生育酚 mg）+（0.1 × γ- 生育酚 mg）+（0.02 × δ- 生育酚 mg）+（0.3 × 生育三烯酚 mg）

维生素 E 溶于酒精、脂肪和脂溶剂，对热及酸稳定，即使加热至 200℃亦不被破坏。但维生素 E 对氧十分敏感，易被氧化破坏，油脂酸败加速维生素 E 的破坏。对碱和紫外线敏感。食物中维生素 E 在一般烹调条件下损失不大，但较长时间的煮、炖、油炸造成的脂肪氧化，都有可能使维生素 E 活性明显降低。干燥脱水食品中的维生素 E 更容易被氧化。维生素 E 的生理功能包括，抗氧化作用，预防衰老，与动物的生殖功能和精子生成有关，调节血小板的黏附力和聚集作用。另外，维生素 E 还具有促进肌肉正常生长发育，治疗贫血等作用。

维生素 E 缺乏症在人类极为少见，表现为溶血性贫血。低的维生素 E 营养状况可能增加动脉粥样硬化、癌症（如肺癌、乳腺癌）、白内障以及其他老年退行性病变的危险性。动物实验未见维生素 E 有致畸、致癌、致突变作用，大多数成人可耐受 100 ~ 800 mg/d 的 α- 生育酚，而没有明显的毒性症状。儿童对各种副作用更敏感，建议 UL 为 10 mg α- 生育酚。

中国营养学会 2013 年修订的中国居民膳食营养素参考摄入量中推荐的维生素 E 的适宜摄入量见表 1.8。当多不饱和脂肪酸摄入量增多时，相应地应增加维生素 E 的摄入量，一般每摄入 1 g 多不饱和脂肪酸，应摄入 0.4 mg 维生素 E。如考虑到预防慢性病，可以营养补充剂的形式供给更高剂量的维生素 E。维生素 E 在自然界中分布甚广，一般情况下不会缺乏。食用油脂中总生育酚质量分数最高，为 72.37 mg/100 g，维生素 E 质量分数丰富的食品还有麦胚等谷类食物，约为 0.96 mg/100 g；蛋类、鸡（鸭）胙、豆类、硬果、植物种子、绿叶蔬菜中含有一定量；肉、鱼类动物性食品、水果及其他蔬菜质量分数较少，奶类总生育酚质量分数很少，只有 0.26 mg/100 g。

表 1.8 维生素 E 的适宜摄入量　　　　　　　单位：mg α-TE/d

人群	0岁～	0.5岁～	1岁～	4岁～	7岁～	11岁～	14岁～	孕妇	乳母
AI	3	4	6	7	9	13	14	14	17

6.3　水溶性维生素

水溶性维生素包括维生素 C 和 B 族维生素（维生素 B_1、维生素 B_2、维生素 B_6、维生素 B_{12}、叶酸、泛酸、生物素等）。

（1）维生素 C：又名抗坏血酸，为一种含 6 碳的 α- 酮基内酯的弱酸，具有强还原性。自然界天然存在的具有生理活性的抗坏血酸是 L- 型的，其异构体 D- 型抗坏血酸的生物活性只有 L- 型的 10%。维生素 C 是不稳定的维生素，温度、pH、氧、酶、金属离子、紫外线等因子都影响其稳定性。维生素 C 的生理功能主要包括，促进生物氧化还原过程，维持细胞膜完整性，作为酶的辅助因子或辅助底物参与多种重要的生物合成过程，促进类固醇的代谢，改善对铁、钙和叶酸的利用，促进伤口愈合；另外，维生素 C 还参与将非活性形式的叶酸转变为有活性的四氢叶酸，使叶酸能够发挥作用。维生素 C 还可促进机体抗体的形成，提高白细胞的吞噬作用，对铅、苯、砷等化学毒物和细菌毒素具有解毒作用，还可阻断致癌物质亚硝胺的形成。

当维生素 C 摄入严重不足时，可引起坏血病。表现为疲劳倦怠、皮肤出现瘀点、毛囊过度角化，继而出现牙龈肿胀出血，眼球结膜出血，机体抵抗力下降，伤口愈合迟缓，关节疼痛，同时伴有轻度贫血以及多疑、抑郁等神经症状。维生素 C 毒性很低。但是一次口服数克时可能会出现高尿酸、腹泻、腹胀、溶血。1996 年国际生命科学会提出安全摄入量上限为 1000 mg/d。吸烟者对维生素 C 需要量比非吸烟者高 40%，某些药物如阿司匹林和避孕药以及心理紧张和高温环境都可能使机体对维生素 C 的需要量增加。

维生素 C 的 RNI 见表 1.9，抗坏血酸主要存在于新鲜的蔬菜和水果中，如柿子椒、番茄、菜花、苦瓜及各种深色叶菜类，水果中的柑橘、柠檬、青枣、山楂等维生素 C 质量分数十分丰富，可达 30～100 mg/100 g。猕猴桃、沙棘、刺梨等维生素 C 质量分数尤为丰富，可达 50 ~ 100 mg/100 g 以上。除动物肝、肾、血液外，牛奶和其他动物性食品质量分数甚微。植物种子（粮谷、豆类）几乎不含维生素 C，但豆类发芽后形成的绿豆芽、黄豆芽则含有维生素 C。

表 1.9　维生素 C 的 RNI　　　　　　　　　　单位：mg/d

人群	0岁 ~	0.5岁 ~	1岁 ~	4岁 ~	7岁 ~	11岁 ~	14岁 ~	孕妇	乳母
RNI	40	40	40	50	65	90	100	115	150

（2）硫胺素：硫胺素又称维生素 B_1 或抗脚气病维生素，是人类发现最早的维生素之一。硫胺素分子是由 1 个嘧啶环和 1 个噻唑环，通过亚甲基桥连接而成。常见的硫胺素以盐酸盐的形式存在，略带酵母气味，易溶于水，微溶于乙醇。在干燥和酸性溶液中稳定，对温度和氧气也较稳定，但在熔点（249℃）附近容易分解。在紫外线照射下、碱性环境中硫胺素会加速分解破坏，铜离子加快硫胺素的分解。烹调食品时如果加碱过多，或油炸食品温度过高，都会导致硫胺素的大量损失。硫胺素在肝脏被磷酸化成为焦磷酸硫胺素，并以此构成重要的辅酶参与机体代谢。硫胺素在体内参与 α- 酮酸的氧化脱羧反应，对糖代谢十分重要。另一方面，硫胺素还作为转酮酶的辅酶参与磷酸戊糖途径的转酮反应，这是唯一能产生核糖以供合成 RNA 的途径。

硫胺素在体内储存量极少，若摄入不足可引起硫胺素缺乏症，即脚气病。如长期以精白米面为主食，缺乏其他副食补充；机体处于特殊生理状态而未及时补充；或由于肝损伤、酒精中毒等疾病，都可导致脚气病，主要损害神经血管系统，导致多发性末梢神经炎及心脏功能失调，发病早期可有疲倦、烦躁、头痛、食欲不振、便秘和工作能力下降等。硫胺素摄入过量可由肾脏排出，其毒性非常低。目前，人类尚未有硫胺素中毒的记载。

硫胺素的需要量与能量摄入量有密切关系。推荐的膳食摄入量为 0.5 mg/4.2 MJ（1000 kcal），相当于可出现缺乏症的数量的 4 倍，这个数量足以使机体保持良好的健康状态。但是，能量摄入不足 2000 kcal/d 的人，其硫胺素摄入量不应低于 1 mg。硫胺素的 RNI 为：成人男性为 1.4 mg/d，女性为 1.3 mg/d，孕妇和乳母为 1.5 mg/d 和 1.8 mg/d。硫胺素广泛分布于整个动、植物界，并且可以多种形式存在于各类食物中。其良好来源是动物的内脏（肝、肾、心）、瘦肉、全谷、豆类和坚果，硫胺素质量分数为 0.4 ~ 0.7 mg/100 g。目前谷物仍为我国传统膳食中硫胺素的主要来源，未精制的谷类食物含硫胺素达 0.3 ~ 0.4 mg/100 g，过度碾磨的精白米、精白面会造成硫胺素大量丢失。除鲜豆外，蔬菜含硫胺素较少。

（3）核黄素：核黄素又称维生素 B_2。为橙黄色针状结晶，带有微苦味，水溶性较低。在酸性条件下对热稳定，加热到 100℃时仍能保持活性，在碱性环境中易被分解破坏。游离型核黄素对紫外光高度敏感，可光解而丧失生物活性。食物中黄素蛋白等核黄素复合物在肠道经蛋白酶、焦磷酸酶水解而释放出来被吸收。胃酸和胆盐有助于核黄素释放，有利于核黄素的吸收。抗酸制剂和乙醇妨碍食物中核黄素的释放；某些金属离子如 Zn^{2+}、

Cu^{2+}、Fe^{2+} 以及咖啡因、茶碱和抗坏血酸等能与核黄素形成络合物影响其生物利用率。

核黄素是机体许多重要辅酶的组成成分。核黄素在体内以黄素单核苷酸和黄素腺嘌呤二核苷酸的形式作为多种黄素酶类的辅酶，在生物氧化过程中起电子传递的作用，催化氧化还原反应，在呼吸链的能量产生中发挥极其重要的作用。另外，核黄素还在氨基酸和脂肪氧化、嘌呤碱转化成尿酸、芳香族化合物的羟化、蛋白质与某些激素的合成以及体内铁的转运过程中发挥重要作用。近年研究发现，核黄素具有抗氧化活性，对于机体抗氧化防御体系至关重要。核黄素还参与维生素 B_6 和烟酸代谢。人体若缺乏核黄素会影响对铁的吸收。

摄入不足和酗酒是核黄素缺乏最常见的原因。核黄素缺乏症表现为疲倦、乏力，出现口角裂纹、口腔黏膜溃疡及地图舌等口腔症状，皮肤出现丘疹或湿疹性阴囊炎，脂溢性皮炎，眼部出现角膜毛细血管增生等。长期缺乏还可导致儿童生长迟缓，轻中度缺铁性贫血。由于核黄素辅酶参与叶酸、吡哆醛、烟酸的代谢，因此在严重缺乏时常常伴有其他 B 族维生素缺乏的表现。一般来说，由于核黄素溶解度低，肠道吸收有限，因而无过量或中毒的担忧。

核黄素是许多氧化还原酶的成分，与体内能量代谢有关，人体热量需要量高时，核黄素的需要量也要相应增加，制定膳食核黄素摄入量一般按热能摄入量计算，摄入量可按 $0.31 \sim 0.35$ mg/4.2 MJ（1000 kcal）计。核黄素的良好食物来源主要是动物性食物，尤其是动物内脏如肝、肾、心以及蛋黄、乳类质量分数较为丰富，鱼类以鳝鱼质量分数最高。植物性食物中则以绿叶蔬菜类如菠菜、韭菜、油菜及豆类质量分数较多，野菜的核黄素质量分数也较高，而一般蔬菜中的核黄素质量分数相对较低。天然存在于谷类食物的核黄素质量分数与其加工精度有关，加工精度较高的粮谷质量分数较低。由于我国居民的膳食构成以植物性食物为主，使核黄素成为最容易缺乏的营养素之一。

（4）烟酸：又称为维生素 PP、尼克酸、抗癞皮病因子，是吡啶 3- 羧酸及其衍生物的总称，包括尼克酸和尼克酰胺等。烟酸溶于水和乙醇，尼克酰胺的溶解性明显好于尼克酸。烟酸对酸、碱、光、热稳定，一般烹调损失小，是性质最为稳定的一种维生素。烟酸在体内是一系列以辅酶Ⅰ（NAD）和Ⅱ（NADP）为辅基的脱氢酶类的成分，几乎参与细胞内生物氧化还原的全过程，起电子载体的作用。烟酸以 NAD 的形式为核蛋白合成提供 ADP- 核糖，对 DNA 的复制、修复和细胞分化起重要作用。而 NADP 在维生素 B_6、泛酸和生物素存在下参与脂肪、类固醇的生物合成。此外，烟酸还是葡萄糖耐量因子的重要成分，具有增强胰岛素效能的作用。另据资料显示，大剂量服用烟酸有降低血胆固醇、甘油三酯和扩张血管的作用。

烟酸缺乏症又称癞皮病，主要出现于以玉米、高粱为主食的人群，主要损害皮肤、口、舌、胃肠道黏膜以及神经系统。其典型病例可有皮炎（dermatitis）、腹泻（diarrhea）和痴呆（depression）等。初期症状有体重减轻，食欲不振，失眠、头疼、记忆力减退等，重度缺乏时表现为皮肤、消化道和神经系统病变。烟酸缺乏常与硫胺素、核黄素缺乏同时存在。过量摄入烟酸的副作用有皮肤发红、眼部感觉异常、高尿酸血症，偶见高血糖等。

人体烟酸的来源有两条途径，除了直接从食物中摄取外，还可在体内由色氨酸转化而来，平均约 60 mg 色氨酸转化 1 mg 烟酸。因此，膳食为人体提供的烟酸亦应按当量计：

烟酸当量（mgNE）= 烟酸（mg）+ 色氨酸 /60（mg）

烟酸广泛存在于动植物性食物中，良好的来源为蘑菇、酵母，其次为动物内脏（肝、肾）、瘦肉、全谷、豆类等，绿叶蔬菜也含相当数量。乳类和蛋类烟酸质量分数较低，但是含有丰富的色氨酸，在体内可以转化为烟酸。一些植物中的烟酸常与大分子结合而不能被哺乳动物吸收，如玉米、高粱中的烟酸有 64% ~ 73% 为结合型烟酸，不能被人体吸收，导致以玉米为主食的人群，容易发生癞皮病。但是，结合型烟酸在碱性溶液中可以分离出游离烟酸，而被动物和人体利用。

（5）维生素 B_6：维生素 B_6 是一类含氮化合物，包括吡哆醇、吡哆醛和吡哆胺 3 种天然形式，以磷酸盐的形式广泛分布于动植物体内。维生素 B_6 易溶于水及酒精，对热较稳定。一般在酸性溶液中稳定，而在碱性环境中容易分解破坏。3 种形式维生素 B_6 对光均较敏感，在碱性环境中尤甚。食物中维生素 B_6 多以 5- 磷酸盐的形式存在，必须经磷酸酶水解后才能被吸收。维生素 B_6 主要在小肠吸收。吸收后的维生素 B_6 以辅酶的形式分布于组织中，通常人体内含 40 ~ 150 mg。

维生素 B_6 是体内多种酶的辅酶，主要以 5- 磷酸吡哆醛的形式参与近百种酶反应。此外，维生素 B_6 还参与烟酸的形成，影响核酸和 DNA 的合成等。动物实验证实维生素 B_6 可能对免疫系统有影响。维生素 B_6 摄入不足可导致维生素 B_6 缺乏症。维生素 B_6 缺乏症一般常伴有多种 B 族维生素摄入不足症状。主要表现为脂溢性皮炎、口炎、口唇干裂、舌炎，易激怒、抑郁等。

美国食品与营养委员会建议每摄入 1 g 蛋白质时，应摄入维生素 B_6 0.02 mg，妊娠、哺乳期应适当增加。我国居民维生素 B_6 的膳食参考摄入量推荐为 1.2 mg/d。维生素 B_6 可以通过食物摄入和肠道细菌合成两条途径获得。虽然维生素 B_6 的食物来源很广泛，但一般质量分数均不高。动物性食物中的维生素 B_6 大多以吡哆醛、吡哆胺的形式存在，质量相对较高，植物性食物中维生素 B_6 大多与蛋白质结合，不易被吸收。维生素 B_6 质量分数较高的食物为白色的肉类（鸡肉、鱼肉等），其次为肝脏、蛋、豆类、谷类，水果和蔬菜中的维生素 B_6 质量分数也较多，但柠檬类果实质量分数较少，奶及奶制品质量分数少。

（6）叶酸：叶酸是含有蝶酰谷氨酸结构的一类化合物的统称。叶酸为黄色结晶，微溶于水，钠盐易溶于水，不溶于乙醇、乙谜及其他有机溶剂。叶酸的水溶液很容易被光解破坏而产生蝶啶和氨基苯甲酰谷氨酸盐。叶酸在酸性溶液中对热不稳定，在中性和碱性条件下十分稳定，即使加热到 100℃维持 1 h 也不被破坏。首先，叶酸是体内生化反应中一碳单位的传递体，叶酸在体内的活性形式为四氢叶酸，四氢叶酸在体内很活跃，其第 5 位、第 10 位可单独或同时被取代，因此能够携带不同氧化水平的一碳单位，在体内许多重要的生物合成中作为 1 碳单位的载体发挥重要功能。其次，叶酸作为辅酶参与嘌呤核苷酸、胸腺嘧啶和肌酐 -5 磷酸的合成，并通过腺嘌呤、胸苷酸影响 DNA 和 RNA 的合成，在细胞分裂和繁殖中发挥作用；叶酸还可通过蛋氨酸代谢影响磷脂、肌酸、神经介质的合成；叶酸可促进苯丙氨酸与酪氨酸、组氨酸与谷氨酸、半胱氨酸与蛋氨酸的转化。叶酸还是构成血红蛋白的成分，可预防恶性贫血。

膳食摄入不足、酗酒等常导致叶酸缺乏。叶酸严重缺乏的典型临床表现为巨幼红细胞贫血，患者出现红细胞成熟障碍，伴有红细胞和白细胞减少，还可能引起智力退化。叶酸缺乏还可导致癌前病变。叶酸缺乏可使同型半胱氨酸向蛋氨酸转化出现障碍，进而导致同型半胱氨酸血症。已经证实，同型半胱氨酸对血管内皮细胞有毒害作用，导致动脉粥样硬化及心血管疾病。此外，孕妇在孕早期缺乏叶酸会导致胎儿神经管畸形，并使得孕妇的胎盘早剥现象发生率明显升高。叶酸缺乏还有身体衰弱、精神萎靡、健忘、失眠、胃肠功能紊乱和舌炎等症状。儿童可见有生长发育不良。

叶酸的摄入量以膳食叶酸当量（the dietary folate equivalent，DFE）表示。食物叶酸的平均生物利用率为50%，叶酸补充剂与膳食叶酸混合时的生物利用率为85%，相当于膳食叶酸的1.7倍，以此膳食叶酸当量（DFE）的计算公式为：

DFE（μg）= 膳食叶酸（μg）+1.7× 叶酸补充剂（μg）

成人每日需要叶酸400 μg，妊娠和哺乳期间叶酸需要量明显增加，妊娠期叶酸RNI规定为600 μg/d，哺乳期为550 μg/d。叶酸广泛存在动植物性食物中，其良好来源为肝、肾、绿叶蔬菜、马铃薯、豆类、麦胚、坚果等。

7 免疫营养素

免疫营养是一种对肿瘤发生发展过程中的免疫、代谢和炎症变化具有重要调节作用的靶向性营养治疗，是肿瘤营养治疗的重要分支。免疫营养可以针对营养不良、代谢异常、免疫失衡及炎性反应等几个方面，改善肿瘤患者的营养、代谢和免疫状态，抑制炎性反应，切断上述因素互相促进的恶性循环。而某些特定的营养物质，在提供能量和营养底物、维持机体氮平衡和组织器官结构与功能的同时，还能调控应激状态下的机体代谢、炎性介质的产生和释放、增强免疫应答能力、维持肠道屏障功能和抗氧化功能等，有些元素还具有直接抗肿瘤的作用，这些营养物质被统称为免疫营养素。

7.1 免疫营养素的作用

免疫营养素不仅能为机体提供能量和营养底物、维持机体氮平衡和组织器官结构与功能、参与机体正常代谢，还能调控炎性介质的产生和释放过程以及抗氧化作用，刺激免疫细胞、增强免疫应答能力、维持肠道屏障功能，调控应激状态下的机体代谢过程，并具有直接抗肿瘤作用，从改善患者的临床结局。

（1）改善营养状态：免疫营养能够增加机体内氮潴留，减少肿瘤蛋白质的合成，增加机体本身的蛋白质合成，并通过减少胰岛素抵抗改善糖代谢，通过调节酸碱平衡、抗氧化应激、降低体内肿瘤相关细胞因子水平等机制来维持机体的稳态，维持细胞、组织与器官的代谢。同时能够增强肝脏血液灌注，减轻内毒素对门静脉系统的破坏，维持并改善肝脏的代谢功能，提高肝脏杀菌能力。

（2）调节局部及全身炎症反应：免疫营养素如不饱和脂肪酸与炎症的研究不断进展。核因子、环氧化酶以及脂氧合酶通路是慢性炎症无线循环发展的重要环节，也影响着肿瘤的发生发展。n-3 PUFAs 与 n-6 PUFAs 是环氧化酶和脂氧合酶的重要底物，n-3 PUFAs 经催化产生的物质如血栓烷 A_3 等具有抗炎作用，而 n-6 PUFAs 产生的物质则具有促炎作用。另外，n-3 PUFAs 能抑制 NF-KB 通路，进而抑制炎症因子、趋化因子等炎症介质的释放而抑制炎症的发生。氧化应激是炎症过程中的重要一环，谷氨酰胺（glutamine，Gln）能促进谷胱甘肽的合成；维生素 C、维生素 E 及 B 族维生素主要通过抗氧化作用起非特异性免疫调节作用；微量元素如硒、锌、铜等，通过参与机体抗氧化应激酶及蛋白质的合成，调节机体免疫功能。

（3）免疫调节作用：许多免疫营养素是免疫细胞生长、活化过程中不可或缺的关键原料，如 Gln 是巨噬细胞、淋巴细胞的原料，精氨酸在缺乏时会影响免疫细胞的功能，尤其是淋巴细胞的功能。

免疫营养可以参与机体免疫反应的各个环节，调节炎症细胞及炎症因子的功能，并加速组织修复，增强机体免疫力。精氨酸通过氧化氮合酶催化生成一氧化氮，参与组织血管扩张，维持血液通畅，改善微循环；还可以与谷氨酰胺共同作用，使胸腺增大，淋巴细胞增多，自然杀伤力细胞的数量及活性增强，并加强吞噬细胞和中性粒细胞的杀菌能力；两者还可以调节多种生长因子和细胞免疫因子的产生，如增强脾脏单核细胞 IL-2 的分泌及活性，控制体内 IL-1、IL-2、IL-6、肿瘤坏死因子 α 等多种促炎因子的浓度，提高以 T 淋巴细胞间接反应为中介的免疫防御与免疫调节作用。

（4）保护肠黏膜屏障功能：免疫营养成分具有保护肠黏膜结构与其机械、生物屏障、免疫功能，调节肠道微生态的作用。Gln 作为肠上皮细胞的主要能量来源，可修复肠上皮，维持肠道机械屏障功能，防止肠道细菌和毒素易位，减少肠源性感染；益生菌及益生元能调节细胞免疫和体液免疫，具有抗炎作用。如益生菌能调节肠道微生态，维持肠道正常菌群，避免细菌移位进入肠上皮，减少肠源性感染的发生，加强肠黏膜的生物屏障功能。益生元能增加肠道相关淋巴组织及外周血中淋巴细胞和（或）白细胞的数量，进而会促进肠道相关淋巴组织对分泌型免疫球蛋白 A 的分泌，加强肠道的免疫屏障作用，进而增强腹膜内的巨噬细胞对细菌的吞噬能力。

（5）直接抗肿瘤作用：免疫营养素能通过多种途径阻碍肿瘤的生长、侵袭、血管生成和转移。硒的抗肿瘤作用自 20 世纪 80 年代起就已经被广泛研究，尽管流行病学的结果不一致，但大多表现出其具有抗肿瘤的作用。在体、内外研究中发现，无论是无机还是有机的硒及硒蛋白在多种类型的肿瘤中均具有抗肿瘤作用。免疫营养素除了对肿瘤的直接作用外，还能增强放疗、化疗的疗效，减少其副作用。

7.2　免疫营养素的分类

根据不同的分类依据将物质分门别类，有利于对其结构、性质、作用等的进一步探索，研究其本质属性和内在联系。免疫营养素并不是新发现的物质，均为常见的营养素，因其有改善患者营养状态，调节机体免疫、代谢和炎症反应的作用而将其专门提出，目前主要应用的是根据营养素的物质分类，分为氨基酸、脂肪酸、维生素、矿物质、合生元、核苷酸等几大类，详细分类见表 1.10。

表 1.10　免疫营养素的分类

类别	免疫营养素
氨基酸	支链氨基酸（缬氨酸、亮氨酸、异亮氨酸）、谷氨酰胺、精氨酸、牛磺酸
脂肪酸	n-3 多不饱和脂肪酸、n-6 多不饱和脂肪酸、n-9 多不饱和脂肪酸、支链脂肪酸
维生素	维生素 A、B 族维生素、维生素 C、维生素 D、维生素 E
矿物质	硒、锌、铁
合生元	益生菌、益生元
其他	核苷酸

①氨基酸：氨基酸中较多的是谷氨酰胺、精氨酸、牛磺酸及支链氨基酸，后者包括缬氨酸、亮氨酸和异亮氨酸。谷氨酰胺、精氨酸是免疫细胞的原料，谷氨酰胺同时还是肠道上皮细胞生物主要能量来源。

②脂肪酸：脂肪酸中有 n-3 多不饱和脂肪酸、n-6 多不饱和脂肪酸、n-9 多不饱和脂肪酸以及支链脂肪酸，其中研究较多的是 n-3 多不饱和脂肪酸，包括 α 亚麻酸、二十碳五烯酸和二十二碳六烯酸。n-3 多不饱和脂肪酸是主要的抗炎物质，而 n-6 多不饱和脂肪酸的促炎作用明显。

③维生素：维生素类中主要包括维生素 A、B 族维生素、维生素 C、维生素 D 和维生素 E，这些维生素都具有抗氧化的作用，进而发挥一定抗炎、抗肿瘤的作用。

④矿物质：具有免疫调节作用的矿物质包括硒、锌、铁等。硒具有抗氧化、直接抗肿瘤作用，铁具有调节免疫的作用，锌与肿瘤的发生发展密切相关。

⑤合生元：Bengmark S 等于 1998 年首次提出生态免疫营养的概念，即在免疫营养的基础上增加了合生元的概念，它是以合生元为主的制剂来改善肠道菌群环境，进而发挥减少病原菌生长的作用，并提高营养支持的效果。合生元包括益生元和益生菌两类物质。益生菌是有益宿主健康的活体微生物，应用最广泛的主要是乳酸菌和双歧杆菌；益生元是益生菌繁殖所需食物不能被消化的食物成分，可以使部分有益于机体健康的细菌称为肠道优势菌。

⑥核苷酸：核苷酸是维持机体正常免疫功能的必需营养成分，能帮助机体抵抗细菌和真菌等感染，促进抗体的产生，并具有增强细胞免疫的作用。

（二）肿瘤营养规范化诊疗流程

1 营养不良的三级诊断

营养不良是指营养物质摄入不足、过量或比例异常，与机体的营养需求不协调，从而对细胞、组织、器官的形态、组成、功能及临床结局造成不良影响的综合征，包括营养不足和营养过量两个方面，涉及摄入失衡、利用障碍、消耗增加3个环节。

营养不良按轻重可以分为三度：一度为轻型，二、三度为重型。

一度营养不良，精神状态正常。体重低于正常15%～25%，腹壁皮下脂肪厚度为0.4～0.8 cm，皮肤干燥，身高不影响。

二度营养不良，精神不振，烦躁不安，肌张力减弱，肌肉松弛，体重低于正常25%～40%，腹壁皮下脂肪厚度小于0.4 cm，皮肤苍白，干燥，毛发无光泽，身高较正常减低。

三度营养不良，精神萎靡，嗜睡，烦躁不安，智力发育落后，肌肉萎缩，肌张力下降，体重低于正常40%以上，腹壁皮下脂肪消失，皮肤苍白，干燥，无弹性，毛发干枯，身高明显低于正常。

营养不良有三级诊断：一级诊断即营养筛查（nutritional screening），二级诊断即营养评估（nutritional assessment），三级诊断即综合测定（comprehensive measurement）。

1.1 一级诊断：营养筛查

营养风险是与营养因素有关的不良临床结局的风险，而不是出现营养不良的风险。要进行合理的营养治疗，首先需要了解患者的营养状况。营养评估的目的就是发现营养不良的患者，确定营养治疗的对象，从而保证营养治疗的合理应用，防止应用不足与应用过度。而且，在营养治疗过程中，要不断进行再评估，了解营养治疗效果，以便及时调整治疗方案。

目前临床上常用的营养筛查工具包括营养风险筛查2002（Nutritional Risk Screening 2002，NRS2002）、营养不良通用筛查工具（Malnutrition Universal Screening Tools，MUST）等。

ESPEN在2002年发布的简易评估工具，是指对患者结局，如感染等并发症、住院时间，发生负面影响的风险，不是指发生营养不良的风险。优点是客观、简便易行，易于推广。主要有 3 个步骤：营养筛查初筛（表 2.1）、营养筛查复筛（表 2.2）和评分方法及判断，以便于是否制定进行营养支持治疗。

表 2.1　NRS2002 第一步：营养筛查初筛

	筛查项目	是	否
1	BMI < 20？		
2	患者在过去 3 个月体重是否下降？		
3	患者在过去 1 周内饭量减少了吗？		
4	患者有严重吗？		

如果以上任一问题回答"是"，则直接进入第二步筛查。如果所有的问题回答"否"，应每周重复调查 1 次。

表 2.2　NRS2002 第二步：营养筛查复筛

营养状态受损评分	
0 分	正常营养状态
1 分	3 个月内体重丢失 > 5%，或前一周食物摄入量比正常需要量减少 25%～50%
2 分	2 个月内体重丢失 > 5 或 BMI18.5～20.5+ 一般状况差，或前一周食物，摄入量比正常需要量减少 50%～75%
3 分	1 个月内体重丢失 > 5%，或 BMI < 18.5+ 一般状况差，或前一周食物摄入量比正常需要量减少 75%～100%
疾病严重程度评分（营养需求增加程度）	
0 分	营养需求正常
1 分	营养需求轻度增加，不需卧床，慢性疾病急性加重、慢性疾病发生骨折、肿瘤、糖尿病、肝硬化、血液透吸患者
2 分	营养需求中度增加，需卧床，比较大的腹部手术、中风、严重肺炎、恶性血液肿瘤
3 分	营养需求重度增加，在加强病房靠机械通气支持 脑损伤、骨髓移植、ICU 患者 移植、ICU 患者
年龄评分	
0 分	年龄小于 70 岁
1 分	年龄大于等于 70 岁，加 1 分

每部分评分取最高值。

NRS2002 第三步：评分方法及判断，评分方法为营养状态受损评分 + 疾病严重程度评分 + 年龄评分；总分值≥ 3：患者处于营养风险，需要营养支持，结合临床，制订营养治疗计划；总分值< 3：每周复查营养风险筛查。

1.2 二级诊断：营养评估

目前临床上常用的营养评估工具包括：主观整体评估（Subjective Globe Assessment，SGA）、患者主观整体评估（Patient Generated Subjective Global Assessment，PG–SGA）、微型营养评估（Mini Nutritional Assessment，MNA）等。

中国抗癌协会肿瘤营养与支持治疗专业委员会推荐的肿瘤患者营养疗法临床路径如下：肿瘤患者入院后应该常规进行营养筛查 / 评估，根据 PG–SGA 积分多少将患者分为无营养不良、可疑营养不良、中度营养不良及重度营养不良 4 类。无营养不良者，不需要营养干预，直接进行抗肿瘤治疗；可疑营养不良者，在营养教育的同时，实施抗肿瘤治疗；中度营养营养不良、恶病质及肌肉减少症的肿瘤患者营养治疗临床路径不良者，在人工营养的同时，实施抗肿瘤治疗；重度营养不良者，应该先进行人工营养 1 ~ 2 周，然后在继续营养治疗的同时，进行抗肿瘤治疗。无论有无营养不良，所有患者在完成一个疗程的抗肿瘤治疗后，应该重新进行营养评估。

对存在营养风险的肿瘤患者也推荐使用"全球营养领导层倡议营养不良诊断标准（Global Leadership Initiative on Malnutrition，GLIM）"进行评定。

1.3 三级诊断：综合测定

通过营养评估，患者的营养不良及其严重程度已经明确，临床上为了进一步了解营养不良的类型及导致营养不良的原因，了解患者代谢水平、器官功能，需要对患者实施进一步的调查，从应激程度、能耗水平、炎症反应、代谢状况等进行多维度分析，这些措施统称为综合测定。

综合测定与营养评估的重要区别在于：①营养评估仅限于调查营养相关状况；综合测定内容更广，不仅仅调查营养状况，而且调查应激程度、炎症反应、代谢水平、器官功能、人体组成、心理状况等身体全面情况；②营养评估主要明确有无营养不良及其严重程度，目的在于确定患者是否有营养支持的适应证；综合测定重点在于明确营养不良的类型、导致营养不良的原因以及营养不良对机体的影响；目的在于确立营养不良的诊断、制定营养治疗及综合治疗方案；③综合测定的结果不是定性资料，而是定量数据，而营养评估是定性或半定量数据。

（1）内容：综合测定的内容包括应激程度、炎症反应、能耗水平、代谢状况、器官功能、人体组成、心理状况等方面。通过多维度分析，将营养不良分为有应激的营养不良与无应激的营养不良，伴随炎症反应的营养不良及无炎症反应的营养不良，高能耗型营养不良及低能耗型营养不良，无代谢紊乱的营养不良及有代谢紊乱的营养不良，从而指导临床治疗。

（2）方法：综合测定的方法仍然是一般疾病诊断中常用的手段如病史采集、体格检查、实验室检查、器械检查，但是其具体项目与一般疾病诊断有显著差别，具体内容重点关注营养相关的问题。

①病史采集：现病史及既往史与其他疾病的诊断一样，营养不良的诊断同样需要询问现病史及既往史，但是应该重点关注营养相关病史，如体重变化，摄食量变化，消化道症状等。膳食调查可以帮助了解患者营养不良的原因（摄入不足、吸收障碍、消耗增加等）及营养不良的类型（能量缺乏型、蛋白质缺乏型及混合型），预测疾病对临床结局的可能影响。常用方法包括 24 小时回顾法（可配合食品模型）、称量法、食物频率法，其中以 24 小时回顾法应用较多。可采用以食物成分表为数据库的膳食调查软件，计算患者每天的能量及各营养素摄入。健康状况自我评分（KPS 评分），KPS 评分询问重点为能否进行正常活动，身体有无不适，生活能否自理，以此 3 项进行级别划分。生活质量评估常用的生活质量评价量表包括生活质量量表 QLQC30、EQ-5D、SF-36，或者 SF-6D，肿瘤患者常用 QLQC30。用这些量表的评分能够计算出质量调整生命年（quality adjusted life years，QALY），从而更好地评估营养不良对生活质量的影响以及评价营养干预的效果。心理调查包括医院焦虑抑郁量表（Hospital Anxiety and Depression Scale，HADS），患者健康问卷（the Patient Health Question naire9，PHQ-9）等。

②体格和体能检查：人体学测量包括身高、体重、BMI、上臂中点周径（非利手）、上臂肌肉周径（非利手）、三头肌皮褶厚度（非利手）、双小腿最大周径。体能测定肌力测定方法常用非利手握力，体能测定方法有平衡试验、4 米定时行走试验、定时端坐起立试验、日常步速试验、计时起走试验、6 分钟步行试验及爬楼试验等，实际工作中选择其中的任何一种均可，但是以 6 分钟步行试验应用较多。

③实验室检查：血液学基础血常规、电解质、血糖、微量元素等。炎症反应 TNFα、IL-1、IL-6、CRP、硫代巴比妥酸反应产物等。激素水平皮质醇（糖皮质激素）、胰岛素、胰高血糖素、儿茶酚胺等。重要器官功能肝功能、肾功能、血脂、肠黏膜屏障功能（二胺氧化酶、D- 乳酸）等。营养组合白蛋白、前白蛋白、转铁蛋白、视黄素结合蛋白、游离脂肪酸（Free Fatty Acids，FFA）等。代谢因子及产物蛋白水解诱导因子（Proteolysis-Inducing Factor，PIF）、脂肪动员因子（Lipid Mobilizing Factor，LMF）及血乳酸，分别判断蛋白质、脂肪及葡萄糖的代谢情况。

④器械检查：代谢车测定静息能量消耗（Resting Energy Expenditure，REE）、基础能量消耗（Basal Energy Expenditure，BEE），计算 REE/BEE 比值。将二者比值 < 90%、90% ~ 110%、> 110% 分别定义为低能量消耗（低代谢）、正常能量消耗（正常代谢）、高能量消耗（高代谢）。人体成分分析了解脂肪量、体脂百分比、非脂肪量、骨骼肌量、推定骨量、蛋白质量、水分量、水分率、细胞外液量、细胞内液量、基础代谢率、内脏脂肪等级、体型等。PET-CT 根据机体器官、组织及病灶对葡萄糖的摄取情况（SUV 值），了解机体器官、组织及病灶的代谢水平。由于价格昂贵，其应用受到限制。其他影像学检查双能 X 线、MRI、CT、B 超测定人体不同组成成分如肌肉、脂肪、水分。实际工作中选择其中的任何一种方法均可。B 超由于经济实用，可能更具优势。

（3）适用对象、实施时机与实施人员：适用对象理论上，任何营养不良患者都应该进行综合测定。但是，在实际工作中，出于卫生经济学及成本－效益因素考虑，轻、中度营养不良患者可不常规进行综合测定，重度营养不良患者应该常规实施综合测定。实施时机一般来说，综合测定应该在入院后 72 h 内完成。实施人员由不同学科人员组成。

（4）注意事项：①方法选择：由于医院的条件不同，由于患者的情况各异，对不同患者进行综合测定时，应该充分考虑医院条件、病情特点及患者社会经济能力，平衡需要与可能、理想与现实，因地制宜、因人制宜、因病制宜，选择合适的个体化综合测定方案。

②后续处理：对综合测定发现异常的患者，要实施综合治疗，包括营养教育、营养补充、炎症抑制、代谢调节、体力活动、心理疏导等。此时，常规的营养支持力不从心，而免疫营养、代谢调节治疗、精准或靶向营养治疗恰逢其时。防治严重营养不良要多管齐下：确切的原发病治疗是前提，规范的营养支持是基础，合理的代谢调节是关键，有效的炎症抑制是根本。从而达到抗消耗、抗炎症、抗疾病及免疫增强 4 个目的。

无论综合测定异常与否，在原发病一个治疗疗程结束后，均应该再次进行营养评估。对综合测定异常的患者，在原发病治疗过程中及一个治疗疗程结束后，均应该定期复查综合测定参数，以判断疗效。不同参数对治疗发生反应的时间不一致，因此，不同综合测定参数复查的间隔时间也各不相同。根据时间长短分为 3 类：①快速反应参数：如体重、实验室检查、摄食量、代谢率等，每周检测 1 ~ 2 次。②中速反应参数：如人体学测量、人体成分分析、影像学检查、肿瘤病灶体积、器官代谢活性、生活质量、体能及心理变化，每 4 ~ 12 周复查 1 次。③慢速反应参数：生存时间，每年评估 1 次。考虑到营养干预的临床效果出现较慢，建议以 4 周为 1 个疗程。所有严重营养不良患者出院后均应该定期（至少每 3 个月 1 次）到医院营养门诊或接受电话营养随访。

2 营养治疗方法

为规范营养治疗流程，中国抗癌协会肿瘤营养与支持治疗专业委员会 2015 年颁布了《营养不良的五阶梯治疗》。

国家卫健委（原国家卫计委）发布了《恶性肿瘤患者膳食指导》：

①合理膳食，适当运动。

②保持适宜的、相对稳定的体重。

③食物的选择应多样化。

④适当多摄入富含蛋白质的食物。

⑤多吃蔬菜、水果和其他植物性食物。

⑥多吃富含矿物质和维生素的食物。

⑦限制精制糖摄入。

⑧肿瘤患者抗肿瘤治疗期和康复期膳食摄入不足，在经膳食指导仍不能满足目标需要量时，建议给予肠内、肠外营养支持治疗。

肿瘤患者入院后应该常规进行营养筛查 / 评估，根据 PG-SGA 积分多少将患者分为无营养不良、可疑营养不良、中度营养不良及重度营养不良 4 类。无营养不良者，不需要营养干预，直接进行抗肿瘤治疗；可疑营养不良者，在营养教育的同时，实施抗肿瘤治疗；中度营养不良者，在人工营养（EN、PN）的同时，实施抗肿瘤治疗；重度营养不良者，应该先进行人工营养（EN、PN）1~2 周，然后在继续营养治疗的同时，进行抗肿瘤治疗。无论有无营养不良，所有患者在完成一个疗程的抗肿瘤治疗后，应该重新进行营养评估，见图 2.1。

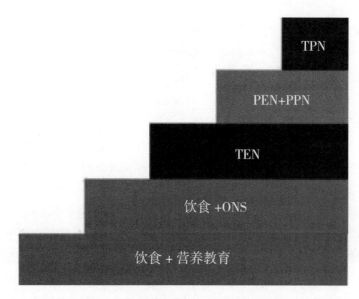

图 2.1　营养不良的五阶梯治疗模式

　　注：TPN，Total Parenteral Nutrition，全肠外营养；TEN，Total Enteral Nutrition，全肠内营养；PPN，Partial Parenteral Nutrition，部分肠外营养；PEN，Partial Enteral Nutrition，部分肠内营养；ONS，Oral Nutritional Supplements，口服营养补充；饮食指导包括饮食调整、饮食咨询与营养教育。

2.1　营养教育第一阶段

　　饮食 + 营养教育：饮食 + 营养教育是营养干预最基础的手段，也是最经济实用的干预措施，适用于所有营养不良患者（除经口进食障碍患者）。营养教育包括：营养咨询、饮食指导以及饮食调整。通过宣教的方式，改变患者的饮食模式，从而改善其营养状况。

2.2　第二阶段

　　饮食 + 口服营养补充（ONS），当饮食 + 营养教育无法满足患者 60% 目标需求量 3~5 d 时，则需采用第二阶梯，使用 ONS。建议胃肠功能正常的肿瘤患者，首选 ONS 作为肠内营养支持手段，并且无论患者住院还是住家，ONS 均有益处。但值得注意的是并非所有患者都能从中获益，对于经口进食无障碍，营养状况良好的患者，ONS 并不一定优于普通膳食。

2.3 第三阶段

完全肠内营养（TEN）：当饮食 +ONS 还是无法满足患者目标需求时，或者完全无法经口进食的患者，我们建议使用全肠内营养。具体实施 TEN 时应掌握以下基本原则：一个原则，即个体化，根据每一位患者的实际情况选择合适的营养制剂及其量、输注途径及其方法；了解两个不耐受，胃不耐受及肠不耐受，前者多与胃动力有关，后者多与使用方法不当有关；观察上、中、下 3 个部位。上，即上消化道表现，如恶心、呕吐；中，即腹部，观察腹痛、腹胀、肠型、肠鸣音；下，即下消化道表现，如腹泻、便秘、大便次数、性质与形状；特别重视 4 个问题。即误吸、反流、腹胀、腹泻；注意 5 个度。输注速度、液体温度、液体浓度、耐受程度（总量）及坡度（患者体位，$30° \sim 45°$）

2.4 第四阶段

部分肠内营养（PEN）+ 部分肠外营养（PPN）补充性肠外营养：当 TEN 无法满足患者的目标需求量时，可选择 PEN+PPN。但应以肠内营养为主，肠外营养在肠内营养基础上进行补充。这两者之间的比例并没有一个规定值，应根据患者的肠道耐受情况，若患者肠内营养耐受度高，则肠外营养补充即少，反之则多。

2.5 第五阶段

完全肠外营养（TPN）：当患者的肠道功能完全损坏，无法经肠道摄入营养时，完全肠外营养可能是患者唯一的营养来源。但完全肠外营养是一种强制性营养支持手段，患者无法体验饱腹感和饥饿感，因此机体无法调节能量摄入量，可能导致相关并发症较多，所以密切监测患者的各项生理指标非常关键。

如果是由于上消化道梗阻而导致的摄入不足，建议尽早置入胃或空肠营养管行管饲营养，可行胃镜引导下经鼻胃、空肠营养管置入，或经皮胃、空肠营养管置入。原发病的治疗至关重要！

（三） 围手术期肿瘤患者的营养治疗

1 围手术期肿瘤患者营养治疗指南

手术治疗目前仍是大多数实体性肿瘤的首选治疗手段。国内外诸多研究发现，肿瘤患者围手术期的营养状况是影响手术后康复速度、术后并发症发生率以及影响肿瘤患者长期生存的重要因素之一。肿瘤患者如果存在严重的营养不良，将会使患者手术后的死亡率和并发症发生率明显增加，进而延长患者的住院时间，增加医疗费用。国内一项多中心调查研究，常见恶性肿瘤住院患者种，有 58.2% 的患者存在中重度营养不良，无营养不良的患者仅占 19.6%，进一步分析发现，年龄在 70 岁以上的患者营养不良的发生率较高，恶性肿瘤分期越晚，营养不良的发生率越高，与其他治疗相比，接受手术治疗的患者营养不良的发生率更高。辽宁省肿瘤医院针对住院患者的抽样调查研究发现，应用 NRS2002 评估系统对新入院患者进行营养评估，结果发现胃癌患者中重度营养不良的发生率为 76.7%，肝癌的中重度营养不良发生率为 68%，胰腺癌中重度营养不良发生率为 90%，头颈部恶性肿瘤中重度营养不良发生率为 59.3%。综上所述，恶性肿瘤患者，特别是消化道恶性肿瘤患者普遍存在营养不良。

围手术期是指患者因病入院，确定需要手术治疗直至术后康复，满足出院条件的全部时间。通常涉及术前、术中和术后 3 个阶段。不同阶段的患者营养不良的原因也不完全一致。近年来，随着 ERAS 理念在肿瘤外科的普及应用，围手术期营养评估和营养治疗的方式也得到更多的专家认可。

恶性肿瘤患者术前营养不良的原因有以下几个方面：年龄因素，大多数肿瘤患者年龄偏大，营养状态比年轻人差；恶性肿瘤原因，我国恶性肿瘤就诊患者普遍病期偏晚，很多伴有营养不良状态；进食因素，肿瘤患者，特别是消化道肿瘤患者，大多数都存在进食障碍，导致营养不良的比率较高；其他伴发疾病，糖尿病、肝炎、高血压等疾病通常都伴有营养方面的问题。

术后营养不良的原因：手术创伤造成的体液的改变，手术后患者机体内环境紊乱，体液重新分布，带来循环系统的改变；手术后创伤引起皮质激素、肾上腺素以及醛固酮分泌的改变，打破合成代谢和分解代谢的平衡状态；手术后炎症反应，炎症因子释放，免疫状态改变，发热等因素导致体内代谢的变化；消化道肿瘤手术后肠道菌群异位，肠黏膜损伤和水肿，导致患者发生腹泻等症状；手术后患者各种管路存在，胃肠减压、导尿管、腹腔引流管等，导致每天大量的体液丢失；手术引起的精神心理因素，手术后患者存在精神紧张、恐惧和心理压力等方面的因素，引起交感神经兴奋，导致血糖升高等高代谢状态

针对围手术期营养治疗，国内外多个组织制定了多个详细的指南和共识。

1.1 《成人围手术期营养支持指南》

中华医学会肠外肠内营养学分会按照当今国际上指南制定的标准流程，根据发表的文献，参考各国和国际性营养学会的相关指南，综合专家意见和临床经验进行回顾和分析，并广泛征求意见，于2016年发布了《成人围手术期营养支持指南》。该指南根据GRADE系统对证据质量和推荐强度做出分级。指南从营养风险筛查及营养评定、术前处理及营养支持、手术后营养支持、EN和PN制剂的选择、特殊类型手术围手术期处理等5个方面设置了9个问题，每个问题都基于PICO系统构建，确保符合临床实践需求，结合国内外最新研究结果，科学判定后给出推荐意见。

指南内容简介：

问题1：住院患者如何进行营养风险筛查及营养评定？

推荐1：外科大手术或重症疾病患者，应进行营养风险筛查，对有营养风险患者进行营养评定，并对存在营养风险或营养不良的患者制订营养支持计划（证据级别：中；强烈推荐）。

推荐2：营养风险筛查2002（Nutritional Risk Screening 2002，NRS2002）可作为营养风险筛查工具。营养评定方法包括体重丢失量、体重指数、去脂肪体重指数、主观综合评价法（Subjective Global Assessment，SGA）、患者提供的SGA、通用工具（Malnutrition Universal Screening Tool，MUST）、简易营养评定（Mini Nutritional Assessment，MNA）、营养风险指数（Nutritional Risk Index，NRI）等，血生化指标（乳清蛋白）可作为辅助的评价指标（证据级别：中；有条件推荐）。

问题2：手术患者术前是否需要长时间禁食？

推荐3a：大多数外科手术患者无须从手术前夜开始禁食。无误吸风险的非糖尿病患者麻醉前2 h可摄入适量的碳水化合物，无法进食或术前禁饮患者可静脉输注200 g葡萄糖（证据级别：高；有条件推荐）。

推荐3b：术前碳水化合物负荷（糖尿病者除外）能有效减轻患者术后胰岛素抵抗和蛋白质分解代谢，减少患者术前不适感，缩短腹部手术患者住院时间（证据级别：高；有条件推荐）。

问题3：哪些患者需要接受围手术期营养支持？

推荐4a：营养状况良好患者无须营养支持，重度营养不良患者推荐术前使用营养支持（证据级别：高；强烈推荐）。

推荐4b：中度营养不良患者术前营养支持也能获益（证据级别：低；有条件推荐）。

推荐4c：术前已经实施营养支持的患者，或严重营养不良而术前未进行营养支持的患者，术后应接受营养支持（证据级别：中；有条件推荐）。

推荐5：预计围手术期不能经口进食时间超过7 d或无法摄入能量和蛋白质目标需要量的60%~75%超过10 d的患者。围手术期需明显提升营养状况或存在严重代谢障碍风险的患者。推荐应用营养支持（证据级别：低；有条件推荐）。

问题4：如何确定手术患者能量及蛋白质的目标需要量？

推荐6a：围手术期患者能量目标需要量首选间接测热法实际测量，无法测定时可采用体重公式计算法［25~30 kcal/（kg·d），1 kcal=4.184 kJ］或能量预测公式法（证据级别：中；有条件推荐）。

推荐6b：围手术期患者蛋白质的目标需要量为1.5~2.0 g/（kg·d）（证据级别：中；有条件推荐）。

问题5：围手术期如何选择营养支持方式？

推荐7：围手术期营养支持首选ONS或EN，EN无法实施或EN无法提供充足的能量和蛋白质时应补充或选择PN（证据级别：中；强烈推荐）。

推荐8：经鼻胃管或鼻肠管喂养应作为围手术期EN首选方式；如预计喂养时间＞4周。建议使用胃或空肠造瘘置管（证据级别：低；有条件推荐）。

问题6：术后应该何时开始进行营养支持。营养支持方式如何？

推荐9a：无法自主经口进食的高营养风险患者，应该在术后24 h内开始EN支持（证据级别：中；有条件推荐）。

推荐9b：术后营养支持首选EN，EN比PN能降低术后并发症发生率、缩短住院时间，但耐受性差（证据级别：中；强烈推荐）。

推荐9c：具有营养支持指征但不宜或不能耐受EN患者应及早给予PN；如果EN摄入的能量和蛋白质＜60%目标需要量，应联合应用PN（证据级别：中；强烈推荐）。

问题7：哪些患者需要特殊类型营养制剂或药理营养素？

推荐10a：大多数手术患者能从免疫增强型EN制剂中获益。免疫增强型EN制剂能减少术后感染并发症、缩短住院时间，但对病死率无明显影响（证据级别：低；有条件推荐）。

推荐10b：有脓毒症或血流动力学不稳定的患者不推荐使用含精氨酸的免疫增强型EN制剂（证据级别：低；有条件推荐）。

推荐11a：需长时间全PN支持的患者可通过添加谷氨酰胺获益（证据级别：中；有条件推荐）。

推荐11b：严重肝功能不全或肾功能衰竭患者，以及血流动力学不稳定的不易复苏的休克患者，无论是EN还是PN均不推荐添加谷氨酰胺（证据级别：低；有条件推荐）。

推荐12a：大多数需要PN的外科患者可以通过补充ω-3PUFA获益（证据级别：低；有条件推荐）。

推荐12b：PN中应用ω-3PUFA可改善外科重症患者的临床结局（证据级别：中；强烈推荐）

问题8：器官移植患者如何进行合理的营养支持？

推荐13a：对于器官捐献者和受者的围手术期营养支持推荐意见与大手术患者相同

（证据级别：低；强烈推荐）。

推荐 13b：心、肺、肝、胰腺和肾移植术后患者推荐尽早开始经口饮食或 24 h 内启动 EN，EN 无法满足患者能量及蛋白质目标需要量时应尽早行 PN 补充（证据级别：低；有条件推荐）。

问题 9：减重手术患者是否需要实施营养支持？

推荐 14a：减重手术患者围手术期应常规进行全面营养评定；肥胖者维生素 B_1、B_{12} 及微量元素缺乏风险高，围手术期应注意通过口服或经静脉途径加以补充（证据级别：低；强烈推荐）。

推荐 14b：需要营养支持患者的能量目标需要量首选间接测热法实际测定，无法测定时非重症患者采用 Mifflin-St. Jeor 公式、重症患者采用 Penn State University 公式估算，也可按照体重计算公式估算；蛋白质摄入量为理想体重 1.5～2.0 g/（kg·d）（证据级别：低；有条件推荐）。

推荐 14c：减重手术后应尽早经口进食，从液体到软食再到固体，选用富含蛋白质类食物（证据级别：低；有条件推荐）。

1.2 《欧洲临床营养与代谢协会指南》

欧洲临床营养与代谢协会（European Society for Clinical Nutrition and Metabolism，ESPEN）指南的重点是涵盖加速康复外科（ERAS）概念的营养方面和接受大手术（例如癌症）的患者的特殊营养需求，以及尽管有最佳围手术期管理但仍出现严重并发症的患者。

从代谢和营养的角度来看，围手术期管理的关键方面包括：

①将营养纳入患者的整体管理；②避免长时间的术前禁食；③术后尽早恢复经口喂养；④一旦营养风险明显，尽早开始营养治疗；⑤代谢控制，例如血糖；⑥减少加剧压力相关分解代谢或损害胃肠道功能的因素；⑦最大限度地减少术后使用麻痹剂进行呼吸机管理的时间；⑧早期动员以促进蛋白质合成和肌肉功能。

该指南针对八大方面，18 个具体问题，提出了 37 条临床实践建议。

问题 1：术前禁食是否必要？

推荐：对大多数患者来说，术前从午夜开始禁食是不必要的。接受手术的患者，被认为没有特定误吸风险的，应在麻醉前 2 h 饮用清流质液体。在麻醉前 6 h，允许进食软食。

问题 2：择期患者使用碳水化合物治疗的术前代谢准备有用吗？

推荐：为了减少围手术期的不适，包括术前口服碳水化合物治疗（而不是在手术前一晚和手术前 2 h 禁食）。为了减少术后胰岛素抵抗和 LOS，在接受大手术的患者中可以考虑术前碳水化合物摄入。

问题 3：术后一般有必要中断口服营养摄入吗？

推荐：在大多数情况下，术后应继续口服营养摄入，不间断。特别注意应根据个人耐受性和对老年患者进行的手术类型调整口服摄入量。大多数患者应在术后数小时内开始口服，包括清流食。

问题 4：手术患者何时需要营养评估和支持治疗？

推荐：对大手术前后的营养状况进行评估。围手术期营养支持治疗适用于营养不良和有营养风险的患者。如果预计患者围手术期不能进食超过 5 d，也应开始围手术期营养支持治疗。也适用于预计口服摄入量较低且不能维持推荐摄入量 50% 以上超过 7 d 的患者。在这些情况下，建议尽早开始营养支持治疗（最好是通过肠内途径—口服营养补充剂—管饲）。如果仅仅通过口服和肠内摄入不能满足能量和营养需求（< 50% 的热量需求）超过 7 d，推荐同时给予肠内和肠外营养（PN）。如有营养治疗指征，且存在肠内营养（EN）禁忌证，如肠梗阻时，应尽早给予 PN。对于 PN 的给药，应首选全合一（三腔袋或药物配制）系统，而不是多瓶系统。建议制定营养支持的标准操作规程，以确保有效的营养支持治疗。

问题 5：是否有补充谷氨酰胺的指征？

推荐：对于无法充分肠内喂养，因此需要单纯 PN 的患者，可考虑补充谷氨酰胺。

问题 6：是否有单独补充精氨酸（静脉或 EN）的适应证？

推荐：目前，对于静脉或肠内补充精氨酸作为单一物质，没有明确的建议。没有足够的证据建议单独使用精氨酸。

问题 7：有补充静脉注射 ω–3 脂肪酸的适应证吗？

推荐：仅在不能充分肠内喂养，因此需要 PN 的患者中，才应考虑术后 PN，包括 ω–3 脂肪酸。

问题 8：富含免疫营养素的特定口服 / 肠内配方是否有适应证？

推荐：对于接受重大癌症手术的营养不良患者，应在围手术期或至少术后给予富含（精氨酸、ω–3 脂肪酸、核糖核苷酸）的特定配方制剂。目前尚无明确证据表明，在术前仅使用这些富含免疫营养素的配方制剂与使用标准口服营养补充剂（ONS）相比有优势。

问题 9：哪些患者在术前期受益于营养治疗？

推荐：有严重营养风险的患者应在大手术前接受营养治疗，即使包括癌症手术在内的手术必须推迟。7 ~ 14 d 的时间可能是合适的。ESPEN 工作组（2006）的定义，"重度"营养风险为存在以下至少 1 项标准：6 个月内体重下降 > 10% ~ 15%；BMI < 18.5 kg/m^2；SGA C 级或 NRS > 5（主观全面评估，营养风险筛查）；人血白蛋白 < 30 g/L（无肝、肾功能障碍）。在可行的情况下，应首选口服 / 肠内途径

问题 10：术前 ONS/EN 适用于什么时候？

推荐：当患者无法从正常食物中满足能量需求时，建议鼓励患者在术前口服营养补充制剂，不需要考虑患者的营养状况。术前对接受腹部大手术的所有营养不良癌症和高危患者进行 ONS 治疗。一个特殊的高危患者群体是肌肉减少症的老年人。免疫调节 ONS（包括精氨酸、ω–3 脂肪酸和核苷酸）可以首选，并在术前给予 5 ~ 7 d。因为患者接受 ONS 的依从性似乎是一个动机问题，所以应该让患者充分了解潜在的益处。术前 EN/ONS 应首选在入院前实施，以避免不必要的住院，降低院内感染风险。

问题 11：术前 PN 适用于什么时候？

推荐：术前 PN 仅适用于 EN 无法充分满足能量需求的营养不良或有严重营养风险的

患者。推荐使用 7 ~ 14 d。

问题 12：哪些患者可从术后早期 EN 中获益？

推荐：对于无法开始早期口服营养的患者，以及口服营养不足（< 50%）超过 7 d 的患者，应启动早期 EN（24 h 内）。因癌症接受重大头颈或胃肠手术的患者包括脑损伤在内的严重创伤患者，手术时明显营养不良患者。

问题 13：术后 EN 应该用哪种剂型？

推荐：对大多数患者来说，标准的全蛋白配方是合适的。出于管凝血的技术原因和感染风险，一般不建议使用家庭自制的 EN 饮食。

问题 14：患者术后应该如何管饲？

推荐：对于营养不良的患者，对于接受上消化道和胰腺大手术的所有 EN 候选人，应考虑置入鼻空肠管或 NCJ。EN 应在术后 24 h 内开始。建议开始 EN 时使用低流速（如 10 ~ 20 mL/h），由于肠道耐受性有限，要谨慎和单独地增加喂药速度。达到目标摄取量的时间可能差别很大，可能需要 5 ~ 7 d。如果需要长期 EN（> 4 周），例如重度颅脑损伤，建议置入经皮导管［例如经皮内镜下胃造口术（PEG）］。

问题 15：哪些患者出院后可以从 EN 中获益？

推荐：建议在住院期间定期重新评估营养状况，并在必要时继续营养支持治疗，包括出院后良好的饮食咨询，对于围手术期接受营养支持治疗但仍不能通过口服途径适当满足其能量需求的患者。

问题 16：实体器官移植前什么时候需要 EN？

推荐：营养不良是影响移植后预后的主要因素，因此建议监测营养状况。在营养不良方面，建议增加 ONS，甚至 EN。在移植前监测等待名单上的患者时，应定期评估营养状况和高质量的饮食咨询。对活体供体和受体的建议与对腹部大手术患者的建议没有什么不同。

问题 17：实体器官移植后什么时候需要营养治疗？

推荐：心脏、肺、肝、胰、肾移植后，建议在 24 h 内早期摄入正常食物或 EN。即使小肠移植后，EN 也可早期开始，但应在第 1 周内非常谨慎地增加。必要时应将 EN 和 PN 结合使用。所有移植手术均建议进行长期营养监测和合格的饮食咨询。

问题 18：对于肥胖患者，什么时候需要围手术期营养治疗？

推荐：减肥手术后可以建议早期口服。在简单的减重手术中不需要 PN。如果再次开腹术出现严重并发症，可考虑使用鼻空肠管 /NCJ。进一步的建议与接受腹部大手术的患者没有什么不同。

1.3 《胃肠外科患者围手术期全程营养管理中国专家共识（2021 版）》

该共识是由中华医学会外科学分会胃肠外科学组、中华医学会外科学分会结直肠外科学组和中国医师协会外科医师分会上消化道外科医师委员会共同组织国内胃肠外科和临床营养领域专家，按照目前国际上共识制定的标准流程，总结近年来国内外发表的研究证据，参考相关指南共识及专家意见，经过多次讨论和修改，共同制定而成的，旨在推动和规范我国胃肠外科患者围手术期全程营养管理和实践。

具体内容包括营养风险筛查、营养评定和营养不良诊断、营养治疗通则、术前代谢和营养治疗、术后处理及营养治疗、围手术期液体和血糖管理、特殊营养制剂的选择和补充、特殊类型胃肠手术及常见并发症的营养管理、出院后营养管理等9个方面的33个问题给出推荐意见

意见1：患者就诊后应尽早完成营养风险筛查，对有营养风险者应进一步实施营养评定和营养不良诊断，根据营养风险筛查及营养状况结果确定营养治疗计划。首选 NRS2002 作为营养风险筛查工具。

意见2：营养评定指标主要包括体重变化、BMI、FFMI，PG-SGA 是临床常用的综合营养评定方法。

意见3：GLIM 标准是国际上最新的营养不良诊断方法，推荐用于胃肠外科患者。

意见4：对存在营养风险和营养不良的患者，建议进行围手术期营养治疗。

意见5：对于预计围手术期不能经口进食时间 > 5 d，或无法摄入能量或蛋白质目标需要量 50% 的时间 > 7 d，以及围手术期需明显提升营养状况或存在严重代谢障碍风险患者，推荐营养治疗。

意见6：围手术期患者能量目标量首选采用间接测热法进行实际测定，无法测定时可按照 $105 \sim 126$ kJ/（kg·d）提供能量；蛋白质目标需要量为 $1.2 \sim 1.5$ g/（kg·d）。

意见7：长期禁食或接受 PN 患者应补充生理需要量的维生素及微量元素，避免机体缺乏维生素及微量元素。

意见8：对于胃大部切除或全胃切除患者，应注意补充维生素 B_{12}、叶酸、铁、钙和维生素 D。

意见9：营养治疗推荐首选营养咨询和 ONS；若营养咨询和 ONS 无法满足机体营养需求可应用 EN；若 EN 不能满足机体营养需求，则应联合应用 PN 或选择 PN。若患者需要营养治疗但存在 EN 禁忌，推荐尽早开展 PN。

意见10：围手术期 EN 应先选择经鼻胃管或鼻肠管喂养，如预计喂养时间 > 4 周，建议通过胃或空肠造口置管。

意见11：大多数患者手术前无须长时间禁食、禁水，无胃排空障碍、误吸风险的非糖尿病患者麻醉前 2 h 可摄入适量含碳水化合物的清流质饮料。

意见12：有严重营养风险或存在中、重度营养不良患者，建议术前给予 $7 \sim 14$ d 预康复治疗（包括体能锻炼、营养治疗和心理干预）。

意见13：胃手术患者术后早期（$24 \sim 48$ h）可恢复经口进食或 ONS；结直肠手术患者在手术当日即可进食流质或 ONS。

意见14：对于术前已经实施营养治疗，或存在严重营养不良且术前未进行营养治疗，以及术后出现并发症需长时间禁食或营养摄入不足的患者，术后均应进行营养治疗。

意见15：术后营养治疗首选 ONS；预期无法进食或经口摄入量 < 50% 营养需要量的患者，术后应早期（< 24 h）开始 EN。如果 EN 摄入的能量和蛋白质 < 50% 目标量，应联合应用 PN，对于无法或不能耐受 EN 患者，应及早给予 PN。

意见 16：围手术期液体管理应遵循目标导向液体治疗理念，根据不同治疗目的、疾病状态及阶段个体化制订并实施液体治疗方案。

意见 17：术前尽可能维持患者正常容量状态并且纠正水、电解质平衡紊乱。术中根据血流动力学监测采用 GDFT，使血管内容量和心输出量达到最佳。

意见 18：手术后鼓励患者尽量通过饮水满足自身液体需求，能够口服足够液体时应及时停用静脉补液以避免水钠潴留，同时应防止液体复苏不充分而影响预后。

意见 19：血糖管理应贯穿整个围手术期，根据手术类型和患者具体情况制订个体化血糖控制目标及治疗方案。

意见 20：补充 ω–3 PUFAs 对大多数需要 PN 的胃肠外科患者有益。

意见 21：对于需要长期给予 TPN 的患者，可通过添加谷氨酰胺获益。

意见 22：免疫增强型 EN 制剂对消化道肿瘤手术患者有益。

意见 23：减重手术前建议实施减重饮食计划，持续时间多 2 周。

意见 24：减重手术患者围手术期应常规进行全面营养评估，包括身体成分分析和进食行为评估等。

意见 25：肥胖患者维生素 B_1、B_{12} 及微量元素缺乏风险高，围手术期应注意监测，并通过口服或静脉加以补充。

意见 26：需要营养治疗的减重手术患者能量需要量首选间接测热法实际测定，无法测定时可按照 $10 \sim 20$ kcal/（kg·d）供给，蛋白质摄入量至少为 60 g/d，最多为 1.5 g/（kg·d）理想体重。

意见 27：减重手术后应尽早经口进食，从液体到软食再到固体，选择富含蛋白质食物。能量摄入量建议术后第 1 周为 $500 \sim 800$ kcal/d，术后 $3 \sim 12$ 个月逐渐增加至 $800 \sim 1000$ kcal/d；蛋白质摄入量建议术后至少为 60 g/d，最多为 1.5 g/（kg·d）理想体重。

意见 28：术后胃肠动力障碍患者营养治疗方式和途径应根据具体情况而定，通常先行 PN 并尽早建立 EN 通路，根据情况从小剂量开始逐渐启动 EN。

意见 29：对于胃肠吻合口漏、肠瘘和腹腔感染患者，应充分评估胃肠道功能，根据患者具体情况和治疗阶段，选择合理的营养治疗方式和途径。

意见 30：消化道出血患者的营养治疗应以 PN 为主，若出血症状得以改善，在安全的前提下可谨慎尝试向 EN 过渡。

意见 31：加强胃肠手术患者出院后的营养管理，对存在营养风险或营养不良患者应进行合适的营养治疗，并定期随访和监测。

意见 32：出院后营养治疗首选 ONS，剂量至少为 $400 \sim 600$ kcal/d，建议餐间服用。

意见 33：经过 ONS 仍无法维持患者营养状况时建议 HEN，HEN 无法实施或 HEN 无法提供充足的能量和蛋白质时应补充或选择 HPN。

2　围手术期肿瘤患者营养治疗科研进展

随着人们对于营养的认识不断深入，围手术期营养治疗在恶行肿瘤治疗中的作用越来越得到认可。基于此认识，国内外的专家学者进行了大量的临床和相关基础研究。目前已经发表的临床研究结果，针对恶性肿瘤围手术期营养的临床研究主要集中在两个方向：营养风险筛查和评估、营养干预和治疗。

2.1 营养风险筛查和评估领域的相关研究进展

（1）国内一项针对恶性肿瘤住院患者营养状况的多中心大样本量调查研究。收集国内22个省市80家三级甲等医院的恶性肿瘤住院患者共47488例，疾病种类覆盖常见的16种恶性肿瘤，采用PG-SGA评估患者的营养状态。研究发现所有肿瘤患者中、重度营养不良的发病率为58.2%（中度32.1%、重度26.1%），22.2%为可疑/轻度营养不良，只有19.6%的患者无营养不良。营养不良的发病存在瘤种、年龄、性别、肿瘤分期、治疗情况及地区差异：胰腺癌患者PG-SGA评分最高（9.58±5.74），乳腺癌患者PG-SGA评分最低（3.51±3.49）；< 45岁年龄组患者PG-SGA评分最低（4.84±4.50），≥ 70岁年龄组患者PG-SGA评分最高（7.82±5.10）；TNM分期较高的患者其PG-SGA评分也较高，其中胰腺癌Ⅲ、Ⅳ期患者PG-SGA评分最高，乳腺癌Ⅰ~Ⅲ期患者PG-SGA评分均低于4分（3.05±2.83）；接受手术治疗的患者PG-SGA评分最高（6.22±4.74），而目前还没有接受任何治疗的患者评分最低（5.61±4.68）；华中区域PG-SGA评分最低（4.82±4.16），华东区域PG-SGA评分最高（7.31±5.53）。此外，在某些肿瘤类型中，不同医疗保险类型、受教育水平、职业、居住地、民族的患者PG-SGA评分也有显著差异，农民、小学及以下低教育水平患者营养状况最差。68.78%的肿瘤患者没有获得任何营养治疗，重度营养不良（PG-SGA ≥ 9）肿瘤患者的无营养治疗比例仍然高达55.03%。结果说明，中国常见恶性肿瘤患者营养不良发生率高而营养治疗率较低，肿瘤患者的营养状况与其年龄、性别、肿瘤类型、TNM分期、治疗情况、行政区域、医疗保险类型、受教育水平、职业、民族等因素有关。

（2）韩国的一项临床研究发现多种围手术期营养参数被证实为胃癌患者的独立预后因素。对营养参数差的患者进行营养支持可以改善预后。在这项研究中，患者总数为1415例。营养参数、体重、身体质量指数（BMI）、血红蛋白、总胆固醇和总淋巴细胞计数（TLC）的平均值随手术后时间的推移而显著下降。相反，在术后随访期间，白蛋白和预后营养指数（PNI）评分明显升高。术前低BMI（< 18.5 kg/m²）和低TLC水平（< 1000/mm³）是独立的预后因素。术前TLC水平低，术后3个月PNI下降；术前TLC水平低，术后6个月TLC下降；术前BMI、白蛋白和术后12个月TLC水平较低是独立的营养预后指标。

（3）来自德国的一项临床研究，一共62例上消化道恶性肿瘤（包括食管、食管胃结合部、胃），其中干预组（术前术后均给予营养支持治疗，IG）42例，对照组（仅术后给予营养支持治疗，CG）20例，收集指标包括体重指数、NRS、相位角、术后住院时间、术后并发症和死亡率。结果发现，与以往的研究不同的是，两组患者无论在手术后住院时间、术后并发症发生率以及死亡率方面没有明显的差别。术后两组的NRS评分都在3分以上，提示营养风险增加。研究还发现，在干预组中，4个参数（NRS、体重、BMI、相位角）中，术后 NRS 显著升高 1.34 分（$P < 0.001$）。与术前（平均得分 2.37）相比，术后（平均得分 3.71）与营养不良风险增加相关（$\geq$ 3 分）。值得一提的是，所有患者术后普遍存在营养不良风险，但有一部分患者（45.2%）术前营养不良风险较高（2 分以上）。在体重方面也观察到微小差异的趋势，例如，术前体重过轻的患者比例为 2.4%，手术后增加到 4.9%。围手术期体重平均减轻 1.74 kg（$P=0.046$）。根据 NRS 的预筛查，术前有 9.5% 的患者存在临界 BMI（$< 20.5 \text{ kg/m}^2$），而术后这一比例上升至 12.2%。虽然围手术期体重下降明显，但 BMI 下降 0.5 kg/m^2 并不显著。研究结果认为考虑到肿瘤途径和代谢营养途径是相互关联的，将患者分为亚组以提供个性化的营养方法可能有助于改善其治疗。

（4）国内的一项临床研究回顾性分析了 437 例接受新辅助化疗（NACT）后手术治疗的晚期胃癌患者。在患者第一次新辅助化疗前和最后一次新辅助化疗后采集的血液样本中测量炎症和营养标志物进行分析。结果发现大多数生物标志物，包括淋巴细胞、白细胞、中性粒细胞、单核细胞、血小板、LMR、PLR、SII、CRP、CAR、血红蛋白和白蛋白水平在 NACT 期间发生变化。根据血液学指标的正常范围及全身炎症和营养指标的变化率（α）对患者进行分组发现，分化程度、TRG、NACT 前 BMI、NACT 前血小板计数、NACT 后淋巴细胞计数、淋巴细胞计数变化、血小板计数变化、LMR（α）、PLR（α）、SII（α）、CAR（α）与 OS 相关。多因素分析显示，PLR（α）$> -19\%$ 与死亡风险升高相关（3.193 倍）。研究结论 NACT 可显著改变围手术期多项炎症和营养指标；NACT 前血小板计数、NACT 期间淋巴细胞变化与晚期胃癌患者长期预后真正相关。全身炎症标志物 PLR 可能是预测预后的可靠标志物。

（5）国内另一项研究，采用预后营养指数（PNI）、营养风险指数（NRI）、老年营养风险指数（GNRI）和控制营养状况（CONUT）评分来量化营养风险。研究其在食管癌患者营养不良诊断和围手术期管理中的作用。对食管癌患者数据库进行回顾分析。营养状况受损的定义分别为 PNI < 50、NRI < 97.5、GNRI < 92 或 CONUT 评分 ≥ 4。在回顾 212 例患者数据库后，最终纳入 192 例患者。4 项营养指标中，GNRI < 92 对 ESPEN 2015 诊断营养不良的敏感性（72.0%）、特异性（78.9%）和一致性最高。GNRI < 92 与 ESPEN 2015 在识别脂肪质量减少、无脂肪质量和骨骼肌质量方面表现相当（均 $P < 0.01$）。GNRI < 92 和 ESPEN 2015 在预测主要并发症、感染并发症、总并发症和延迟出院方面均有较好的预测能力（均 $P < 0.01$），优于 PNI < 50、NRI < 97.5 和 CONUT 评分 ≥ 4。外部验证方面，通过对 155 例食管癌患者的回顾性分析，证实 GNRI < 92 在预测围手术期发病率方面优于其他 3 项营养指标。结论是 GNRI 是食管癌围手术期管理的最佳指标，可替代 ESPEN 2015 简化营养评估。

（6）国外的一项研究术前肌肉减少症和围手术期肌肉质量变化对胰切除术患者术后营养参数的影响。接受胰腺切除术的 164 例患者。术前和术后 6 个月分别用计算机断层扫描测量骨骼肌面积。研究胰腺切除术后 6 个月围手术期肌肉量与术后营养参数的关系。结果发现术后 6 个月，肌少症组和非肌少症组的营养参数无显著差异。相比之下，高减少组的白蛋白（$P < 0.001$）、胆碱酯酶（$P < 0.001$）和预后营养指数（$P < 0.001$）较低。根据各手术方式，胰十二指肠切除术高减少组白蛋白（$P < 0.001$）、胆碱酯酶（$P=0.007$）

和预后营养指数（$P < 0.001$）较低。在远端胰腺切除术病例中，只有胆碱酯酶较低（$P=0.005$）。因此，胰腺切除术患者术后营养参数与肌肉质量比相关，但与术前肌肉减少无关。围手术期肌肉质量的改善和维持对于维持良好的营养参数非常重要。

（7）国外的一项研究，探讨围手术期口服营养管理（pom）对消化系统或泌尿系统癌患者围手术期 PNI 的影响。回顾性分析 181 例接受手术并可计算 PNI 的癌症患者的医疗记录。pom 干预率为 34.8%。所有接受 pom 干预的患者术前 PNI 评分中位数为 48.25，未接受干预的患者术前 PNI 评分中位数为 47.25。与未接受 pom 的患者相比，术后早期接受 pom 的患者 PNI 评分明显高于未接受 pom 的患者（$P < 0.05$）。值得注意的是，在术后 3 d 内恢复口服的患者中，与未接受 pom 干预的患者相比，接受 pom 干预的患者术后早期 PNI 评分明显高于未接受 pom 干预的患者（$P < 0.05$）。因此，围手术期口服营养管理可能对肿瘤患者术后 PNI 评分有积极影响。

（8）另一项围手术期营养研究——消化系统癌症患者围手术期营养状况与手术结果的关系。纳入 196 名胃肠道癌患者（食道癌、胃癌、结肠癌和直肠癌）接受了计划手术；每名患者在手术前和手术后（1 和 3 个月）在两家医院接受 NAF 营养评估；数据收集和数据分析包括 NAF 评估术前营养状况，NAF 评估术后 1 个月和 3 个月的营养状况，根据 Clavin Dindo 分类收集所有术后并发症，癌症类型—肿瘤分级，淋巴结转移—肿瘤深度等资料。主要研究终点是手术后 1、3 个月的手术并发症，次要终点是手术后 1、3 个月的营养状况（NAF 评价），还有一个研究目标是手术后住院时间。该研究于 2021 年 8 月完成入组。

2.2 营养干预和治疗领域的相关研究进展

（1）加拿大一项临床研究，在接受手术的胃肠道癌症患者中进行了一项单中心随机试验，比较围手术期营养补充剂与安慰剂（每种补充剂对应一种安慰剂），以确定更大规模试验的可行性。干预措施按顺序给予，包括：补充蛋白质（术前 30~6 d），补充富含精氨酸和 ω–6 的蛋白质（术前 5~1 d，术后 1~5 d），和碳水化合物负荷（手术日）。主要结局是入组人数。次要结局包括受试者对研究补充的依从性（目标≥总包的 70%）。我们计划修改方案以提高入组率和依从性。描述了术后并发症。结果：在 18 个月的时间里，筛选了 495 名患者，144 名患者被认为符合条件，71 名患者同意参加，结果入组比例为 71/144（49%，95% 置信区间：41%~57%）。"负担太重"是拒绝参加的最常见原因（34%）。参与者对研究包的总体依从性中位数为 80%。方案修改（将入组至手术的间隔时间从 4 周缩短至 2 周，减少基线评估时间）对入组或依从性没有影响。对照组 18/31（58%，95% 可信区间：4%~74%）和干预组 22/34（65%，95% 可信区间：48%~79%）术后并发症相似，对照组感染并发症比例较高（16/31，52% vs 12/34，35%）。

（2）意大利一项前瞻性研究主要针对腹膜后软组织肉瘤（RPSs）。观察蛋白质能量营养不良（PEM）的患病率及其对 RPS 患者手术的影响。纳入了 35 例原发性 RPS 患者，这些患者拟行多脏器切除术。在入组时对 PEM 进行筛查。术前根据 PEM 程度给予高蛋白 β–羟基 –β–丁酸甲酯口服营养支持（ONS）。手术后，营养支持遵循标准做法，目标是在术后第 3 d（POD）内至少摄入 1 g/（kg·d）蛋白质和 20 kcal/（kg·d）热量摄入。术前、术后 4 个月和 12 个月复查 PEM。主要结局是患者对术前 ONS 的依从性和医生对术后营养指标的依从性。结果：46% 的患者在基线时记录了 PEM；ONS 达到了 91% 的依从性（总体耐受良好）。ONS 后，PEM 降至 38%（$P=0.45$）。术后第 4.1 天达到热量目标（标准误差 ±2.7），方案依从率为 52%。在 POD 10 中，91% 的患者出现 PEM，在切除 4 个或更多器官后，PEM 的恶化更严重（$P=0.06$）。术后 4 个月和 12 个月，几乎所有患者都完全康复。术中 PEM 与术后并发症有显著相关性（$P=0.04$）。结果首次记录了 RPS 患者的相关 PEM 患病率。PEM 与更高的发病率相关。在这种情况下，术前 ONS 是可行且耐受性良好的。PEM 的疾病相关因素和多脏器切除的理想围手术期热量目标需要进一步研究。营养支持应包括在 RPS 手术后康复计划中。

（3）来自土耳其的一项研究。旨在探讨围手术期使用免疫营养支持对肺癌手术 LCS 患者营养和炎症状况的影响。采用单中心、前瞻性、随机对照临床试验，将 70 例拟行 LCS 的患者随机分为治疗组（TG）和对照组（CG）。治疗组术前 10 d、术后 5 d 给予免疫营养支持，每日口服 2 次。采用患者主观整体评估（PG-SGA）对患者的营养状况进行筛选；计算预后营养指数（PNI）和全身炎症指数（SII）。采用东部肿瘤合作小组表现状态（ECOG-PS）评估身体活动状况。结果发现 TG 组患者术后营养状况优于 CG 组（$P=0.009$）。两组术后 PG-SGA 评分均高于术前 PG-SGA 评分（$P<0.001$）。术后 TG 组患者营养状况（以 PG-SGA 评分分类）优于 CG 组（$P=0.046$）。两组术后 ECOG 评分均高于术前（$P<0.001$）。术后 TG 组的身体机能状况优于 CG 组（$P=0.001$）。术后 PNI 水平较术前显著下降，SII 水平升高。证明 LCS 患者应从术前开始给予免疫营养支持。

（4）日本一项研究采用多中心、开放标签、优势、随机试验设计，验证 EPA-ON 对胃癌全胃切除术后体重减轻的预防作用。采用集中动态方法将符合条件的患者随机分为标准饮食组和 EPA-ON 组。标准饮食组围手术期不给予额外的营养补充（标准饮食），而 EPA-ON 组在标准饮食之外给予 EPA 强化补充剂。该补充剂含有 600 kcal 热量和 2.2 g/d 的 EPA。两组患者均行全胃切除术并 Roux-en-Y 重建。结果：共分析 123 例患者（A 组 60 例，B 组 63 例）。所有的背景因素在两组之间都得到了很好的平衡。标准饮食组术后 1 个月 LBM 中位损失率为 6.74%（-3.91% ~ 20.27%），EPA-ON 组术后 1 个月 LBM 中位损失率为 6.89%（-5.11% ~ 20.04%），标准饮食组术后 3 个月 LBM 中位损失率为 8.59%（-4.40% ~ 20.27%），EPA-ON 组术后 3 个月 LBM 中位损失率为 7.77%（-5.57% ~ 23.35%），两者差异无统计学意义（$P=0.794$，$P=0.393$）。结论：围手术期应用 EPA-ON 不能预防全胃切除术后腹部脂肪的丢失。

（5）在前述研究的基础上，该团队基于过去的基础和临床报告进行了接续研究，主要评估围手术期 EPA 是否能改善局限性胃癌患者的生存，旨在证实 EPA 对胃癌全胃切除术后体重减轻的预防作用。实验干预方式同前。126 例患者中，123 例患者（EPA-off 组，$n=60$；EPA-on 组，$n=63$）进行生存分析。两组之间的所有背景因素都得到了很好的平衡。EPA-off 组三年和五年生存率分别为 74.6% 和 67.8%，EPA-on 组为 77.8% 和 76.2%。EPA-off 组和 EPA-on 组间差异无统计学意义（风险比，0.77；$P=0.424$）。在亚组分析中，接受新辅助化疗患者的风险比为 0.39，淋巴结转移患者的风险比为 0.57。结论是局部胃癌围手术期未观察到明显的生存获益。EPA 在不良晚期胃癌患者中的应用价值有待进一步研究。

2.3 目前仍在进行中的相关临床研究

除上述已经发表的临床研究之外，尚有许多正在进行的临床研究。

（1）国内的一项研究，124 例胃癌患者随机分组，对照组常规给予营养支持治疗，实验组除常规营养之外，还给予 ω–3 脂肪酸、谷氨酰胺、精氨酸和核苷酸。主要研究终点是术前和术后第 5 天血清 IgA、IgG 和 IgM 水平，CD4+/CD8+ 的量，以及 CD3+T 细胞百分比，次要研究终点是术前和术后 1 d、3 d、5 d 的白细胞、C 反应蛋白、IL-6 以及 TNF-α 水平，还有术前及术后 3 d、5 d 天营养标志物白蛋白、前白蛋白和转铁蛋白的水平。目前此研究已经完成入组。

（2）这是一项单中心随机、安慰剂对照、双盲的可行性研究，比较了胃肠道癌手术患者围手术期营养补充剂的干预与安慰剂对照。按 1∶1 的比例随机分配接受干预或安慰剂。实验组给予碳水化合物，免疫营养（配方流质饮食），蛋白质补充剂，对照组只给予安慰剂。主要研究终点设定为随机分配到研究的患者数量（时间范围：21 个月）。次要研究终点：符合研究干预方案的患者数量（时间范围：手术前 30 d，手术后最多 5 d）；整体并发症（时间范围：手术后 3 个月）；综合并发症指数（时间范围：手术后 3 个月）；生活质量（QoL）EORTC-QLQ-C 仪器及事实 G 量表（时间范围：基线、手术后 1 个月和 3 个月）；住院时间（时间范围：手术后 1 个月）。

（3）一项多中心、非盲、随机研究。本研究的目的是研究术前和术后至少 2 周和手术后 10 d 使用的术前和术后口服营养补充剂（ONS）是否可以改善结肠癌患者的营养状况并减少并发症的数量。另一个目的是调查口服营养支持是否可以缩短住院时间并提高患者的生活质量。以及了解口服营养支持是否可以降低 90 d 死亡率，提高无病生存率和总生存率。干预组的患者在随机分组时开始手术前每天开始 ONS 约 2 周，并在手术后 10 d 继续 ONS。对照组将继续他们的常规饮食，没有 ONS，直到手术。两组在随机化后立即保留 4 d 的食物日记，并在手术后 1 个月和 3 个月保留食物日记，以评估能量和营养摄入量。在任何治疗或补充之前，都会评估实验室标志物、NRS2002、生活质量问卷、运动问卷、生物电阻抗分析（BIA）和握力以及计算机断层扫描的身体成分，以便在手术前估计患者的健康和营养状况。实验室参数和 QoL 问卷在入院手术前以及手术后约 30 d 和 90 d 重复，除了 BIA，手握力以评估营养支持的效果。收集有关并发症、感染、住院时间和死亡率的数据。该研究目前在招募中。

（4）这是一项来自韩国的单臂临床研究，采用历史对照。术前营养支持对微创前提下肝胆胰手术的营养不良癌症患者的临床影响。主要目的是比较并发症发生率，次要目的是比较生活质量、住院时间和费用。主要研究目标：手术后 4~6 周的并发症发生率；次要研究目标：术后住院时间，生活质量，术后花费；其他研究目标：CD4/CD8，免疫球蛋白 G、M、A 等。

3 围手术期肿瘤患者营养治疗临床实践

针对恶性肿瘤围手术期评估和营养干预的临床实践，国内外的多家医疗机构做了很多探索和临床实践，取得了很好的临床效果。此处摘录几个典型的病例供参考。

3.1 病例 1

男性，64 岁，因周身皮肤及巩膜黄染 1 周，上腹痛 3 d 就诊。近 1 个月食欲减退，进食减少，体重下降约 10 kg。既往患有糖尿病 15 年，应用二甲双胍控制血糖，无肿瘤家族史，无传染病史。

体格检查：体温 36.2℃，脉搏 80 次 /min，呼吸 14 次 /min，血压 130/80 mmHg，身高 175 cm，体重 60 kg。全身皮肤黏膜及巩膜黄染，浅表淋巴结未及肿大，心肺无异常，腹部平坦，未触及明显肿块，上腹部压痛，无反跳痛，无肌紧张，肠鸣音正常。

辅助检查：癌胚抗原 4.24ng/mL，糖类抗原 19-9 > 1000 U/mL，白细胞 8.66×10^9/L，红细胞 2.01×10^{12}/L，血红蛋白 77 g/L，红细胞比积 18.6%，血小板 240×10^9/L，总蛋白 48.8 g/L，白蛋白 24.8 g/L，丙氨酸氨基转移酶 219 U/L，天门冬氨酸氨基转移酶 230 U/L，总胆红素 235.7 μmol/L，尿素 6.4 mmol/L，肌酐 40 μmol/L，钾 3.52 mmol/L，钠 131 mmol/L，氯 101 mmol/L，钙 1.8 mmol/L，葡萄糖 14.0 mmol/L。腹部 CT 检查提示低位胆道梗阻征象，胰管扩张，胰头形态饱满，边缘钙化点，胰头占位可能性大。

入院诊断：梗阻性黄疸、胰腺占位。

治疗经过：入院后完善相关检验检查，予以保肝、输血等对症治疗，评估患者营养状况，予以为期 10 d 的肠外 + 肠内营养支持，同时行经皮肝胆管穿刺引流术减黄治疗，完善围手术期的常规准备后在全麻下行胰头十二指肠切除术。术中留置空肠营养管。术后病理回报：胰腺中分化导管腺癌（侵及十二指肠至黏膜层）。术后第 5 天患者排气排便，遂经空肠营养管予肠内营养治疗，术后 10 d 进全流质饮食，患者无腹胀呕吐，行上消化道造影示造影剂可顺利进入肠道内，胃肠道蠕动良好，拔除空肠营养管及胃管，完全经口进食，顺利出院。

3.1.1 病例辨析一：患者营养状况如何评估？是否有必要行围手术期营养支持治疗？

大部分胰腺癌患者在初次诊断时就已表现出消瘦、厌食、乏力等症状，普遍存在营养不良的风险。临床上针对营养状态及营养风险的评估方法很多，每个方法评价的结果也不尽相同。患者的血浆白蛋白浓度、体重指数（Body Mass Index，BMI）、体重下降程度等相关指标可以评价患者营养状态，而营养风险的筛查通常采用欧洲临床营养与代谢协会和中华医学会肠外肠内营养学分会共同推荐的营养风险筛查量表 2002（Nutritional Risk Screening 2002，NRS2002）及患者主观整体评估量表（Patient-Generated Subjective Global Assessment，PG-SGA）。针对营养不良的诊断标准，各营养学会分别提出诊断推荐标准。美国营养协会和美国肠外肠内营养学会共同成立的营养不良工作组提出的诊断标准：

①食物摄入不足或相对机体的需要量不足；②一段时间内体重丢失；③肌肉量减少；④体脂含量下降；⑤机体水积聚；⑥握力下降。ESPEN 提出的新的营养不良诊断标准：凡符合下述 3 条中任何 1 条，均可诊断为营养不良：① BMI < 18.5 kg/m²；②在无意识体重丢失（指无时间限定情况下体重丢失 > 10% 或 3 月内丢失 > 5%）情况下，BMI（< 70 岁者 BMI < 20 kg/m² 或 ≥ 70 岁者 BMI < 22 kg/m²）下降或去脂体重指数 FFMI（女性 < 15 kg/m²，男性 < 17 kg/m²）降低至少出现 1 项。该患者 BMI=19.6 kg/m²，白蛋白 < 30 g/L、近 1 个月体重下降 > 10%、血红蛋白 77 g/L，符合营养不良的诊断标准，同时其 NRS-2002 评分为 4 分，提示该患者存在营养不良风险。

围手术期营养不良高风险会严重影响患者预后情况：一方面，术前营养状态差将会影响手术时机的抉择、增加术后并发症发生的风险；另一方面，术后短期内营养状态差可导致住院时间延长、术后并发症发生率及病死率增加。术前对患者进行营养支持，其目的主要是提高患者营养储备，使患者机体的生理状态接近乃至达到正常的代谢水平，增强机体对于手术创伤应激的耐受力，降低术后并发症的发生情况，加快患者术后康复。针对该患者营养状况来看，有必要对患者进行适当的围手术期营养支持，以期达到良好的临床结局，改善患者预后，提高患者术后生存质量。

3.1.2　病例辨析二：如何进行术前营养支持治疗？

目前有观点认为，对于重度营养不良患者或中度营养不良且拟行大手术的患者，在条件允许的情况下，应适当予以术前支持。术前营养支持应持续 7 ~ 10 d，过短时间的营养支持效果低微。胰腺癌患者术前营养支持策略建议采用"逐级递进式"营养支持，即经口进食→口服补充营养→肠内营养→肠外营养的原则。该患者术前可经口进食，但存在食欲下降、进食量减少的状况，无法充分满足患者营养需求，故在进食同时口服肠内营养制剂加强患者营养状态及营养储备。

该患者术前因肿瘤压迫胆道致使梗阻性黄疸发生，并存在胆汁淤积、肝功能下降的情况，从而导致患者消化吸收功能下降并影响机体对糖类、蛋白质及脂肪的代谢能力；同时恶性肿瘤患者为限期手术，术前准备期限较短。在此情况下，若患者单纯依靠经口进食及口服肠内营养制剂进行营养支持治疗，往往很难达到理想的效果，所以对此患者需在术前进行适量的肠外营养治疗，从而改善患者营养状态。

有研究认为胰腺恶性肿瘤患者的静息能量消耗（Resting Energy Expenditure，REE）相比其他肿瘤患者更高，且胰腺恶性肿瘤患者的体脂含量及骨骼肌含量下降更多可能是由 REE 升高导致，因此患者的能量供给应为日消耗量的 1.25 ~ 1.50 倍。此外还应补充蛋白质 1.2 ~ 2.0 g/（kg·d）和日常必需微量元素、电解质及维生素。同时该患者存在贫血及低蛋白血症，入院后血红蛋白下降至 61 g/L，故予以输血及人血白蛋白静点治疗。该患者既往患有糖尿病，在实施术前营养支持治疗时应注意监测并调控血糖，目标血糖在 8 mmol/L 左右，必要时可使用胰岛素泵治疗。

3.1.3　病例辨析三：如何应用"加速康复外科"理念对该患者进行术后营养支持？

加速康复外科（Enhanced Recovery After Surgery，ERAS）是指通过多学科共同协作，采取具有循证医学证据的一系列围手术期优化措施，以减少患者术后应激反应，并促进患者快速康复。该理念自被提出之后，已广泛应用于多个学科，且成为外科术后患者管理的趋势及共识。近年来 ERAS 在结直肠手术为代表的临床实践中应用广泛，在胰腺相关手术中的应用也在逐步进展中。ERAS 主要是从术前、术中及术后 3 个阶段对于患者进行综合全面的管理，术前主要包括了患者宣教、肠道准备及营养支持等方面；术中则对于麻醉方式、液体情况及微创治疗进行规范；术后则是针对疼痛及胃管管理、引流管的留置以及术后营养支持提供指导。

关于 ERAS 对患者术后营养支持方面，欧洲 ERAS 委员会建议胰腺手术患者术后早期经口进食，在术后 3 ~ 4 d 根据患者恢复情况及耐受能力由流质饮食过渡到正常饮食，并增加进食量。但国内在对胰腺手术患者术后的营养支持的管理更加保守，与种族、饮食习惯等方面存在一定相关性。由中华医学会外科学分会及中华医学会麻醉学分会共同制订的《中国加速康复外科临床实践指南（2021）》在很大程度上更加贴合我国患者的情况，其对于胰腺手术患者术后饮食管理及营养支持做出指导：如患者术前营养状态良好，术后的前 3 d 内对患者营养状况是否达标不做强调；术后 4 ~ 7 d，情况允许时可尝试恢复饮食。如患者术后 7 d 内通过经口进食的方式无法达到营养需求的一半，则可考虑辅助肠内营养或肠外营养支持。对于术前存在营养不良或营养风险较高的患者，建议术中留置营养管路，术后早期进行肠内营养，术后 4 d 时可考虑是否需要肠外营养辅助。

该患者术前已确定存在营养不良情况，且 NRS2002 评分 4 分，营养风险较高，在术前充分改善患者营养状态的基础上，术中对患者进行空肠营养管的留置，术后在患者肠道功能恢复后早期进行了肠内营养治疗。在肠内营养治疗初期，患者出现腹泻、腹部不适等情况，遂减少肠内营养制剂的入量，同时增加肠外营养，以达到患者的营养需求，促进患者术后康复。胰腺患者术后行肠内营养治疗时血糖波动较大，需密切监测血糖，可联合内分泌科对血糖水平进行严格控制。同时对于该患者的白蛋白、血红蛋白、离子等相关指标应进行动态监测，需及时调整肠外营养支持方案，保证上述检验指标达到正常范围。

3.2 病例 2

男性，64 岁，因周身皮肤及巩膜黄染 2 周来诊。患者 2 周前无明显诱因出现皮肤及巩膜黄染，周身瘙痒，尿色加深，大便颜色变浅，于外院行腹部 CT，结果提示：低位胆道梗阻、胆管癌可能，遂来就诊。既往患者身体健康，无高血压、糖尿病，无心脑血管疾病，无传染病史，食欲下降、睡眠尚可，近 2 个月体重下降约 5 kg。

体格检查：体温 36.5℃，脉搏 72 次 /min，呼吸 13 次 /min，血压 115/70 mmHg，身高 170 cm，体重 57 kg。全身皮肤黏膜及巩膜黄染，浅表淋巴结未及肿大，心肺无异常，腹部平坦，未触及明显肿块，上腹部轻压痛，无反跳痛，无肌紧张，肠鸣音正常。

辅助检查：癌胚抗原 4.16ng/mL，糖类抗原 19–9 > 1000.00 U/mL，白细胞 12.94×10^9/L，红细胞 4.44×10^{12}/L，血红蛋白 144 g/L，红细胞比积 42.8%，血小板 223×10^9/L，总蛋白 65 g/L，白蛋白 32 g/L，丙氨酸氨基转移酶 78 U/L，天门冬氨酸氨基转移酶 77 U/L，总胆红素 707.3 μmol/L，尿素 7.3 mmol/L，肌酐 71 μmol/L，钾 4.61 mmol/L，钠 138.7 mmol/L，氯 108.3 mmol/L，钙 2.33 mmol/L，葡萄糖 7.3 mmol/L。肝胆胰脾增强 MRI 及 MRCP 提示肝

门区胆管及胆总管上段改变，首先考虑胆管癌。

入院诊断：Ⅳ型肝门部胆管癌、梗阻性黄疸

治疗经过：入院后完善相关检验检查，予以保肝、等对症治疗，评估患者营养状况，行经皮肝穿胆道引流术（Percuteneous Transhepatic Cholangio Drainage，PTCD），术后2个月待总胆红素明显下降后返院继续治疗。完善围手术期的常规准备并予以营养支持后在全麻下行Ⅳ型胆管癌根治术、胆囊切除术、胆管成形术、胆肠吻合术。术后病理回报：（胆管）高分化腺癌，侵透肌层及周围脂肪组织，见神经侵犯，见脉管癌栓。两侧断端未见癌。术后第5天排气，进全流质饮食，患者无胃肠道梗阻、胃排空障碍征象，遂拔除胃管，逐渐过渡至半流食，顺利出院。

3.2.1　病例辨析一：该患者是否需要进行围手术期营养支持？

在临床上，胆道恶性肿瘤患者术前普遍存在营养不良的情况，主要由于摄入量减少、出量及消耗增多、肝细胞功能受损、机体适应能力下降等因素；而且大部分胆道恶性肿瘤患者住院周期长、手术创伤大、术后恢复慢等因素也会对患者术后营养状态产生一定的影响。良好的营养支持不仅能满足机体能量需求，还可以促进受损肝细胞修复再生、改善肝脏代谢解毒能力以及增强机体免疫功能，从而起到减少术后并发症、缩短患者住院时间、加快患者康复、改善患者预后等作用，因此围手术期营养支持治疗也被外科医师逐渐重视起来。在目前的临床实践中，一般遵循"营养筛查—营养评定—营养干预"的原则，对患者进行围手术期的营养评估及支持治疗。

首先针对该患者进行营养风险的评估。营养风险筛查量表2002（Nutritional Risk Screening 2002，NRS2002）是目前公认的、且得到大量循证证据支持的营养风险筛查工具，同时也被中华医学会肠外肠内营养学分会推荐使用。该患者在NRS2002评分标准中，营养状况受损评分为2分；近期拟行重大腹部手术治疗，疾病严重程度评分为2分，总分为4分，存在营养风险。

其次对患者营养状态进行评估。目前营养不良的诊断并没有达成共识，评价指标也种类繁多，实用性参差不齐。全球四大重要临床营养学会共同制定了营养不良的诊断标准来评价营养状态，主要包括以下5个指标：非自主性体质量减轻、低体重指数、减少的肌肉质量、减少的食物摄取或吸收、疾病负担或炎性状态。前3项为表型标准，后2项为病因标准，营养不良的诊断必须包含表型标准和病因标准至少各1项。该患者术前2个月内体重下降大于5%，存在进食减少情况，WBC 12.94×10^9/L，提示存在炎性状态，但患者BMI为19.7 kg/m^2，大于18.5 kg/m^2，且肌肉含量在就诊前无法测得，故无法获取准确的肌肉质量减少量。该患者符合1条表型标准及2条病因标准，可以证明患者存在营养不良的情况。

该患者经过营养筛查及营养评定后，证实存在营养风险及营养不良，故对该患者进行围手术期营养支持是必要的，从而改善患者营养状态，以期减少手术风险、降低术后并发症发生率、促进术后创伤愈合、改善患者预后。

3.2.2　病例辨析二：该患者术前营养状态受到哪些因素影响？

肝内外胆道系统在胆汁收集、浓缩及运输过程中起到不可替代的重要作用，是机体输送胆汁唯一途径。该患者术前检查及术后病理证实为肝门部胆管癌，对于胆道输送胆汁的过程造成一定程度影响，导致胆汁引流不畅和梗阻性黄疸。此时该患者术前营养不良原因较为复杂，其营养状态主要受以下几个方面影响：①摄入减少及消耗增加：肝门部胆道肿瘤会造成胆道梗阻，使胆汁排泄障碍，导致食欲下降及胃排空减缓，且梗阻性黄疸对于肝功能造成损害，从而引起腹胀、厌食及进食量下降；同时胆汁蓄积容易引起的胆道炎症反应，导致机体能量消耗增多、分解代谢增强、内环境紊乱，影响患者营养状态。恶性肿瘤对机体会造成巨大的消耗，也是导致患者术前营养不良的因素之一。②吸收障碍：胆汁中的胆盐、胆固醇和卵磷脂等都可作为乳化剂起到减低脂肪的表面张力的作用，使脂肪乳化并分散在肠腔内，从而增加了胰脂肪酶的作用面积，有利于脂肪的分解；且胆汁可调解胰脂肪酶和脂蛋白酯酶的活性，提高其对脂肪水解代谢的作用，对于脂肪消化产物的吸收具有重要意义。胆汁缺乏后此过程受到影响，从而妨碍脂类吸收，导致必需脂肪酸缺乏。此过程同时又会影响脂溶性维生素的吸收，从而导致凝血功能障碍等。③代谢异常：该患者胆汁排泄受阻，无法通过胆盐的肠肝循环刺激肝脏正常分泌胆汁，且血胆红素及胆汁酸增高，使肝细胞功能紊乱、肿胀坏死；同时胆汁中胆盐不能顺利进入肠道会引起肠道内菌群失调，破坏肠道黏膜屏障，内毒素吸收增加，进而造成大量氧自由基产生，加重肝细胞的损害，最终导致肝脏功能障碍，糖类、氨基酸及脂肪代谢异常、利用率下降。以上因素相互交联，共同造成患者营养不良的情况出现。

该患者术前总胆红素过高，故行 PTCD 引流胆汁，解决胆汁排泄障碍问题，减轻黄疸，缓解胆汁蓄积对肝功能造成的损害。但 PTCD 后胆汁大量流失也会影响患者消化功能及体液平衡，也成为该患者术前营养不良的原因之一。进行胆汁回输，使胆汁再利用、恢复胆汁的肠肝循环可促进患者食物营养吸收、肠黏膜屏障修复及肝功能恢复等，因此也是患者行术前营养支持应该增加的必要措施。目前胆汁回输的途径主要包括经鼻空肠管、空肠造瘘管或直接口服。该患者行 PTCD 后要求出院回家休养，若经鼻空肠管或空肠造瘘管进行胆汁回输，其护理措施、操作难度及不适感对患者来说是难以解决的问题，故采取直接口服的方式进行胆汁回输。

3.2.3　病例辨析三：患者术后应采取何种方式继续营养治疗？

传统理念上，普外科手术患者需待排气后方恢复进食，但是没有明确证据证明术后禁食有利于患者术后恢复。研究表明，针对肝门部胆管癌患者，在胃肠道吻合口近端灌食不增加胆肠吻合口及肠肠吻合口发生吻合口瘘的危险，且早期进食的患者术后肠鸣音出现时间及排气排便时间都较早。国内对于术后进食时间的把握仍然比较保守，但不可否认的是术后尽可能早期进食可以提高消化道功能、改善患者营养状态、减少术后并发症发生、促进手术切口愈合、缩短住院时间等。

针对该患者，术后前 5 d 禁食水空腹期予以全肠外营养治疗，术后第 5 天患者排气后即嘱患者进全流食，予以肠内营养制剂口服进行营养支持。在进食初期患者存在腹泻腹胀的情况，且手术创伤较大易导致患者进食不足，故需肠外营养继续辅助，遵循"先慢后快，循序渐进"的理念，逐渐减少肠外营养用量，增加肠内营养用量直至全肠内营养治疗。

在营养结构方面，术后初期予以全肠外营养治疗时，不要求达到每日能量需求量，避免增加机体代谢负担，故此阶段该患者能量供给为 1500 kcal/d。术后第 5 天恢复饮食，能量供给应提升为 1750 kcal/d，初期时首选低能量密度的短肽型肠内营养制剂，待消化道功能恢复后予以能量密度较高的整蛋白制剂。同时要注意监测白蛋白水平，该患者术后白蛋白降低至 30 g/L 以下，故予以人血白蛋白静脉补充。常规补充钠、钾、氯、钙等电解质，避免离子紊乱，适当补充维生素及微量元素。动态监测血糖，使血糖控制在正常范围内。

3.3 病例 3

男，70 岁。患者 2 个月前出现上腹部胀满不适，以餐后为重。伴有食欲减退，反酸、嗳气，恶心，但无呕吐。无呕血，黑便。曾口服抑酸药物治疗，效果不明显。当地医院行胃镜检查，诊断为"胃癌"。门诊拟"胃癌"为诊断收入院。发病以来无发热，二便差，睡眠可。消瘦明显，体重下降约 5 kg。既往高血压病史 8 年。胃穿孔修补术后 16 年。右肺上叶切除史 5 年（早期肺癌）。身高：170 cm，体重：51 kg，BMI：17.64 kg/m^2。

体格检查：消瘦。一般状态评分：PS 2 分。

辅助检查：胃镜提示胃窦溃疡性病变，胃潴留。病理：中低分化腺癌。超声胃镜：胃占位侵犯浆膜，与周围组织分界不清，伴周围淋巴结肿大。血常规：白细胞 5.44 × 10^9/L，血红蛋白浓度 115 g/L，红细胞 3.76 × 10^{12}/L。肝功：前白蛋白 178 mg/L，白蛋白 33.9 g/L，ALT8 U/L，钠 133 mmol/L，氯 97 mmol/L，钙 1.95 mmol/L，磷 0.98 mmol/L。肿瘤标记物：CA72–4：10.46 U/mL。

NRS2002 评分 5 分；PG–SGA 评分 16 分。简明膳食自评表 2 分。

临床诊断：胃癌（cStage：T4aN3M1 IV期）幽门梗阻；重度营养不良，离子紊乱

治疗过程：计算能量及蛋白质需求：按 30 kcal/（kg·d）计算每日需要能量约 1530 kcal；按 1.5 g/kg 计算每日需要蛋白质 76.5 g。补给方式：PEN+PPN。同时给予术前化疗，4 周期后行根治性全胃切除术。术后营养补充从 TPN 过渡到 PEN+PPN，再到 TEN。

具体方案：

① TPN：手术当天用微量元素及各种维生素，保证能量供应 1600 kcal/d 左右；

② PEN+PPN：管饲葡萄糖（术后 1 d），管饲短肽型肠内营养制剂逐渐过渡至整蛋白型肠内营养制剂（术后 2 ~ 5 d），ONS 口服全营养及乳清蛋白制剂（术后 6 ~ 9 d）；

③ TEN：术后 10 d 开始，匀浆膳 +ONS 能全素及乳清蛋白，起始少量供给，逐渐加量。

在完善的营养支持下，患者顺利完成术前新辅助化疗和手术治疗，术后继续营养支持治疗，出院后居家行 ONS 治疗，完成术后辅助化疗。

3.3.1 病例辨析一：上消化道肿瘤术前营养支持的重要性

消化道肿瘤的营养不良发生率较高，特别是进展期胃癌，合并幽门梗阻的患者，几乎都存在营养不良，而且往往程度较重。针对这部分患者，如何选择治疗手段是一个重要的问题。对于恶性肿瘤患者，特别是消化道肿瘤患者，初始的营养风险评估尤为重要，准确判断患者的营养状态是决定患者治疗手段和改善预后的重要一环。大多数患者认为无法进

食的情况下，首先需要手术解决进食的问题，然后再考虑其他治疗，但是这种手术即使解决了梗阻的问题，往往也很难达到根治性切除的目的。而行姑息性切除的患者，术后短时间内肿瘤出现复发和进展，患者的营养状况会进一步下降，无法完成手术后的辅助化疗。继而严重影响患者的长期生存，也使患者丧失了最佳治疗的机会。因此，针对胃癌的患者，需要进行全面的营养风险评估，根据患者的评估结果，开展多学科诊疗，为患者制订合理的治疗方案，特别是营养治疗方案。营养风险筛查和评估手段推荐采用 NRS-2002 评分和 PG-SGA 评估。该患者入院时胃癌病期偏晚，存在幽门梗阻和淋巴转移，由于患者长期进食不佳，合并肿瘤负荷大，因此营养状况较差。针对这类患者需要及时给予营养风险筛查和评估，及时给予营养支持治疗。待营养状况好转后进行下一步治疗。

3.3.2 病例辨析二：对于上消化道肿瘤患者营养支持的最佳途径

针对上消化道肿瘤患者的营养治疗手段选择是一个关键问题。上消化道肿瘤，包括食管癌和胃癌，通常都伴有消化道不同程度的梗阻，影响患者进食。针对这样的患者，营养治疗的方式选择显得尤为重要。全静脉营养是一个很好的选择，可以保证患者的能量供给，以及脂肪、蛋白质和微量元素的供应。但是，全静脉营养也有很多不足，且患者的主观感受不佳。对于能够置入营养管的患者，最佳的选择是肠内营养。肠内营养有很多肠外营养不具备的优势，而且患者更容易接受。对于营养管的植入方式，可以选择经鼻营养管，也可以选择胃造瘘或者小肠造瘘，都可以达到肠内营养的目的。肠内营养制剂的选择也很重要，有条件的情况下，建议请营养师共同参与制订患者的营养治疗计划。肠内营养制剂滴注过程中也应该注意"温度、速度和浓度"的问题，以便患者更好地耐受肠内营养制剂。营养制剂的类型也需要合理选择，肠内营养制按照氮源可分为氨基酸型肠内营养剂、短肽型肠内营养剂以及整蛋白型肠内营养剂 3 种，按照营养组成可分为要素制剂、非要素制剂、组件制剂和特殊治疗用制剂 4 种，应根据患者需要合理选择。该患者胃癌合并幽门梗阻，内镜下成功置入营养管，在静脉营养的同时，联合使用肠内营养治疗，全胃切除术后常规留置营养管，保证术后肠内营养治疗的顺利进行。患者术后恢复顺利，过渡到经口进食后，拔出营养管，给予口服营养补充。

3.3.3 病例辨析三：肿瘤患者出院后的营养支持更重要

出院后的营养支持治疗是恶性肿瘤患者需要特别重视的组成部分。通常情况下，患者出院以后，医护人员就不再关注患者的饮食情况，而患者由于疾病的原因，以及患者的饮食习惯，缺乏专业知识等因素的影响，出院后的一段时间内常常会出现营养不良，严重的患者可能因为营养不良导致离子紊乱、酸中毒等严重的并发症，甚至死亡的严重后果。因此，对于这部分患者出院后的营养指导和长期营养管理非常重要。应该根据患者的身体情况，给出患者出院后的营养干预方案，并嘱患者遵照执行，还需要要求患者定期复诊，根据患者的营养状况及时调整治疗计划，达到长期康复的目的。该患者手术前重度营养不良，经营养支持治疗后，完成了术前化疗和全胃切除手术，术后仍需要辅助化疗。因此，该患者的术后营养治疗显得尤为重要，患者营养状况直接影响后续的治疗和长期生存。为患者制定一个出院后 3~6 个月的口服营养补充治疗方案，嘱患者严格按照方案执行，定期复查，确保营养状况良好和后续治疗顺利完成。

4 围手术期患者常见并发症的治疗

恶性肿瘤围手术期并发症主要包括感染相关并发症、各种渗漏等。对 56 项试验（包括 6370 例患者）进行的一项荟萃分析显示，围手术期营养补充可减少胃肠道肿瘤手术患者的术后感染性和非感染性并发症，以及 LOS。

4.1 感染相关并发症

感染是所有外科手术后最常见的并发症，感染可以发生在很多部位，不同部位的感染带来的后果也不一样，严重的感染不仅给患者带来痛苦，增加了住院花费，延长了住院时间，严重的可能导致患者死亡。近年来，随着微创外科技术的不断进步和普及，腹腔镜手术减少了传统开放手术是脏器长时间暴露在空气环境的不利状况，使感染的发生率显著下降。仍然有很多手术存在一定程度的感染问题。

（1）腹腔感染：对于腹腔脏器的手术，腹腔感染是常见的并发症之一，导致腹腔感染的原因有很多，常见的原因有：第一，消化道开放，人体消化道内部并不是无菌的环境，相反，人的胃肠道内存在很多的常驻菌群，手术中，胃肠道切开会导致这些细菌移位到腹腔内，造成腹腔感染；另外，胃肠吻合，食管和肠道吻合，小肠和结肠吻合，小肠和胆道吻合等改变消化道走行方向的手术，都会导致菌群易位，最终导致感染。第二，手术中没有遵守严格的无菌操作，消毒不彻底，胃液、肠液、胆汁等渗漏到腹腔也会导致腹腔感染。第三，术后引流不通畅，引流管位置摆放不合理，手术结束时没有彻底冲洗腹腔，导致腹腔存在残存的血液或消化液，也可以导致腹腔感染的发生。第四，患者的营养状态不佳，大多数恶性肿瘤患者都存在一定程度的营养不良，表现在低蛋白血症、贫血、白细胞下降等，这些营养不良状态在手术应急状态下会表现得更加明显，这也加重了恶性肿瘤患者的手术后腹腔感染的机会。

腹腔感染的处理原则：腹腔感染按照急性生理与慢性健康评分Ⅱ（Acute Physiology and Chronic Health Evaluation Ⅱ，APACHE Ⅱ）将腹腔感染分为轻中度或重度，对于不同的感染分级给予不同的治疗措施，首先明确感染源，确定造成感染的菌种，根据药敏结果给予有效的抗生素，保证感染部位的充分引流，保护重要器官，避免出现严重的心肺功能和肝肾功能损害，推荐使用营养风险筛查量表 2002（Nutritional Risk Screening 2002，NRS2002）或危重患者营养风险量表（Nutrition Risk in Critically Ill，NUTRIC）评价腹腔感染患者的营养状况，对于需要营养支持治疗的患者应及时给予营养支持，首选肠内营养，对需要肠外营养治疗的腹腔感染患者，可使用含谷氨酰胺的免疫营养制剂。对需要特殊营养治疗的重症腹腔感染患者，可使用具有抗氧化作用的维生素（维生素 E 和 C）。腹腔感染患者进行营养治疗时，推荐常规使用含鱼油的免疫营养制剂，不推荐常规使用含精氨酸的免疫营养制剂。

（2）肺部感染：肺部感染也是肿瘤患者手术后常见的感染并发症之一，导致肺部感染的原因包括：第一是患者生活习惯和基础疾病，吸烟是导致肺部感染并发症的重要原因，部分患者存在肺部基础疾病，如慢阻肺、肺纤维化等，年龄因素也是肺部感染的重要一环，通常情况下，老年人的肺功能状况明显较差。同时，患者的营养不良也是肺部感染的易发因素。第二是手术过程中的因素，全麻患者使用气管插管、喉镜、呼吸机管路消毒不彻底，术后拔管时需要彻底清理呼吸道、吸痰，减少肺部感染的发生，手术中和术后给予患者镇痛药物，也会抑制呼吸和咳嗽反射，引起肺泡萎缩或不张。手术过程中患者误吸也是造成肺部感染的原因之一。第三是手术后长期留置胃肠减压管，导致患者呼吸不畅，咳痰不顺畅，增加肺部感染的机会，手术后切口疼痛，使患者呼吸受限等。

处理措施：肿瘤患者大手术之后出现肺部感染的概率较高，通常在术后几个小时就可以出现，表现为发热、血氧饱和度下降，严重的可以出现呼吸困难、发绀，肺部出现湿啰音。处理方式首先是改善通气，给予吸氧（鼻导管或面罩），必要时行气管插管，鼓励患者咳嗽咳痰，给予翻身、叩背等措施，药物方面可以给予有效的抗生素治疗，同时给予化痰药，雾化吸入激素类药物等。对于存在营养不良的患者应尽早给予营养支持治疗。

（3）多种管路感染：第一，泌尿系感染，全麻患者手术中常规需要留置导尿管，这种操作可能引起泌尿系感染，特别是女性的尿道特点，更容易造成感染，处理措施时手术后早期拔出导尿管，如果出现感染可给予适当的药物治疗。第二，引流管感染，手术患者常规留置引流管，引流管作为异物，必然会引起组织排斥反应，即使更换新材质也不可避免，引流管周围渗液也会加重引流管周围皮肤的感染，处理措施是尽可能减少引流管的使用，必须留置引流管的也应该术后尽早拔出。

（4）切口感染：手术切口感染是外科常见的并发症之一，各种手术部位，各种手术方式都存在切口感染的可能性。造成切口感染的原因主要包括：患者因素——年龄、肥胖程度、营养状况、糖尿病史、吸烟饮酒史等，外科因素：消毒情况、无菌操作、缝合技术、及时更换敷料等都是影响切口愈合的因素。通常，患者的营养状况显得尤为重要。患者肥胖，皮下脂肪过多并不利于切口愈合。

切口裂开：主要发生在腹部的手术切口。裂开的时间大多在术后 1~2 周，与下列因素有关：年老体弱、营养不良、慢性贫血等，术后切口愈合不佳；切口局部张力过大，切口的血肿和化脓感染；缝线过细、缝扎不紧、麻醉不满意情况下缝合时腹膜被撕破；突然咳嗽、用力排便和呕吐，术后胃肠胀气。处理意见：纠正患者的营养状况，老年患者切口采用减张缝合法，术后腹部应用腹带适当包扎等，可减少切口裂开的机会。如切口已裂开，无论是完全性或部分性，只要没有感染，均应立即手术，在腹肌完全松弛的情况下，重新逐层缝合腹壁，并加减张合线。

4.2　各种渗漏

（1）吻合口瘘：消化道肿瘤手术后常见的并发症之一，常见的原因包括：年龄、性别、体重指数、营养状况、吸烟、糖尿病、术前新辅助治疗史，此外还有手术医生操作、手术方式、肿瘤部位、肿瘤大小、转移情况、消化道重建方式等。上述因素都会对消化道手术后吻合口瘘的发生造成影响。治疗手段包括：充分地引流，减少局部渗漏对周围组织的影响；合理使用抗生素，在有明确细菌学证据的基础上，给予抗生素治疗；加强营养支持治疗，对于可以经口进食的，建议首选肠内营养支持治疗，对于无法肠内营养的，可以给予静脉营养支持治疗；适当给予生长抑素等药物，减少分泌；严密观察营养状况及离子情况，避免出现营养不良和离子紊乱；定期复查彩超或 CT，对于包裹性积液或引流不畅应及时行穿刺引流。

（2）胰腺漏：行胰腺组织部分切除后的胰腺断端，或者是其他类型手术损伤了胰腺组织都会引发胰腺漏，其发生的原因和治疗原则与吻合口瘘一样。胰腺位于腹膜后，位置较深，一定要注意保证引流的通畅。

（3）胆漏：胆漏为肝胆外科手术术后的常见并发症，大部分的胆漏可通过非手术方法治愈，如果不能及时有效地治疗，可能会出现严重并发症，导致死亡。出现胆漏的原因与吻合口瘘基本相似，此外，消化道肿瘤手术切除肝门周围淋巴结的时候，应注意避免损伤胆道，胃切除术后胆囊炎和胆囊坏死也是引发胆漏的原因之一。对于胆漏患者，一方面须抗感染、营养支持等对症治疗，同时要保证局部引流通畅，必要时可采取 T 型管引流等必要的处理措施。

（四）放疗期肿瘤患者的营养治疗

1 放疗期肿瘤患者营养治疗指南及临床实践

1.1 放疗对患者营养状态的影响

放射治疗是恶性肿瘤治疗的三大手段之一，据统计，60% ~ 70% 的肿瘤患者在治疗过程中需要接受放射治疗。Tubiana 曾报道，45% 的恶性肿瘤可以治愈，其中手术治愈22%，放射治疗治愈18%，化疗治愈5%，可见放疗在肿瘤治愈中的贡献比例在40%以上。放疗被广泛用于多种肿瘤，包括头颈部、胸部、消化道肿瘤，宫颈癌、乳腺癌及前列腺癌等。肿瘤放疗患者除肿瘤本身的因素外，放疗产生的不良反应在一定程度上可引起或加重营养不良。放疗的不良反应可表现为非特异性的全身反应和放疗区域内局部的反应。

肿瘤患者进行放疗时会面临很多营养问题，且很多肿瘤本身就会影响进食，如口咽癌、食管癌、胃癌等，而部分肿瘤患者治疗前就已存在营养不良的状态，对后续治疗的耐受性较差。放疗时射线不可避免地要经过瘤周正常组织，因此会出现黏膜炎、口干、皮肤损伤、恶心呕吐、腹痛腹泻等不良反应，以及水电解质失衡、黏膜免疫屏障破坏、菌群失调等内环境紊乱，这些都会进一步增加患者的营养不良发生率，研究显示，头颈部和食管放疗导致的黏膜炎会使 80% 的患者出现进食量和体重下降，盆腔放疗患者出现胃肠道反应，胸部肿瘤放疗后，放射性食管炎常导致患者摄入量不足。不良反应在放疗中的第 3 ~ 4 周出现，并可持续到放疗结束后 2 ~ 4 周，老年患者可能持续 2 ~ 3 个月。部分食管癌放疗后退缩较好的患者，因食管纤维化发生食管狭窄而影响进食。放疗期间患者营养状况恶化可能预示着更差的短期治疗结果。

临床上放疗中常联合化疗提高疗效。目前广泛应用于临床同步放化疗的药物，如氟尿嘧啶、紫杉醇、铂类等，均被证明有放射增敏作用，但是化疗药物本身的毒性可能使患者发生如骨髓抑制、恶心呕吐等不良反应，加重患者的营养不良和免疫抑制状态。放射治疗不仅对照射野内的肿瘤细胞起到杀灭和控制作用，同时还会引起一系列局部和全身的不良反应，表现为不同程度的头晕、乏力、食欲缺乏、咽干、外周血白细胞下降等，造成患者营养摄入不足和免疫力下降，严重影响患者的生活质量。

放疗前以及放疗过程中体重丢失是五年疾病特异生存率的重要不利因素，体重下降＞ 10% 与生存率降低有关；尤其是对于低体重人群以及对于头颈部、食管肿瘤和胃肠道区域的放疗患者，营养教育与膳食指导、ONS 补充可有效减少体重丢失、防止营养状态恶化、提高生命质量、减少放疗的中断。多项前瞻性和回顾性研究也证实，与常规饮食相比，经口营养治疗和经管饲喂养可有效地减少体重丢失。我国一项前瞻性、多中心、随机对照研究显示，对于食管癌同步放化疗患者，肠内营养有利于保持患者放疗中和放疗后体重，改善营养状况，提高治疗完成率，降低不良反应。

1.2 放疗中营养状况评估和风险筛查

营养状况的评估分两个步骤：初步筛查评估和综合评估。前者的主要目的是发现已发生营养不良（营养不足）或存在营养风险的患者，建议患者入院 24 h 内由护士完成营养风险筛查，入院后 48 h 内由营养护士、营养师或专科医师完成营养不良综合评估，以了解营养不良的原因及严重程度，制订营养治疗计划等，患者入院后 72 h 内完成。对于门诊肿瘤患者的营养风险筛查和评估，推荐根据患者进食量减少、体重下降程度、BMI 值或 MST 等工具进行判断。

关于营养不良的诊断标准一直以来均存在争议。临床上常以 BMI < 18.5 kg/m² 伴一般情况差或近 6 个月非自主体重下降超过 10% 来诊断营养不良。2015 年欧洲临床营养和代谢学会（European Society for Parenteral and Enteral Nutrition，ESPEN）发表了营养不良诊断标准的专家共识，营养筛查阳性的患者，符合下述 3 条中的任一条，均可以诊断为营养不良：① BMI < 18.5 kg/m²；②体重下降（任意时间非自主性体重下降 > 10%，或超过 3 个月非自主性体重下降 > 5%）伴 BMI 下降（< 70 岁 BMI < 20 kg/m²，≥ 70 岁 BMI < 22 kg/m²）；③体重下降（任意时间非自主性体重下降 > 10%，或超过 3 个月非自主性体重下降 > 5%）伴去脂重量指数（FFMI）降低（女性 < 15 kg/m²、男性 < 17 kg/m²）。

2018 年 9 月美国肠外肠内营养学会（American Society for Parenteral and Enteral Nutrition，ASPEN）以及 ESPEN 分别发表了"营养不良诊断的 GLIM 标准"：明确在营养筛查的基础上，至少符合 3 项表现型指标（非自主性体重丢失、低 BMI、肌肉量降低）和两项病因型指标（食物摄入减少或吸收障碍、疾病负荷 / 炎症）各 1 项，可诊断为营养不良。再根据表现型指标确定营养不良的严重程度。XU 等通过分析前瞻性多中心数据库，确定并验证了中国 ≥ 70 岁住院患者的小腿围（CC）参考值，并用于 GLIM 标准。经 GLIM 标准诊断的营养不良与无营养不良患者相比，其 BMI、总蛋白、白蛋白、中性粒细胞、淋巴细胞比、CC、并发症发生率、住院病死率、住院时间和总住院费用都更差。

常用的营养筛查工具包括：营养风险筛查 2002（Nutritional Risk Screening 2002，NRS 2002），营养不良通用筛查工具（Malnutrition Universal Screening Tools，MUST）、营养不良筛查工具（Malmutrition Screening Tools，MST）。MUST 主要用于蛋白质热量营养不良及其发生风险的筛查，适用于不同医疗机构，尤其是社区。MST 工具用于门诊及住院肿瘤患者的营养筛查。常用的营养评估工具包括主观整体评估（Subjective Globe Assessment，SGA）、患者主观整体评估（Patient-Generated Subjective Globe Assessment，PG-SGA）、微型营养评估（Mini Nutritional Assessment，MNA）。SGA 内容包括详细的病史与身体评估参数，适合于接受过培训的专业人员使用。MNA 包括营养筛查和营养评估两部分，适用于 65 岁以上老年患者及社区人群。PG-SGA 是专门为肿瘤患者设计的营养状况评估方法，由患者自我评估和医务人员评估两部分组成，内容包括体重、摄食情况、症状、活动和身体功能、疾病与营养需求的关系、代谢需求、体格检查 7 个方面，评估结果包括定量评估及定性评估两种。定性评估结果分 A（营养良好）、B（可疑或中度营养不良）和 C（重度营养不良）3 个等级。

NRS2002 ≥ 3 分为具有营养风险、推荐进行更为全面的营养评估和综合评估、包括病史、体格检查、实验室检查、人体测量等多项指标来综合判断，了解营养不良的原因及严重程度、制订基于个体化的营养计划，给予营养干预。

具体如下：病史：包括患者的肿瘤疾病史、既往疾病史、膳食调查、药物史、社会生活习惯生活方式、医疗保障、宗教及文化背景、经济状况等情况。体格检查：观察脂肪组织、肌肉组织消耗程度、水肿和腹水、头发和指甲的质量、皮肤和口腔黏膜等。实验室检查：检测脏器功能，血常规，血清白蛋白，前白蛋白，肝肾功能，肌酐，转铁蛋白，视黄醇结合蛋白，游离脂肪酸，血乳酸，炎症参数如 C 反应蛋白，IL-1、IL-6，TNF 及免疫功能可作为非特异性的参考指标。体重及人体成分测定：监测体重最方便、最直接，易受干扰，如液体潴留（胸腔积液、腹腔积液及全身水肿）、昏迷、瘫痪、巨大肿瘤等。肌肉量评估方法：采用 CT 或 MRI 评估肌肉量纳入恶病质，已经将肌量低作为营养不良定义的一部分。肌肉功能的评估方法：肌肉功能与患者临床预后密切相关，目前常用的肌肉功能评估方法有，简易机体功能评估法（SPPB，包括平衡试验、行走试验和起坐试验 3 项内容）、目常步速评估法、计时起走测试法（TUG）、爬楼试验及双手握力等。

肌少症的发展除年龄外，可继发于全身疾病、身体活动少、能量或蛋白质摄入不足等因素，应在青年时期使肌肉量达最大，并保持到中年期，老年时期减少肌肉损失。2018 年欧洲老年人肌少症工作组会议（the European Working Group on Sarcopenia in Older People，EWGSOP2）修正了肌少症诊断标准，包含 3 个参数：①肌力低下；②肌肉量减少；③体能低下。符合①为可能肌少症；符合① + ②为确诊肌少症；符合① + ② + ③诊断为严重肌少症。将肌力低下作为肌少症诊断的首要参数。对有肌少症风险者应定期评估、早期干预、去除加速因素、加强营养和锻炼等干预措施可预防或延缓肌少症的进展和不良结局。2019 年亚洲肌少症工作组（Asian Working Group for Sarcopenia，AWGS）发表共识，认为①、② + ③均可诊断为肌少症，2019AWGS 推荐的肌少症四肢骨骼肌肌量的诊断界值为 DXA（男性 7.0 kg/m²，女性 5.4 kg/m²），或 BIA（男性 7.0 kg/m²，女性 5.7 kg/m²）；握力界值为男性 < 28.0 kg，女性 < 18.0 kg；6 m 步速界值 < 1.0 m/s 或 SPPB ≤ 9 分或 5 次起坐时间 ≥ 12s 反应躯体功能下降。肌少症是肿瘤患者病死率的独立预测因子。

体力状态评估：体力状态可通过 WHO/ECOG 量表（0= 正常，4= 卧床）或 Karnofsky 评分 0 ~ 100 评估，应定期动态评估肿瘤患者的营养状态。对初次筛查未发现营养风险的患者，建议住院期间每周筛查；对初次筛查即发现伴有严重营养风险或严重营养不良的患者，如 NRS2002 评分 ≥ 5 分，PG-SGA 定性 C 级和 / 或定量 ≥ 9 分，建议每周评估，直至营养状态改善。

1.3 放疗患者营养治疗的策略

肿瘤患者三阶梯营养治疗策略：营养风险筛查与评估、营养教育与膳食指导要贯穿于恶性肿瘤诊疗的全过程；患者经口进食不足时，推荐补充性肠内营养，首选口服营养补充，对于消化道功能基本正常，因进食障碍等原因而摄入不足时可考虑管饲喂养；通过经口进食和肠内营养仍不能满足营养素的需求时，推荐肠内营养联合肠外营养；对肠内营养不可行或不耐受时，给予全肠外营养。营养治疗的首要形式是营养教育与膳食指导。因为即使正常进食的肿瘤患者，也可能存在食物成分不足，摄入的能量及蛋白质总量过低的情况。摄入高能量与高蛋白质饮食是维持或改善营养状态的首选方式。营养教育与膳食指导建议由有资质的具备良好沟通技巧的营养师实施。根据患者的需要变换食物性质、营养素组成，从而保证患者对营养指导有较好的依从性。同时针对症状采取措施以改善患者的食欲、进食量，如治疗口腔黏膜炎及消化道黏膜炎、应用胰酶或复合消化酶促进消化、适当应用止吐药、延缓快速肠蠕动促进肠吸收、了解腹泻原因及治疗腹泻等。

需要营养治疗的患者，经营养教育与膳食指导后，经口进食仍不能满足机体需求，则推荐肠内营养，首选口服营养补充。肠内营养有很多优点，其更符合生理条件，可维护肠道屏障，促进肠蠕动，促进蛋白质合成，促进肠道组织的康复，调节免疫功能，改善门静脉循环，改善肝胆功能，使用方便、安全、经济、患者依从性较好。肠内营养可在手术、放疗、化疗期间及家居期间使用，一般于两餐之间补充。经口摄入不足或不能者，短期的肠内营养可经鼻胃/鼻肠管管饲给予（≤4周）；需要长期营养治疗（≥4周）的患者需要先建立营养治疗的通道，如果食管通畅，可行内镜辅助下经皮胃/空肠造口（Percustanous Endoscopic Gastrostomy/Jejunostomy，PEG/PEJ）或透视辅助下经皮胃/空肠造口（Percutaneous Fluoroscopic Gastrostomy/Jejunostomy，PFG/PFJ），如果存在食管梗阻，可采取手术胃或空肠造口术。实施口服营养补充应遵循个体化原则，根据患者的实际情况选择合适的营养制剂、量、方法和途径；遵循量由少到多、速度由慢到快、浓度由低到高的原则；关注患者摄入时及摄入后是否有胃不耐受、肠不耐受、误吸等情况

肠内营养治疗时可配合应用改善食欲、消化、吸收功能的药物，如甲地孕酮，补充消化酶益生菌、微量营养素等。肠内营养治疗的禁忌证：肠梗阻、肠壁缺血、肠道出血、消化道瘘、休克等。肠内营养治疗超过7 d，仍不能满足60%的目标需要量时，应考虑给予补充性肠外营养；高营养风险患者（如NRS2002≥5分），应用肠内营养超过3~5 d，仍不能满足60%的目标需要量时，建议启动补充性肠外营养。肿瘤患者的营养状况及对肠内营养的耐受情况是决定应用补充性肠外营养的关键，对于营养受损严重，需要肠内营养和肠外营养联合才能实现营养治疗的目标。当患者的肠道功能逐渐恢复，则应逐步增加肠内营养而减少肠外营养的应用。

严重营养不良者接受肠内和肠外营养的人工喂养后，可能发生严重水和电解质紊乱，即再喂养综合征。对营养受损严重的患者，如进食量明显减少持续5 d及以上，进行再喂养时，警惕发生再喂养综合征，其发生与营养受损程度相关。建议此类患者接受营养治疗时，最初2 d内每日供能量不超过能量需求的一半，从42~62 kJ/（kg·d）开始，维生素

B_1 200～300 mg/d 及微量元素，4～7 d 后逐步增加到满足能量需求，过程中严密监测循环血容量、液体平衡、电解质水平心率和心律以及临床表现。

放疗期间所需营养素包括：能量、水和电解质、碳水化合物、蛋白质、脂肪、微量营养素等。营养治疗的能量应满足患者需要量的70%以上。通过间接测热法来测定肿瘤患者的总能量消耗（Total Cnergy Cxpenditure，TEE），当无法测量时，以 20～25 kcal/（kg·d）估算卧床患者，25～30 kcal/（kg·d）估算能下床活动患者的能量需要。非胰岛素抵抗状态下三大营养素的供能比例与健康人群类似，为：碳水化合物50%～65%、脂肪20%～30%、蛋白质10%～15%；胰岛素抵抗患者要减少碳水化合物、提高脂肪在总能量中的供能比例。

人体所有细胞的功能需要水来维持。建议摄入的水量为 30～40 mL/（kg·d），丢失的水分须额外补充，尿量维持在 1000～2000 mL/d，对于心、肺、肾等脏器功能障碍的患者防止摄入过多。电解质是维持人体水、电解质和酸碱平衡，保持人体内环境的稳定，维护各种酶的活性和神经、肌肉的应激性以及营养代谢正常的一类重要物质，应维持在正常范围。

肿瘤患者饮食中碳水化合物和脂肪的最佳比例尚未确定。《中国居民膳食指南（2016）》建议居民膳食碳水化合物供能占总能量的50%～65%。自20世纪20年代发现肿瘤细胞存在 Warburg 效应，无论是否氧供充足，肿瘤细胞都倾向于通过糖酵解方式来获取能量。食物碳水化合物应来源于全谷类食物、蔬菜、水果和豆类等，应关注食物的血糖指数（Glycemic Index，GI）和血糖负荷（Glycemic Load，GL）。GI 指含 50 g 碳水化合物的食物与等量的葡萄糖在一般为 2 h 内引起体内血糖反应水平的百分比值。通常把葡萄糖的 GI 定为 100。按照 2018 年《中国食物成分表（标准版）》第 6 版标准：Gl < 55 为低GI 食物，$55 \leq GI \leq 70$ 为中等 GI 食物，GI > 70 为高 GI 食物。GL 指特定食物所含碳水化合物的质量（g）与其 GI 的乘积（一般以 g 为计量单位），GL=GI× 摄入该食物的实际碳水化合物含量 /100。一般认为，$GL \geq 20$ 为高负荷饮食，$10 \leq GL < 20$ 为中负荷饮食，GL < 10 为低负荷饮食。

《中国居民膳食指南（2016）》建议居民蛋白质摄入量为男 65 g/d，女 55 g/d。肿瘤患者的蛋白质需要量要高于正常人，2017ESPEN 肿瘤患者营养指南建议，肿瘤患者蛋白质摄入量应在 1～2 g/（kg·d），推荐接受抗肿瘤治疗包括手术、化疗、放疗等患者的蛋白质的摄入量应超过 1 g/（kg·d），建议达到 1.5～2 g/（kg·d）。建议营养混合物能量 / 氮的比值应接近 100 kcal/g 氮。疾病稳定的患者热氮比 150：1。蛋白质补充应满足 100% 需要量。食物蛋白质鸡蛋、低脂乳制品、鱼、家禽、瘦红肉是最好来源。

《中国居民膳食指南（2016）》建议居民膳食脂肪供能占总能量的 20%～30%。胰岛素抵抗伴体重减轻肿瘤患者增加脂肪供能比例，恶性肿瘤患者脂肪供能占总能量的35%～50%，宜选择单不饱和脂肪酸和多不饱和脂肪酸。研究显示，n-3 多不饱和脂肪酸可以改善患者的食欲、食量、去脂体重、体重、干扰炎性细胞因子的合成，可能治疗癌性厌食，2017 年我国卫生行业标准建议恶性肿瘤患者应适当增加富含 n-3 及 n-9 脂肪酸食物。

维生素和微量元素是机体有效利用能量底物和氨基酸的基础，是重要的微量营养素。比如锌、铜、铁、硒、铬、锰等元素参与酶的组成三大营养物质的代谢、上皮生长、创伤愈合等生理过程。对于口服和肠内营养，在没有特定缺乏条件下不建议补充高剂量微量营养素。除非有禁忌证，肠外营养中也应常规补充维生素和微量元素，应用肠外营养超过1周必须补充维生素和微量元素。

肠内营养制剂按剂型分为粉剂、乳剂和混悬液3种剂型；按氮源分为整蛋白型、短肽型、氨基酸型三大类；按临床用途可分为普通型和疾病适用型，普通型最常用，疾病适用型有糖尿病型、肿瘤适用型、高蛋白高能量型、肺病型、肾病型等；按组件类型可分为氨基酸短肽/整蛋白组件、糖类制剂组件、长链（LCT）/中长链脂肪（MCT）制剂组件、维生素制剂组件和n-3脂肪酸组件等。

完全性肠外营养（Total Parenteral Nutrition，TPN）是指当患者必需的所有营养物质均从静脉途径供给时。葡萄糖和脂肪乳是供能主要营养物质，合用能达到能量利用的最佳状态。临床常用脂肪乳有豆油长链脂肪乳、中/长链脂肪乳、结构脂肪乳、橄榄油长链脂肪乳、鱼油长链脂肪乳和多种油脂肪乳。临床使用的氨基酸溶液大多为复方氨基酸（18AA），即含有18种合成人体蛋白的必需氨基酸和非必需氨基酸。50%~70%的葡萄糖与30%~50%的脂肪是合适的比例。建议大多数疾病稳定的患者的热氮比=628 kcal：1 g氮，中到重度营养不良或应激患者热氮比（120~150）：1。葡萄糖是维持人体中枢神经系统功能的主要能量物质、是红细胞及机体其他组织的重要能量来源，需要保证最低100~150 g/d的摄入。

除营养不足外，肿瘤患者也易发生体能下降，活动减少会导致肌肉萎缩，分解代谢信号增强，使肌肉对合成代谢因子不敏感。研究表明，骨骼肌丢失可预测体力状态、术后并发症、化疗不良反应和病死率；肌肉力量在评估死亡风险方面比肌肉量更重要。

运动锻炼目的是降低肌萎缩风险，维持或增加肌肉量、维持体重（BMI 18.5~23.9 kg/m²），维持或改善肌肉强度，提高心肺功能、体能、减少疲劳、抑郁和焦虑，改善生命质量，促进患者从高剂量化疗中恢复。规律的有氧运动和抗阻力运动可延缓肌少症的发展。抗阻力运动通过增加葡萄糖利用以及提升肌原纤维蛋白质合成而增加胰岛素敏感性，通过增加肌肉局部血管舒张促进了营养的输送，增加蛋白质的合成。足够的能量和蛋白质的营养摄入可促进肿瘤患者肌肉蛋白质的合成代谢，帮助减缓肌肉量、肌肉力量及机体功能的降低。有氧运动可充分氧化体内糖分、消耗体内脂肪，增强和改善心肺功能，预防骨质疏松，调节心理和精神状态，是主要运动方式。常用的有氧运动项目有步行、快走、慢跑、滑冰、长距离游泳、骑自行车、打太极拳、跳健身舞、跳绳/做韵律操、球类等。抗阻力运动是一种对抗阻力的运动，主要目的是训练人体的肌肉，传统的抗阻力运动项目有侧卧撑、哑铃、杠铃等。肿瘤初始治疗阶段、进展期部分肿瘤患者存在营养不良、消瘦甚至恶病质，在营养治疗（保证蛋白质/氨基酸和能量的摄入）同时进行适当的运动锻炼，可提高患者体能、改善患者生命质量和肌肉力量。进行规律的运动锻炼可加速肿瘤患者的康复，提高其机体功能。

1.4　总结

肿瘤放疗患者的营养治疗目标：①维持或改善膳食摄入；②维持体重和体能状态；③降低放疗的不良反应、提高放疗耐受性，减少放疗中断风险；④保证和维持放疗敏感性和放疗摆位精准度；⑤改善生命质量。营养摄入不足是放疗期间常见现象。对放疗患者的营养筛查和评估应在肿瘤诊断时及治疗期间进行（包括放疗前、放疗过程中和放疗后），并在后续的每一次随访中重新评估，以便及时识别营养风险，在患者全身营养不足前就给予早期的营养治疗。在无营养不良时给予肠外营养无利而且有害，而有营养不良或存在医源性严重胃肠道并发症的患者中给予肠外营养却是有益的。

放疗患者应接受多学科综合诊疗模式，应有专业的营养师作为多学科诊治的成员，给予营养教育与膳食指导，必要时给予 ONS，确保患者充足的营养摄入，以预防体重丢失、减少治疗中断。应注重对恶心、早饱感、厌食、口腔溃疡、疼痛等可能影响食物摄入的症状的干预。对接受放疗的患者，存在营养风险或营养不良时，建议营养治疗，放疗后口腔、食管、胃肠道黏膜反应分级 3 级及以上者都应给予积极营养治疗，头颈部肿瘤患者放化疗期间强化饮食指导可使患者的转归更好；食管癌放疗中出现：中—重度吞咽梗阻、1 个月内体重下降 5% 以上、BMI < 18.5 kg/m²、PG-SGA ≥ 4 分、摄食量少于需要量 60% 在 3 ~ 5 d 以上均需进行肠内营养。存在严重黏膜炎，严重急性放射性肠炎，但肠内营养不能满足需要或不能耐受的患者推荐肠外营养。在亚急性或慢性放射性肠炎的患者中，可行长期的肠外营养。头颈部、食管肿瘤、盆腔肿瘤放疗结束后，推荐患者接受至少 6 周至 3 个月营养筛查和评估（每 2 周 1 次），或直至放疗引起的不良反应、体重丢失、管饲等问题得到妥善解决，以便及时发现体重下降或摄入不足等营养问题，尽早采取干预措施。家庭肠内营养可以预防由吞咽困难导致的营养不足和营养状态的恶化，ONS 是家庭营养的主要方式，部分放疗患者出院后仍需要继续管饲喂养。

肿瘤营养治疗方式应优先选择营养教育与膳食指导，未达到能量和蛋白质的需要量。多项随机对照研究已证实，与传统饮食相比，营养教育与膳食指导可改善营养摄入、维持。多数患者通过营养教育与膳食指导难以满足，营养首选 ONS，其次为管饲。ONS 可改善肿瘤放疗患者营养状况，提高放疗耐受性，甚至可延长生存期。梗阻性头颈部肿瘤或食管癌，或其他吞咽困难者，经口摄入不足时，建议管饲喂养。对于放射性口腔炎、食管黏膜炎的患者，可考虑首选长期 PEG/PEJ、PFG/PFJ 以维持体重，PEG 优于 NG。预防性管饲（Prophylactic Feeding；P-FT）：对预计营养风险高或发生营养不良风险高的患者，放化疗开始前常规置入营养管（如 NG 或 PEG），以防止体重丢失、脱水及治疗中断等不良反应，改善患者生命质量。应用性管饲（Reactive Feeding，R-FT）：患者首先行口服营养补充，当因口干、黏膜炎、厌食、梗阻、吞咽困难等原因出现不能进食或经口进食及 ONS 不能满足营养需求时给予管饲喂养，患者放疗前预防性管饲不推荐。但以下高危患者可考虑给予预防性管饲：明显体重丢失（1 个月内 > 5% 或者 6 个月内 > 10%）、BMI < 18.5 kg/m²、严重吞咽梗阻或疼痛、严重厌食、脱水、预期将发生严重放射性口腔或食管黏膜炎者。

进一步说，头颈部肿瘤或食管癌患者应定期评估吞咽功能，30% ~ 50% 的患者出现吞咽功能障碍，75% 以上的症状不会被改善甚至随着时间的推移继续恶化，对有吞咽困难的患者（包括管饲喂养期间），应在专业人员指导下进行吞咽练习，当吞咽功能恢复后应尽快撤除管饲恢复经口进食。放疗期间补充 n-3 PUFA，可改善患者食欲、维持或增加体重、提高免疫力、降低炎性反应。谷氨酰胺可显著降低口腔黏膜炎的严重程度及相关疼痛，提高患者生命质量。

2 放疗期肿瘤患者营养治疗科研进展

营养不良通常是机体由于营养物质摄入量较低，致使机体营养状态紊乱，患者主要临床表现包括体重明显下降、机体消瘦等。放疗是恶性肿瘤主要治疗手段之一，放疗可以减轻肿瘤负荷，控制肿瘤进展。然而，放疗引起的口干、胃肠道毒性等副作用可能对患者营养状况造成不利影响。我们搜索近年来文献，探讨放疗期肿瘤患者营养治疗新进展。

2.1 放疗期肿瘤患者营养风险筛查、营养评估与诊断

全球营养不良领导者倡议（Global Leadership Initiative on Malnutrition，GLIM）标准在接受放疗的癌症患者中作为营养诊断标准的准确性，目前已有研究支持。

一项对 468 名接受放疗的成年癌症患者的多中心随机临床试验，评估了 GLIM 标准与 PG-SGA 在治疗相关结局中的预测有效性。根据 GLIM 标准和 PG-SGA，营养不良率分别为 33.7% 和 39.7%。入院时营养不良程度增加的患者在放疗期间严重毒性反应、治疗中断和使用人工营养支持的发生率增加，并且放疗后生活质量（Quality of Life，QOL）的所有部分得分都降低。根据 GLIM 标准和 PG-SGA 确定的入院时营养不良可显著预测放疗期间和放疗后的不良治疗相关结局。然而，GLIM 标准的预测能力因治疗相关结果的不同而不同。GLIM 标准在预测放疗期间的严重毒性和放疗中断方面表现更好，而 PG-SGA 更好地预测了人工营养支持的使用和 QOL 评分。总的来说，GLIM 标准是诊断成人癌症患者营养不良的有效工具。与 PG-SGA 相比，对于营养不良程度较差者，GLIM 标准可能在治疗毒性和中断方面的预测更加准确。

2.2 放疗期肿瘤患者饮食与运动对营养状况的影响

在放射治疗期间，有证据显示通过饮食与运动的干预，可以改善患者的身体成分、身体功能和营养状况。

一项纳入 13 项 RCT 共 858 例头颈部肿瘤患者的系统评价和 Meta-Analysis，研究了头颈部肿瘤患者放射治疗期间营养和体育锻炼以及两者相结合的干预对身体成分、身体功能和营养状况的影响。这项荟萃分析发现，单独使用营养和单独进行体育锻炼的干预措施对身体成分和客观身体功能有显著的积极影响，有利于治疗组。然而，纳入的研究在测量方法和干预措施内容方面具有高度异质性，这可能会影响荟萃分析的结果。由于结合体育锻炼和营养的研究的试点和可行性设计，无法得出关于这些研究效果的结论。未来结合营养

和体育锻炼的全面随机对照试验是必要的。

肥胖和低肌肉质量与乳腺癌患者更差的结局相关。Klement R J 等的一项前瞻性、非随机、对照的 I 期临床试验，研究了天然食物的生酮饮食（KD）与未指定的标准饮食（SD）对接受放疗的非转移性乳腺癌患者身体成分的影响。结果显示，在放疗期间，SD 组的体重和脂肪量增加非常小且微不足道，去脂体重也有所减少。相比之下，KD 组的患者在饮食开始后体重、去脂体重和骨骼肌质量迅速下降，这在很大程度上与水分流失有关。KD 没有引起去脂体重或骨骼肌质量的进一步实质性的变化，但与体重和脂肪量逐渐减少 0.4 kg/ 周有关（$P < 0.0001$）。KD 将游离 T3 水平显著降低了 0.06pg/（mL·周）（$P=6.3 \times 10^{-5}$）。在干预结束时，仅 KD 组的总体生活质量（QOL）评分增加（从 66.7 分增加到 75.0 分），但无统计学意义（$P=0.202$）。

2.3 放疗期肿瘤患者营养治疗途径

肿瘤患者由于全身炎症反应，治疗副作用等易发生饮食以及营养相关问题，当出现这些问题时，我们应考虑给予患者相应的营养治疗措施途径，包括营养咨询、口服营养补充（ONS）、肠内营养以及肠外营养，从而使患者能更好地耐受肿瘤治疗，达到延长生存期的目的。营养咨询是肿瘤患者五阶梯营养治疗的第一阶梯，是促进肿瘤患者顺利康复的有效措施。而 ONS 是肿瘤患者最常用的营养治疗方法，如营养咨询及 ONS 都无法满足患者能量及营养素需求量时，应考虑肠内及肠外营养。在营养治疗途径方面，有一些新的关于途径选择和治疗时间的研究证据。

Zhang Z 等在确定循证营养教育和咨询（NEC）计划对接受放疗的癌症患者营养状况影响的整群随机临床试验研究中，共纳入 468 例患者（NEC 组 241 例，常规护理组 227 例）。结果发现，放疗后，与常规护理组相比，NEC 组患者 PG-SGA 评分较低（5.6vs6.9；MD=−1.3，$P < 0.001$）和营养不良率也较低（56.0% vs 70.5%；Or=0.5；$P=0.004$）。但是放疗期间使用人工营养和治疗中断以及放疗后血液生物标志物水平在两组间无差异。因此，营养教育和咨询是减少营养不良的有效方法，可以推广到多种放疗环境。

头颈癌（HNC）与营养不良密切相关。一项对接受放疗的头颈癌患者的个体化营养咨询（INC）最佳频率的系统评价，结果表明，与标准治疗相比，接受放疗治疗期间每周提供 INC 和放疗治疗后每两周提供 INC 时，营养状况、生活质量、治疗中断、计划外住院、饮食摄入量、体重变化百分比和发病率都有持续改善。尽管治疗后 INC 确实显示出相同结局的改善，但需要更多的研究来确定治疗后需要 INC 的持续时间和最佳频率以及治疗前 INC 的作用。

在一项营养咨询对接受同步放化疗（CCRT）治疗的头颈癌患者影响的随机对照研究中，注册营养师至少每两周为咨询小组中的每位患者提供一次面对面的营养咨询，每位患者都会接受个性化的饮食咨询，以达到能量和蛋白质需求，对于不能达到能量需求 80% 的患者给予 ONS，使用 ONS 仍无法在两个评估周期保持体重的患者需要行肠内或肠外营养支持。结果发现，营养咨询组能量及蛋白质摄入量均明显优于对照组，热氮比保持在较低的水平；功能状态评分，也就是卡氏评分（KPS 评分）和医院焦虑抑郁量表，也就是

HADs 量表评分也优于对照组，这意味着营养咨询有利于维持患者的营养摄入量，并对患者的身体和心理状态产生积极影响。

放射治疗中胃肠道毒性的管理至关重要，因为毒性可能对治疗依从性和患者能否坚持完成全程放疗产生影响，由于毒性而暂停或未完成预定的放疗治疗可能会影响整体治疗效果。自 2000 年以来，人们越来越关注使用饮食干预来降低毒性并改善癌症患者的结局。对于接受放疗的患者，假设某些饮食干预可以最大限度地减少毒性，同时增加癌细胞死亡，从而扩大治疗窗口期，则可能提高患者生存率。也有研究表明，QOL 会影响放疗患者的依从性和完成性，对患者生活质量产生负面影响的原因是急性促炎毒性，急性促炎毒性包括皮炎、食管炎、胃炎、腹泻和膀胱炎，如果 QOL 可以改善，那么总生存期也可能增加。一项营养咨询对盆腔放疗毒性影响的系统评价显示，营养咨询可以提高肿瘤患者 QOL 评分，这主要得益于营养咨询提高了患者能量和蛋白质摄入量，以及改善了患者的营养状况。

ONS 是肿瘤患者最常用的营养治疗方法。由于一项关于预防性口服营养补充剂对接受放化疗的局部晚期鼻咽癌患者影响的前瞻性随机对照试验表明，预防性口服营养补充剂（ONS）可以提高接受新辅助化疗和同步放化疗（CCRT）的晚期鼻咽癌患者对 CRRT 的耐受性，但预防性 ONS 在体重减轻或营养评估评分方面没有优势。另外一项针对营养干预改善接受癌症治疗的成人食欲的系统评价提示，ONS 不仅可以增加癌症患者能量及蛋白质摄入量，有意思的是，ONS 也可以促进患者膳食摄入量；但这篇文章同时也提出，癌症患者在治疗期间的口味偏好、口味变化，和对食物的感知也在不断变化，并影响食欲以及对 ONS 的依从性，因此我们可以观察到接受癌症治疗 2 周期的患者进行 ONS 时食欲得到改善，但随着治疗时间的延长，3 个月后 ONS 对食欲无明显改善。

食管癌患者往往会发生吞咽困难等并发症，Adamson D 等进行了一项多中心的、随机对照试验，该试验比较了只放食管支架与放置支架联合姑息性外照射放疗对复发性吞咽困难的缓解情况，结果表明，晚期食管癌患者需要支架来改善吞咽困难，但不会从联合姑息性外照射放疗中进一步受益，但对于预后较长且被认为肿瘤出血风险较高的患者，联合放疗可降低出血风险。

2.4 放疗期肿瘤患者营养治疗时机

目前针对放疗期肿瘤患者营养治疗时机的选择，研究主要集中在肠内营养实施上。

Adam 等对接受放疗 / 放化疗的头颈癌患者（HNC）（特别是口咽癌患者）营养支持最新的研究进行了回顾并讨论。结果表明，接受放疗 / 放化疗的 HNC 患者中，与 HPV 阴性患者相比，HPV 阳性者营养不良的风险较高，这些患者应该获得更早、更频繁的营养支持，在放疗 / 放化疗前即开始进行营养支持，在治疗期间持续进行，并在放疗 / 放化疗后继续保持营养支持 12 个月，可改善患者的预后和生活质量。营养支持建议应尽早使用饮食咨询和 ONS，这是最符合生理的方法。

另一项研究也有类似的结论，研究者发现，HPV 阳性患者在放疗或放化疗（C-RT）后营养不良，体重严重减轻以及胃造瘘的可能性更高。应该强调的是，尽管一些研究显示出积极的结果，但目前关于 HPV 感染对 HNC 营养紊乱的发生和严重程度的影响的现有数据仍然有限，因此，这提示我们有必要对此问题进行进一步研究，以改善 HPV 阳性患者的结局。

对于接受放疗或放化疗的头颈癌（HNC）患者，肠内管放置和开始喂养的最佳时机仍不确定。鼻胃管（NGT）是需要管饲 < 30 d 的 HNC 患者的常见营养支持方式。对于需要长期喂养的患者，推荐使用胃造瘘管，包括经皮内镜胃造瘘术（PEG）、手术插入（开放/腹腔镜）胃造瘘术和放射学插入胃造瘘管。一些临床医生支持使用预防性 PEG（pPEG）管，即在治疗开始前插入和喂养管，以防止营养不良的可能性。预防性使用 PEG 与缩短住院时间和治疗后 6 周体重减轻有关。相反，一些机构提倡采用反应性肠内营养（rEN）方法，即一旦出现营养缺乏，就开始放置 PEG 管或 NGT，因为这可减少对管的依赖，且体重减轻没有差异。2021 年 Mellors K 等为比较接受根治性放疗（RT）或放化疗（CRT）的 HNC 患者接受预防性经皮内镜胃造瘘术（pPEG）管放置/喂养或反应性肠内营养（rEN）的结局进行了系统评价，纳入了 5 项研究（3 项随机对照试验）（$n=298$）。结果表明，与 rEN 组相比，pPEG 患者在治疗后 6 个月出现短期严重体重减轻（低质量证据）的可能性较小，生活质量有所改善（中等质量证据）。营养支持的时机对营养状况、治疗中断、无病生存期（中等质量证据）、BMI、长期生活质量或总生存期（低质量证据）没有影响。

2022 年 Bossola M 等对接受 CRT 的 HNC 患者进行了另一项系统评价，比较了 NGT 和 PEG 的营养结局、生存率、住院、放疗中断、生活质量和吞咽功能，并进行了反应性 PEG（R-PEG）和预防性 PEG（P-PEG）的比较。结果显示，它们的营养结局、放疗中断次数、生存率和生活质量相当，而 NGT 组的吞咽功能似乎更好。PEG 可能与主要并发症有关，例如出口部位感染、功能障碍、渗漏、疼痛、肺部感染和更高的成本。然而，NGTs 更频繁地移位，患者发现 NGT 更不方便，NGTs 可能引起吸入性肺炎，P-PEG 和 R-PEG 具有相似的营养结局、放疗中断次数和生存率。PEG 没有比 NGT 更好的营养、肿瘤和生活质量结局。与反应性喂养相比，通过 NGT 或 PEG 进行预防性喂养在营养结局、放疗中断和生存率方面没有显著优势。然而，关于这一主题的前瞻性随机研究数量有限，因此，无法得出明确的结论。需要进一步充分的前瞻性随机研究。

2.5 抗氧化剂

抗氧化剂一般指 β- 胡萝卜素、维生素 C，维生素 E，和硒。Fuchs-Tarlovsky 等人发现，与对照组相比，接受抗氧化剂补充剂组的宫颈癌患者的 QOL 更高；Chung 等人发现，根据患者自主报告的口干症问卷显示，补充维生素 C 和维生素 E 可显著降低头颈癌患者在放疗后 6 个月的口干症发生率。Muecke 等人发现，根据 NCI 的常见毒性标准，补充硒可以改善接受放疗的宫颈癌患者的腹泻症状。但值得注意的是，抗氧化剂也可能带来不利影响。拜拉蒂等人发现，服用 α- 生育酚（一种维生素 E）补充剂的头颈癌患者的全因死亡率增加，然而当他们在 α- 生育酚补充剂中添加 β- 胡萝卜素后，死亡率没有增加。这些研究的结论并不一致，也就是说，有关抗氧化剂的补充，我们仍需要高质量的随机对照研究来验证抗氧化剂的补充能否给肿瘤放疗患者带来益处。

2.6 免疫营养素

免疫营养素一般是指 ω-3 脂肪酸、谷氨酰胺、精氨酸、支链氨基酸和核苷酸。免疫营养素一直是肿瘤营养研究的热点，它们可以以富含免疫营养素的配方、单一免疫营养素或免疫营养素的组合的形式提供。谷氨酰胺是代谢应激过程中的条件的必需氨基酸。它是淋巴细胞增殖，细胞因子产生以及巨噬细胞吞噬的主要燃料。它也是氨基酸、蛋白质、核苷酸合成和肾脏氨生成的前体。因此，谷氨酰胺可能有助于减少癌症治疗期间的黏膜损伤，包括黏膜炎、口腔炎、咽炎、食管炎和肠炎，并促进黏膜愈合。精氨酸参与核苷酸、多胺、一氧化氮、鸟氨酸、瓜氨酸和脯氨酸的合成。因此，精氨酸在调节免疫功能、调节血流、血管生成和伤口愈合中起着至关重要的作用。ω-3 脂肪酸，即二十碳五烯酸（EPA）和二十二碳六烯酸（DHA），通过减少促炎花生四烯酸（AA）的产生来调节免疫系统，并与 AA 竞争环氧合酶和脂氧合酶。过去的文献表明，ω-3 脂肪酸可能与抗分解代谢和抗脂解活性有关。Sing 等在免疫营养对接受癌症治疗的头颈癌（HNC）患者的影响的系统评价提出，HNC 患者在肿瘤放疗过程中会出现口腔黏膜炎、恶心，吞咽困难等症状，这些症状会导致营养不良的发生，应用富含免疫营养素的肠内营养液，可以改善或维持患者的营养状况。在 HNC 放化疗期间补充谷氨酰胺可能会延迟口腔黏膜炎的发作并降低严重口腔黏膜炎的发生率。另一项关于营养干预改善接受癌症治疗的成年人食欲的系统评价显示，使用鱼油胶囊使抗炎血浆标志物二十碳五烯酸得到改善，并与食欲改善呈正相关；而强化了 EPA 的 ONS 处方使肿瘤患者瘦体重增加。一项关于癌症放射治疗期间家庭饮食干预的系统评价也发现，补充氨基酸可显著降低皮炎的严重程度，而当与 ω-3 脂肪酸结合使用时，补充氨基酸可显著改善体重减轻；单独使用谷氨酰胺有助于降低乳腺癌患者的皮肤毒性。劳拉等在肠内免疫营养对接受癌症治疗患者感染并发症以及免疫和炎症标志物的影响的随机对照试验的系统评价中发现，纳入的研究中，其中有一些研究报告了免疫营养导致血浆炎症标志物 CRP 和 TNF-α 浓度降低，这意味着免疫营养可能对缓解肿瘤患者炎症反应有积极的意义。

前列腺和盆腔淋巴结的放疗可能导致急性和晚期肠道症状，并降低生活质量。Forslund M 的一项多中心随机对照试验发现，对比保持习惯性饮食的标准护理组（SCG），用可溶性纤维代替不溶性纤维并减少乳糖的摄入量的干预（NIG），与急性期便血减少（$P=0.047$）、肠胃气胀（$P=0.014$）和食欲不振增加（$P=0.018$）以及晚期腹部肿胀更多（$P=0.029$）有关。但是，这些关联在临床上是微不足道的或很小的，尚无定论，结果不支持这种类型的常规营养干预，以减少盆腔放疗的不良反应。

2.7 膳食纤维

膳食纤维是植物的一部分并不能被人体消化的一大类碳水化合物。膳食纤维可分为非淀粉多糖、抗性低聚糖、抗性淀粉和抗性糊精等，膳食纤维的摄入量与肠癌的发病危险性呈负相关。但由于腹盆腔放疗会出现腹泻，以及肠道并发症，因此低水平纤维素摄入被认为对盆腔放疗的毒副反应有一定的预防及治疗作用。但近年来研究表明，给予腹盆腔放疗患者添加可溶性膳食纤维，可能会缓解腹盆腔放疗导致的腹泻和胃肠道毒性。一项可溶性膳食纤维预防盆腔放疗所致胃肠道毒性的 Meta 分析表明，可溶性膳食纤维可有效地降低盆腔放疗所致腹泻的发生率，但尚不能明确能否改善患者的生活质量；另一项膳食纤维在接受盆腔放疗的妇科癌症患者胃肠道毒性症状方面的功效的系统评价显示，纳入四项研究（受试者总数为 89），报告了膳食纤维对放疗引起的腹泻和肠道并发症发生率和严重程度有一定的改善。但这两项系统评价所纳入的研究受生活质量评价标准不同、各研究所使用的膳食纤维不一致所影响，存在局限性，因此，关于膳食纤维能否真正有效地预防盆腔放疗导致的腹泻以及改善患者的生活质量，还需更多、样本量更大的临床研究以证实。

2.8　益生菌

益生菌是活的微生物，在人类营养与健康中发挥重要的作用。益生菌已被证明具有抗炎和免疫调节作用。近年来，益生菌在癌症相关领域的使用越来越受到关注，因为它们在预防癌症治疗引起的毒副作用（包括腹泻和口腔黏膜炎）方面可能具有益处。一项大型双盲随机对照试验报道，乳酸杆菌属益生菌可显著降低接受盆腔放疗的乙状结肠癌、直肠癌和宫颈癌患者腹泻的发生率和严重程度。此外，另一项研究表明，益生菌对接受放化疗的鼻咽癌患者具有口腔黏膜炎的保护作用。使用益生菌通常被认为是安全并且有益处。Feng 等人进行了一项荟萃分析，以研究益生菌在癌症治疗引起的口腔黏膜炎中的疗效。根据他们的发现，益生菌对癌症患者的口腔黏膜炎具有显著的保护作用。Liu 等进行的一项系统评价和荟萃分析也得到了一致的结论，益生菌可显著降低放化疗治疗后口腔黏膜炎和严重口腔黏膜炎的发生率。另外，Liu 的研究结果显示，使用含有单株乳酸杆菌的益生菌足以降低癌症治疗后严重口腔黏膜炎的发生率。关于次要结局，益生菌显著降低了癌症患者治疗期间的肠内营养需求，然而，与对照组相比，益生菌在癌症治疗过程中没有显示出体重减轻和 QOL 的显著改善。

2.9　改善并发症

一项纳入 31 名放疗后患有口干症的头颈癌患者的盲法随机对照试验显示，连续使用唾液替代品（OMJ 或 GC）至少 1 个月可改善口干的体征和症状，并增强吞咽能力。可食用唾液替代品在缓解口干和吞咽问题方面优于外用唾液凝胶能够改善患者的营养状况。因此，缓解口干对于支持放疗后头颈癌患者的营养至关重要。

3　放疗期肿瘤患者常见并发症的治疗

3.1　放疗并发症及其发生机制

放射治疗是射线通过肿瘤周围的正常组织到达肿瘤的一种治疗方法。治疗过程中不可避免地要发生不同程度的放射反应，临床上就会表现为不同的症状，即放疗的并发症或副反应。大部分症状在治疗结束后会逐渐消失，也有一些反应会造成组织器官功能下降，因此需要临床医生给予合理的处理和治疗，以缓解患者的临床症状，改善患者的生活质量，提高肿瘤的治疗疗效。

根据放射反应的发生时间的不同分为早期放射反应和晚期放疗并发症，前者一般指放疗开始 3 个月内发生的放射反应，而后者则指放疗开始 3 个月以后发生的放射反应。放疗并发症也可根据所累及的组织器官进行分类。

（1）早期放射反应的发生机制：正常组织器官的早期放射反应多发生于更新快的组织，反应的发生是由等级制约系统产生的。等级制约系统是由干细胞以及正在分化的子代细胞组成的。早期放射反应的发生时间取决于分化了的功能细胞的寿命，反应的严重程度反映了死亡与存活干细胞再生率之间的平衡。

对放射的早期反应而言，靶细胞的特征通常是清楚的，相反晚期反应的潜伏期很长。值得一提的是，有些组织器官同时存在早期和晚期反应的发生机制。如皮肤，除了早期的上皮反应还会发生严重的晚期损伤（如纤维化、萎缩和毛细血管扩张）。因此，在同一器官，可以顺序地发生不同类型的损伤，其发生机制和靶细胞均不相同。

放射的早、晚期反应之间的区别具有重要的临床意义。因为早期反应在常规分次放射治疗期间可被观察到，因此有可能对剂量进行调整，以保持组织修复所需的充足的干细胞，以免发生严重的放射损伤。那些存活的干细胞将通过再群体化恢复快增殖组织的完整性。如果治疗结束时存活干细胞数低于组织有效恢复所需的水平则早期反应可以作为慢性损伤保持下去，也被称为后果性晚期并发症。

（2）晚期放射反应的发生机制——经典及分子机制：细胞损伤后（如照射），正常组织晚期效应表达的病理生理机制是一个整体问题，它包括机体和组织器官成分的相互作用和动力学。

经典概念对晚期放射性损伤的认识是，假设正常组织中的靶细胞决定事件的临床过程。主要强调的是特异性靶细胞的存在以及靶细胞的放射损伤修复和再群体化能力。例如，纤维化与损伤的成纤维细胞有关，脱髓鞘与胶质细胞丢失有关，而肾损伤与肾小管细胞的耗减有关。这种“实质细胞”理论主要依据的是“原位分析法”对克隆源细胞丢失定量计数的实验结果。Travis 对“晚期反应”的定义是：晚期反应是指实质细胞耗竭后无力再生而最终导致的纤维化。

随着分子生物学技术的不断引入，我们对放射和化疗所诱发的临床病理过程认识从靶细胞学说扩展到靶细胞间的通信——主要是细胞间细胞因子的对话，从而使我们能更好地了解细胞毒所诱导的晚期效应的机制。目前认识的重点已从靶细胞本身深入到自分泌、旁分泌，mRNA 信息以及贯穿细胞之间的蛋白。靶器官受到照射以后，它是多细胞的，因此导致细胞因子级联效应的产生，认为这就是那些使存活细胞得以恢复和 / 或表达晚期效应信息的扩增载体。

首先提出细胞因子级联效应的是 Rubin 及其同事（1995）。他们认为，在肺放射损伤的临床剂量范围，会诱导早期的、持续的炎性细胞因子的产生。如 IL-1α 是放射性肺炎的启动因子之一，而 TGF-β 族（包括 TGF-β_1）是一种重要的纤维化形成因子。因此，目前对正常组织晚期损伤形成机制的基本认识是：受照射以后，由细胞因子和生长因子所介导的各种细胞群之间的相互作用，最终导致了晚期放射损伤形成。在不同组织中，导致晚期损伤的细胞类型和途径差别很大。在许多器官内皮细胞的损伤是基本机制之一，可以见到血栓形成、血管通透性增大所致的间质水肿。这些变化可以被直接诱发，也可被其他细胞（如巨噬细胞等）产生的炎性细胞因子所诱发。

照射后即刻，由于细胞成分（如膜、胞质体和 DNA 等）的损伤便启动了细胞间的对话，从而使基因表达发生了改变。反应的过程时常是立即释放 mRNA 并立即到达各自相邻细胞的受体，通过信号传导受体细胞被激活，从而导致少量的或一系列细胞因子的表达并最终导致细胞增殖或细胞外基质蛋白的产生。在特定情况下，受体细胞是成纤维细胞，可以在受损伤后 24 h 之内看到胶原基因的活化，并能持续数天、数周、甚至数月，时间跨度可以持续到病理或临床损伤的出现。

细胞初始损伤以后所激发的细胞因子级联效应是立即发生的，并通过细胞信号引发一系列的继发事件。在肺，一个潜在的反应是Ⅱ型肺泡上皮细胞和 / 或内皮细胞释放促炎性细胞因子，即 IL-1β、IL-6、TNF-α。这些物质的表达立刻诱导巨噬细胞释放促纤维化细胞因子，即 TGF-β、PDGF。然后反过来通过一系列的自分泌、旁路分泌刺激成纤维细胞产生细胞基质蛋白。Rubin 等采用分子生物学技术和体内 / 体外分析的方法观察照射体积内的反应，如果单独照射体外培养的Ⅱ型肺泡上皮细胞可以见到白介素（IL-1、IL-6）的释放，反之如果单独照射巨噬细胞则见不到任何细胞因子的释放，而联合培养时在相同的条件下照射诱导Ⅱ型肺泡上皮和巨噬细胞都表达 TGF-β。于是提出，首先受激发的促纤维化细胞因子可刺激成纤维细胞，随着时间的推移导致晚期纤维化。这个过程大致可分为 3 个阶段：即刻（损伤后最初的 24 h），早期（损伤后数天到大约 8 周），晚期（损伤后 3~6 个月或更长）。从中可以看出病理和临床过程的大致概况。因此，与经典的靶细胞理论不同，分子理论认为没有潜伏期的存在，而是照射后促炎性和促纤维化细胞因子即刻同步表达，而且不论是在早期还是晚期都是如此。另外，正如以前描述的胶原基因的表达也是在早期即可看到的（尽管晚期胶原基质蛋白的实际表达是在原位的）。分子理论还认为细胞因子和生长因子的识别是一个即刻事件，同时也是双向的，提示某些细胞因子结合物的抑制或扩展最终将决定临床事件的过程。另外，Rubin 认为，死亡的靶细胞决定临床过程的方向，但存活着的细胞通过细胞因子的级联效应决定晚期可观察到的临床表现。

3.2　放疗并发症与营养的关系

放射治疗过程中患者通常会发生急性和慢性并发症，这些并发症除了与放射治疗和化疗相关外，还与患者的营养状况密切相关。头颈部放疗所致的味觉改变、放射性口腔黏膜炎和口干等，胸部放疗所致的放射性食管炎，腹部、盆腔放疗所致的放射性肠炎、肠衰竭等均会影响营养物质摄入、消化、吸收和代谢等全过程，导致营养不良的发生。同时，严重营养不良常导致放疗中断，延误治疗，加重病情，增加患者的痛苦及经济负担。临床观察发现，体重减轻 10 kg 以上、血清白蛋白低于 28 g/L 的患者，其治疗效果和患者的耐受性明显低于组织学类型和临床分期相同但营养状况良好的患者。早在 1932 年，人们就意识到营养不良可作为患者预后的风向标，体重减轻、血清白蛋白低于 28 g/L 和营养质量指数偏低均有可能增加肿瘤患者的死亡率。Munshi 等研究体重减轻与头颈部肿瘤患者放疗效果之间的联系，该研究表明，放疗期间严重的体重减轻将导致放疗需停止 5 d 才能继续。高凤莉等对 21 例头颈部肿瘤患者放疗期间的营养状态变化及放疗不良反应进行研究，报道显示，头颈部肿瘤患者在接受放疗期间，由于疾病和治疗的影响，患者普遍出现体重下降，较大幅度地丢失脂肪和瘦体重，处于营养不良的状态，患者在整个治疗期间，放疗副反应较为严重，且营养不良程度较重，症状反应越重。高彤等通过对 130 例食管癌患者分组进行营养干预，发现干预组可以较好地保证患者完成治疗。Isenring 等报道，头颈部及胃肠道肿瘤放化疗中，患者生活质量评分在第 4 周最低，营养状况是除了放化疗之外影响患者生活质量的重要因素。Goldwaser 等对头颈部肿瘤患者发生放射性骨坏死的危险因素进行研究，认为最佳的营养状况、类固醇的使用和总放射剂量的限制都可降低其危险因素。Lalla RV 等对肿瘤患者的口腔黏膜炎进行了研究，认为口腔黏膜炎是影响患者营养状况、生存质量的重要因素。Friedlander A H 等研究了头颈部肿瘤患者营养状况和咀嚼功能之间的关系，认为营养不良是引起不良反应的高危险因素。袁平等对 2008 年 11 月至 2009 年 11 月期间的 130 名接受放射治疗的头颈部肿瘤患者进行了统一的问卷调查，研究营养状态与急性、慢性放射并发症的相关性，发现患者出现的放疗急性毒性反应包括厌食（100%）、吞咽困难（99.8%）、口干（99.2%）、黏膜炎（93.2%）、疲劳（92.4%）、咽炎/喉炎（90.0%）、味觉障碍（59.2%），以上症状在整个放疗期间呈不断加重趋势。患者营养状况和放疗急性毒性反应之间的关系：患者营养不良状况与放射性皮炎、口腔干燥、咽炎/喉炎、疲劳、厌食存在线性关系，P 值分别为 0.0001、0.0001、0.0077、0.0001、0.0018，表明营养状况好的患者放疗急性毒性反应的症状轻。

综上所述，肿瘤患者在放疗期间普遍存在体重下降和不同程度的营养问题，临床医师应根据影响营养状况的因素及营养评估动态变化结果分析判断，选择适宜的时机尽早给予患者营养支持。女性患者、老年患者可以更早（放疗期）地给予营养支持，以改善患者地营养状况，增强对放疗的耐受力，减少摆位误差，提高放疗精确性，减少放疗急性毒性反应的发生，提高患者的生存质量。

3.3　常见放疗并发症及治疗

（1）疲劳：也称为肿瘤相关性疲劳（Cancer Related Fatigue，CRF），其定义为与肿瘤本身或肿瘤治疗相关的，一种痛苦、持久和主观的感觉，身体、情感和认知疲倦感，并且这种疲劳与近期活动量不成比例，严重干扰人体的正常功能。

应该立即治疗明确引起疲劳的可逆因素（如贫血、甲状腺功能减退、性腺功能减退、睡眠障碍、阿片类药物相关镇静等）和某些症状（如恶心、呼吸困难和疼痛等），尤其对于晚期肿瘤患者，往往可以显著缓解疲劳。除非禁忌（如明显溶骨性骨转移、显著血小板减少、发热或明显感染等），每周应该进行 150 min 的中度有氧运动（如快走、骑自行车、游泳），以及力量训练 23 次。贫血是 CRF 最常见的可逆因素，放疗导致的放射性口腔黏膜炎、放射性食管炎、放射性肠炎等引起患者进食差、营养不良，会加重贫血。在排除或纠正的贫血原因（如持续失血、溶血、叶酸缺乏）后，可输注红细胞，对骨髓抑制者使用促红细胞生成素。非药物治疗方法无效的 CRF 患者，推荐使用药物治疗，最常用的是精神兴奋药或促觉醒药物。

（2）恶心、呕吐：肿瘤放疗期间常常同步应用化疗药物，如顺铂、依托泊苷等，放疗期间患者因为肿瘤性疼痛服用非甾体类止痛药、阿片类止痛药，这些药物可刺激化学感受器触发区受体（如多巴胺受体）及胃肠道，产生冲动兴奋呕吐中枢，引起恶心、呕吐。同时，头颈部肿瘤放疗过程中位于丘脑的呕吐中枢会受到一定剂量的照射，可能会刺激呕吐中枢引起恶心、呕吐。一些肿瘤如原发及继发脑肿瘤所致的颅内压增高或放疗过程中因放射线导致脑组织水肿颅内压增高，均可引起恶心、呕吐。

对化疗药物所致的恶心、呕吐，根据药物的致吐风险分为高、中、低度催吐性化疗方案。根据不同的催吐方案，推荐不同强度的预防用药方案，如对于顺铂等高致吐药物推荐三药联合（5-HT3 受体拮抗剂、地塞米松和 NK-1 受体拮抗剂）；中度致吐药物采用5-HT3 受体拮抗剂联合地塞米松的方案；低度致吐药物可使用单一致吐药物。

对于阿片类药物所致的恶心、呕吐，推荐以 5-HT3 受体拮抗剂、地塞米松或氟哌啶醇的一种或两种作为首选预防。如果仍发生恶心、呕吐，可叠加另一种药物。许多肿瘤患者在放疗期间随着放疗的进行病灶逐渐缩小，肿瘤性疼痛逐渐减轻，阿片类药物会减量甚至停药，故放疗期间由阿片类药物所致的恶心、呕吐发生率较低。

颅内肿瘤本身或颅内肿瘤放疗过程中因放射线导致脑组织水肿颅内压增高而出现的恶心、呕吐，可给予甘露醇、呋塞米、激素等脱水利尿剂降低颅内压，减轻脑水肿而缓解症状。

（3）厌食：厌食是指失去食欲，癌性厌食是指肿瘤患者进食欲望下降，引起食物摄取减少和 / 或体重丢失。在胃肠道肿瘤及晚期肿瘤患者中常见厌食，而头颈部肿瘤放疗导致的味觉改变、嗅觉改变及口腔黏膜炎、疼痛均可引起患者厌食。厌食会引起患者营养不良甚至恶病质、降低患者的生活质量、降低抗肿瘤治疗的耐受性、增加相关并发症的发生、增加病死率和死亡率。

患者放疗期间或放疗后出现厌食，推荐使用孕激素（甲羟孕酮、甲地孕酮）提高食欲。一项 Cochrane 综述分析了甲地孕酮改善厌食—恶病质综合征的疗效，共纳入 35 项临床研究 3963 例患者，结果发现，约 25% 厌食患者口服甲地孕酮可明显提高食欲，约 1/2患者出现体重增长。但是 1/6 患者可能发生血栓，1/23 患者出现死亡。此外，皮质类固醇也可提高食欲，但其可能带来肌肉萎缩、感染等不良反应。Yavuzsen T 等对肿瘤相关恶病质及实体瘤患者体重丢失的药物治疗进行了纳入 55 个 RCT 的系统综述，结果发现除孕激素外，只有皮质类固醇有足够证据支持其在肿瘤患者中应用。大麻类药物用于提高患者食欲需谨慎，目前缺乏一致的临床证据。

（4）口干：是指口腔干燥的主观感受，其发生与唾液腺功能减退有关。头、颈、面部肿瘤放疗中放射线对唾液腺的直接损伤导致其唾液分泌功能下降。放疗导致的唾液腺损伤通常是不可逆的，仅有一部分患者在放疗结束后 1 年出现口干症状的改善，而绝大多数患者口干是一个持久甚至长久性的问题。唾液分泌减少，患者进食费力，且口腔自身的抗菌能力下降，发生牙周炎、龋齿等口腔疾病的概率明显上升，严重者导致患者食欲下降，进食量减少，造成营养不良，生活质量下降。

对放疗引起的口干预防的意义重于治疗。在放疗计划设计阶段尽量减少对唾液腺的照射，限定唾液腺的平均剂量、接受30Gy剂量的体积等，可减少口干的发生及口干的严重程度。颌下腺移植手术是预防放疗相关口干的一种新方法。Seikaly H提出将颌下腺在放疗前预防性进行功能保护性移植可预防放疗相关口干的发生。一项评估颌下腺移植手术预防头颈部肿瘤放疗相关口干的Ⅱ期临床试验结果发现，颌下腺移植手术对患者口腔正常功能结构的维持较好，患者幸福指数和营养状态得以提升，放疗对手术组患者的生活质量、饮食及吞咽的影响均明显小于对照组。患者出现口干后，可给予人工唾液替代物或刺激物增加唾液的产生而改善口干症状。Jellema A P等研究对比30名头颈部肿瘤放疗后出现口干的患者接受Xialine（含黄原胶的口香糖）和安慰剂的治疗疗效，二者均可明显改善患者口干症状，但Xialine可更好地改善患者语言和感觉功能。头颈部肿瘤放疗前预防性应用氨磷汀可减少口干的发生，但也有临床研究不支持其对口干的预防作用，需要进一步研究证实。

（5）放射性口腔、咽部黏膜炎：通常在放射治疗后2~3周出现，表现为口腔、咽喉疼痛、吞咽困难、声音嘶哑等。查体可见口腔、咽部黏膜充血、糜烂、浅表溃疡及伪膜形成，重者可出现深溃疡、出血及脓性分泌物。患者常常因为口腔、咽喉疼痛而影响营养物质的摄入，导致营养不良的发生。而口腔、咽部黏膜出现放射损伤修复的过程中需要营养物质，营养物质摄入不足会延缓黏膜的修复，加重放射性口腔、咽部黏膜炎，甚至导致放疗中断，影响放疗疗效。

放射性口腔、咽部黏膜炎的处理主要是对症处理，在保持口腔卫生的同时，可采用漱口水、消炎的喷剂、含麻醉剂的含漱液、促进黏膜愈合的制剂，严重者可给予抗生素的同时给予短期激素治疗，以减轻疼痛和缩短急性反应时间。对放疗急性反应造成的营养不良的纠正，可给患者放置胃管或胃造瘘术来解决患者的营养问题，同时应注意保证患者的能量和蛋白供应，建议每天应给予25~30 kcal/kg的能量，保持水、电解质平衡。

（6）放射性肠炎：放射性肠炎是腹腔或盆腔肿瘤放疗后最常见的并发症之一。急性放射性肠炎多发生在放疗后数周，一般能自行缓解，可表现为恶心、呕吐、腹痛、腹泻、排黏液或血样便等。其中腹泻是急性放射性肠炎最常见的临床表现，腹泻的发生不仅是由电离辐射引起的肠黏膜损伤所致，肠道有益菌的减少也是造成放疗相关性腹泻的主要原因。

一般给予止泻、镇吐、胃肠道黏膜保护药等对症治疗后，多在放疗结束后1~3个月恢复。腹泻严重时可服用洛哌丁胺，合并便血时暂停放疗，适当给予抗生素和皮质醇类激素治疗。随着人们对肠道微生态菌群作用机制研究的不断深入，益生菌作为一种新型的肠黏膜屏障保护剂已在临床逐渐被认识和应用。此外，谷氨酰胺饮食及富含谷氨酰胺的全肠外营养对急性放射性肠炎有很强的抗辐射损伤作用，可通过促进小肠上皮DNA和蛋白质的合成，加快小肠黏膜损伤的修复。除上述方法外，每次放疗前可排空粪便，以免直肠受射线照射剂量增大加重放疗反应。放疗前、后30 min避免进食，每天饮水2000~3000 mL，可减轻不良反应及全身反应。便秘者应增加膳食纤维的摄入，如蔬菜、水果，可多食海带、香蕉、蜂蜜、核桃、花生等润肠通便的食物；多饮水，每日清晨空腹口服 1 杯淡盐水或白开水，每日饮水量达 3000 mL 以上，有助于排便。腹泻者可根据腹泻的次数和粪便的性质调整饮食，应减少膳食纤维的摄入量，避免吃易产气的食物，如糖类、豆类、洋白菜、碳酸饮料，可选用有止泻作用的食物，如焦米汤、蛋黄米汤、胡萝卜泥等；对于严重的腹泻则需要辅以肠外营养支持。

急性放射性肠炎迁延不愈，症状持续 3 个月以上，则发展为慢性放射性肠炎。表现为剧烈腹痛、恶心呕吐、腹胀、血样便伴消瘦、乏力、贫血，以及肠腔狭窄、穿孔及腹腔内形成脓肿、瘘管和肠粘连，病残率和病死率高。慢性放射性肠炎的肠黏膜组织学变化主要表现为肠壁小血管的闭塞性动脉内膜炎、黏膜下纤维化和淋巴管扩张，肠管变厚脆弱，微小的损伤即可导致肠瘘。目前对于放疗引起的慢性肠道损伤仍没有非常有效的治疗手段。直肠或乙状结肠的孤立性损伤通常给予低渣饮食和类固醇栓剂治疗。放疗造成的小肠黏膜损伤，可导致消化酶的分泌不足，尤其是乳糖酶。因此，目前认为低脂、低渣、无乳糖饮食及要素饮食对慢性放射性肠炎患者有效。对于严重的消化不良、肠梗阻或肠瘘的患者，建议肠外营养。部分慢性放射性肠炎需要外科治疗。

（7）放射性食管炎 放射性食管炎通常发生在常规分割放疗 10～20 次后，轻者仅表现为吞咽异物感，典型表现为吞咽、疼痛、吞咽困难，严重者影响进食、进饮，降低患者对营养的摄取，加重患者的营养不良，因此控制放射性食管炎具有营养学意义。临床上可应用含利多卡因、B 族维生素、地塞米松的漱口水，选择合适的体位吞咽使其缓慢通过食管，在局部发挥镇痛、抗炎、修复食管黏膜的作用。重度放射性食管炎的患者可全身应用糖皮质激素和抗生素，必要时联合镇痛治疗。

（五）化疗期肿瘤患者的营养治疗

1 化疗期肿瘤患者营养治疗指南

1.1 化疗期肿瘤患者营养治疗的意义与目标

由于诊疗技术和方法的不断进步，明显延长了多种恶性肿瘤患者的生存时间，因此，应该更加重视患者的生存质量。多学科诊疗（MDT）是现代国际医疗领域广为推崇的领先诊疗模式，营养治疗是其重要的组成部分。营养及心理支持治疗与抗肿瘤治疗的结合是未来肿瘤诊疗的发展方向。

化疗是一种全身性的杀灭肿瘤细胞的治疗手段，常会引起明显的毒性反应，尤其是消化道反应如恶心呕吐、腹痛腹泻和味觉改变、胃肠道黏膜损伤、食欲减退以及厌食等，会严重影响患者营养物质的摄入，在肿瘤引起的代谢异常的基础上进一步加重机体营养不足。

肿瘤患者因营养摄入不足会导致患者免疫力降低、对化疗的耐受性下降、治疗机会减少、并发症增加，影响生活质量、治疗效果及预后。一方面，营养不良影响中性粒细胞的水平，加重骨髓抑制，使患者无法完成足量足疗程的化疗，从而影响抗肿瘤治疗效果。另一方面，营养不良时，血浆蛋白水平降低，化疗药物的吸收、分布、代谢及排泄出现障碍，药物不良反应因此增加，导致机体化疗耐受力降低，化疗疗效显著降低。因此，临床医师要重视化疗给肿瘤患者带来的营养风险，积极评估，及早应对，维持患者营养水平，为化疗提供良好的代谢环境。化疗期营养治疗可以预防肿瘤患者的体重下降，保持骨骼肌质量和功能，提高治疗敏感性，减轻不良反应，降低患者的治疗中断率，提高化疗的完成率，进而提高治疗效果。

肿瘤化疗患者的营养治疗目标是：①预防和治疗营养不良或恶病质；②提高对化疗的耐受性与依从性；③控制化疗的副反应；④改善生活质量。

1.2 化疗期肿瘤患者营养治疗的适应证与时机

1.2.1 化疗期肿瘤患者营养治疗的适应证

①对肿瘤化疗患者的营养筛查和评估应在肿瘤诊断时及治疗期间进行，并在后续的每一次随访中重新评估。

②已存在营养不良或营养风险的化疗患者，推荐给予营养治疗。体重丢失 ≥ 20%、PG-SGA 定性评为重度营养不良、PG-SGA 评分 ≥ 9 分的非终末期患者是营养治疗的绝对适应证；体重丢失 10% ~ 19%、PG-SGA 定性评估为中度营养不良、PG-SGA 评分 4 ~ 8 分者是营养治疗的相对适应证。

③化疗严重影响摄食时，如每日摄入能量低于 60% 目标需要量超过 1 ~ 2 周、预计患者将有 7 d 及以上不能进食、因摄入不足导致患者体重丢失，建议启动营养治疗。

④对经口摄入较少的肿瘤化疗患者，推荐通过个体化营养教育和膳食指导结合口服营养的调整，确保充分的营养摄入。

⑤头颈部肿瘤合并吞咽困难、严重口腔黏膜炎患者，经口摄入不足时，管饲比口服更有效，建议尽早管饲给予肠内营养。需要长期管饲时（> 4 周），建议行内镜下经皮胃造瘘术等支持通路。

⑥对接受高剂量化疗的患者，入院时应进行营养筛查和评估，并每周进行评估监测，有营养风险或营养不良时，尽早开始营养教育和膳食指导、口服营养补充（ONS）、肠内营养和 / 或肠外营养的营养治疗，保证充足的营养摄入。

⑦在化疗期间，推荐患者在可耐受范围内保持体力活动，保持适量的有氧运动和 / 或抗阻力训练以维持肌肉量。

⑧对存在体重丢失风险或营养不良的晚期肿瘤化疗患者，EPA（鱼油或 ω-3PUFA）的加入可能对改善患者食欲、维持患者体重和瘦体组织有效。

⑨头颈部肿瘤或食管癌患者应定期评估吞咽功能，对吞咽困难的患者（包括管饲期间），鼓励和指导其进行吞咽练习。

1.2.2　化疗期肿瘤患者营养治疗的时机

当判断患者适宜进行营养治疗时，应尽早开始营养治疗。当疾病已发展到恶病质或终末期，此时营养治疗的效果往往很难令人满意。相反，还会得出营养治疗无效的错误结论。因此，当判断患者存在营养治疗指征时，应尽早进行营养治疗。

1.3　化疗期肿瘤患者营养治疗的途径

建议营养教育和膳食指导要贯穿于肿瘤患者化疗全程，以帮助患者改善症状，维持或改善营养状态。营养教育和膳食指导可由经培训的营养师、专科医师实施，包括能量和营养素的计算，食物性质或营养素组成的建议，通过少食多餐增加进餐频率以保证摄入营养总量，鼓励患者摄入高能量和高蛋白质的食物等。

化疗患者营养治疗的途径选择遵循"只要肠道功能允许，应首先使用肠道途径"的原则，优先选择肠内营养。肠内营养首选 ONS，口服不足或不能时，用管饲补充或替代。管饲营养可分为无创途径和有创途径。无创途径指经鼻途径放置鼻胃管、鼻十二指肠管或鼻空肠管，主要用于短期喂养患者（≤ 4 周）。有创途径指经微创手术和外科手术的胃肠造瘘。微创手术指内镜辅助下经皮胃 / 空肠造瘘术（Percustanous Endoscopic Gastrostomy/Jejunostomy，PEG/PEJ）或透视辅助下经皮胃 / 空肠造瘘术（Percutaneous Fluoroscopic Gastrostomy/Jejunostomy，PFG/PFJ），适用于长时间肠内营养（> 4 周）的患者。因食管梗阻导致鼻饲管或各种经皮造瘘管无法放置时，可采取针刺导管空肠造瘘（Needle Catheter Jejunostomy，NCJ）、手术胃造瘘、手术空肠造瘘等。

相对于肠外营养，肠内营养有助于维护肠黏膜的屏障功能、维持肠道微生态平衡、恢复肠蠕动、促进肠裈组织康复、调控免疫功能、改善门静脉系统血流及肝脏和胆道功能等，弥补了肠外营养的不足。此外，肠内营养还具有感染率低、价格低廉且使用方便等优点。因此，对化疗患者，不建议进行常规的肠外营养。但是，一些特定情况下：如化疗后出现了严重黏膜炎或严重胃肠道功能受损，经口进食和肠内营养仍不能满足营养需要时，应考虑肠内营养联合肠外营养；对肠内营养不可行或耐受不良的患者，推荐全肠外营养。肠外营养推荐采用全合一或预装工业化多腔袋制剂。

同时，应注重对恶心呕吐、早饱感、厌食、口腔溃疡等可能影响食物摄入的症状的干预；采取各种措施改善患者经口进食，如使用胰酶促进消化、使用延缓胃肠道快速蠕动的药物促进肠吸收等。不伴严重代谢紊乱的营养受损经营养治疗后易于纠正；伴有严重代谢紊乱的患者，营养治疗可减轻代谢紊乱的严重程度，但难以完全逆转，建议给予患者包括营养治疗在内的多学科综合治疗。

1.4　化疗期肿瘤患者营养治疗的能量

肿瘤患者的总能量消耗可通过量热计测量法直接测量，或通过代谢车间接测量法来测定每日能量消耗，但直接测热法既昂贵又复杂，只能在实验研究中使用，而间接测热法在基层医院难以普及。那么也可通过公式推算得到患者的能量消耗，由静息能量消耗的标准公式及体力活动水平的标准值推算得到；也可假设肿瘤患者的总能量消耗与健康人群类似，以 25 ~ 30 kcal/（kg·d）来估算患者的能量需要量，但是这种方法往往会高估肥胖患者的总能量消耗，低估严重营养不良患者的总能量消耗，因此在治疗过程中需根据患者体重和肌肉量进行调整。

1.5　化疗期肿瘤患者营养治疗的制剂选择及实施

（1）营养配方：一般情况下，化疗患者的营养治疗选择标准配方，也可根据具体情况选择特殊营养配方。高能量密度配方可减少摄入量，可能有更好的依从性。ω-3 PUFA 强化型肠内营养配方对改善恶病质可能有益。短肽制剂如小分子肽全营养粉含水解蛋白无须消化，吸收较快，适合消化功能受损的患者，如手术后早期、放化疗患者、老年患者。

（2）碳水化合物：肿瘤患者饮食中碳水化合物和脂肪的最佳比例尚未确定。目前认为可参考健康人群标准，中国营养学会建议居民膳食碳水化合物供能占总能量的55% ~ 65%。对体重丢失伴胰岛素抵抗的患者，碳水化合物过高会加重血糖负荷、增加感染风险，应减少碳水化合物供能，如占总能量的 30% ~ 50%。

（3）氨基酸制剂：高龄、缺乏运动和系统性炎症反应可诱导肿瘤患者"合成代谢障碍"。ESPEN 的非手术肿瘤患者肠外营养指南中推荐氨基酸补充量范围是 1.0 g/（kg·d）到 1.2 ~ 2.0 g/（kg·d），现有研究显示增加蛋白质摄入促进了肿瘤患者肌肉蛋白质的合成代谢，氨基酸供给量接近 2.0 g/（kg·d）才能够为肿瘤患者提供正氮平衡，高氨基酸血症可能逆转蛋白质合成代谢障碍。肾功能正常的人群，摄入 2.0 g/ (kg·d) 及以上的氨基酸是安全的；急性或慢性肾功能衰竭的患者，氨基酸的补充分别不应超过 1.0 g/ (kg·d) 或 1.2 g/ (kg·d)。推荐接受肠内及肠外营养的化疗患者应用含有全面氨基酸种类的复方氨基酸制剂，氨基酸摄入量应超过 1.0 g/ (kg·d)，建议达到 1.5 ~ 2.0 g/ (kg·d)。富含 BCAA 的氨基酸剂对改善肿瘤患者的肌肉减少、维护肝脏功能、平衡芳香族氨基酸改善厌食与早饱等有益，尤其对存在肝性脑病风险的患者，推荐使用。

（4）脂肪乳剂：① LCT/MCT 脂肪乳剂可能更加适合接受肠外营养的肿瘤患者，尤其是合并肝功能障碍者。对需要长期使用肠外营养的恶病质肿瘤患者，建议提高脂肪供能比例（可达总能量的 50%）。②橄榄油脂肪乳剂对免疫功能及肝功能影响较小，其维生素 E 的含量适中，降低量脂质过氧化反应。③ ω-3 PUFA 的鱼油脂肪乳剂，有助于降低心血管疾病风险、抑制炎症反应、平衡免疫功能，甚至可能抑制肿瘤生长。

（5）免疫调节剂：目前临床研究中，于肠内营养中添加与免疫相关的成分主要包括谷氨酰胺、精氨酸、核苷酸、ω-3PUFA 和小分子肽。较多的研究结果显示：免疫调节配方对肿瘤患者有正面影响。

（6）代谢调节剂：糖皮质激素和孕激素类被推荐用于增强食欲（避免体重丢失）、调节代谢紊乱和减少生活质量下降，尤其对于化疗后有明显食欲下降、恶心呕吐严重的患者可考虑应用。糖皮质激素在应用前要权衡利弊，并短期应用。应用孕激素时，应考虑治疗过程中血栓的风险。雄激素可使体重增加，其不良反应少于糖皮质激素，与孕激素相似，但在刺激食欲和经口摄入量方面的作用不如糖皮质激素和孕激素。

2 化疗期肿瘤患者营养治疗科研进展

营养治疗在恶性肿瘤治疗中发挥着至关重要的作用，其有利于提高肿瘤患者免疫力，改善生活质量，减少并发症，降低治疗成本。在过去的几十年，肿瘤营养治疗发展迅猛，越来越得到国际学术领域的关注。

2.1 恶性肿瘤患者营养状况调查研究

为探索肿瘤患者营养不良的发病规律，中国抗癌协会肿瘤营养专业委员会进行了一项营养状况调查的观察性多中心前瞻性研究常见恶性肿瘤营养状态与临床结局相关性研究（Investigation on Nutrition Status and Clinical Outcome of Common Cancers，INSCOC），分析了我国常见的 16 种肿瘤住院患者营养不良发生率及其影响因素和营养治疗状况，同时探讨了营养状况对肿瘤患者近期及 1 ~ 5 年生存的影响。该项关于中国常见恶性肿瘤患者营养状况的大规模研究首次系统展示了最大样本量的中国人群营养状况调查分析，覆盖瘤种和机构多，为制订医疗政策提供翔实可靠的数据支持，为临床制定干预措施奠定了基础。研究揭示了中国常见恶性肿瘤患者营养不良发生率普遍较高而临床营养治疗率低且不合理的现状；发现了肿瘤患者营养不良的特征，与患者年龄、性别、肿瘤分期、治疗状况、地区、医疗保险、受教育水平、职业及民族等因素有关，消化道尤其是上消化道肿瘤患者、农民患者、受教育程度较低的患者、老年患者及进展期的患者是营养治疗的重点人群。因此，营养治疗是肿瘤患者治疗过程中的一线与基础治疗，需大力加强。在临床工作中应实施积极的营养干预策略，有助于改善患者的营养状况、提高抗肿瘤治疗效果，进而延长患者生存时间并提高患者生活质量。

2.2 营养及心理支持治疗与传统疗法的结合

目前研究显示早期营养及心理支持治疗联合传统治疗的多模式干预措施可提高晚期肿瘤患者生存时间。

我国一项单中心、开放性、随机对照、Ⅲ期临床研究首次探索了早期营养及心理干预联合一线标准治疗对晚期胃食管癌患者生存获益的影响，结果发现早期多学科营养支持治疗联合化疗组中位总生存期较对照组显著延长（14.8 个月比 11.9 个月，HR=0.68，95%CI=0.51 ~ 0.90，P=0.021），降低了 32% 的死亡风险，未增加不良事件发生率。此外，早期多学科营养支持治疗联合化疗患者在治疗后 9 周的营养及心理评估均显著改善（均 $P < 0.001$）。该研究结果表明，早期营养及心理支持治疗联合标准一线化疗的多模式干预是一种有效的干预措施，对比单纯化疗可显著延长晚期食管癌或胃癌患者的生存时间，提示早期营养及心理支持是晚期胃食管癌患者抗肿瘤治疗的基石，应该贯穿治疗的始终。

2.3 低握力与恶性肿瘤死亡率密切相关

握力与不良临床结局相关，包括全因、非心血管和心血管死亡。但已发表的握力临界值多基于西方国家的社区人群数据，缺乏来自中国的肿瘤患者信息。一项回顾性队列研究采用手部测力计测定了 8257 例肿瘤患者的握力，为中国肿瘤患者建立了性别特异性临界值，并探讨了低握力对肿瘤死亡率的影响。结果显示，握力对患者至死亡时间进行最佳分类的临界值为女性< 16.1 kg，男性< 22.0 kg。在不同性别中，低握力均与总体肿瘤死亡率相关（分别为女性：HR=1.339，95%CI=1.170 ~ 1.531，$P < 0.001$；男性：HR=1.346，95%CI=1.176 ~ 1.540，$P < 0.001$）。对于特定肿瘤类型，低握力与女性乳腺癌（HR=1.593，95%CI=1.230 ~ 2.063，$P < 0.001$）、男性肺癌（HR=1.369，95%CI=1.005 ~ 1.866，P=0.047）和结直肠癌（HR=1.399，95%CI=1.007 ~ 1.944，P=0.045）相关。该研究首次建立了中国肿瘤患者握力的性别特异性临界值，并探讨了低握力对肿瘤死亡率的影响，表明在常规临床实践中，握力测量对于改善患者评估方法、肿瘤预后和干预具有重要作用。

2.4 PG-SGA 评分是适用于中国肿瘤患者临床营养评估的有效工具

肿瘤患者一经明确诊断，应立即进行营养风险筛查和营养不良的评估。现阶段营养不良评估工具主要为患者参与的主观全面评定（Patient-Generated Subjective Global Assessment，PG-SGA）、微型营养评价法（Mini Nutritional Assessment，MNA），前者为首选，多项研究对其有效性进行探索。我国一项研究利用 PG-SGA 评估了住院胃癌患者的营养状况并分析其对患者生活质量的影响，发现 80.4% 的胃癌患者存在营养不良（评分

≥ 4 分），45.1% 的患者需要紧急营养治疗（评分 ≥ 9 分）。不同营养状态的胃癌患者生活质量差异有统计学意义（$P < 0.01$），这对临床营养治疗有一定的指导意义。研究证实了 PG-SGA 适于临床营养评估，值得推广应用。在包括 16 种常见恶性肿瘤 23904 例中国患者中探讨了人口统计学特征是否与肿瘤患者基于 PG-SGA 评定的营养不良相关的研究发现，PG-SGA 评分在某些肿瘤中差异有统计学意义，而部分肿瘤患者 PG-SGA 评分评定的营养不良在不同医疗保险类型、教育程度、职业、地区、民族等方面存在显著差异，表明 PG-SGA 评分与人口学特征存在相关性。了解肿瘤患者的营养风险分布以及 PG-SGA 评分与人口统计学特征之间的相关性，有助于确定哪些亚群可能受益于有针对性的干预措施，以提高肿瘤患者的临床治疗效果和生活质量。

2.5 人体成分影响肿瘤患者化疗药物的依从性和生存期

尽管大多数化疗是根据体表面积或体重给药，但人体成分（肌肉和脂肪组织的数量和分布）被认为与化疗耐受性和依从性相关。一项大型观察性队列研究发现，内脏和肌肉内脂肪含量越严重，相对剂量强度（Relative Dose Intensity，RDI）< 0.85 的概率越高；肌肉质量越大，血液学毒性作用的概率越低（OR=0.84，95%CI=0.71 ~ 0.98/SD）；相对剂量强度 < 0.85 与死亡风险增加相关（HR=1.30，95%CI=1.02 ~ 1.65）；较低的 RDI 部分解释了肥胖与乳腺癌特异性死亡率的相关性（HR=0.20，95%CI=0.05 ~ 0.55）。人体成分有助于识别可能发生不良反应和减少用药剂量的患者。本研究是乳腺癌患者人体成分与化疗依从性分析的最大规模的研究。考虑患者人体成分有助于优化化疗剂量，减轻不良反应，研究提示高内脏脂肪和肌肉内脂肪含量与化疗血液毒性增加相关，这同时也解释了肥胖导致乳腺癌患者死亡的潜在关系。

2.6 膳食补充剂维生素 D 可降低中老年人群的肿瘤发生风险

膳食补充剂是否能用于预防肿瘤，长期存在争议。一项纳入了 25871 名参与者的随机、双盲、安慰剂对照临床试验显示，与安慰剂组相比，维生素 D 组晚期（转移性或致死性）肿瘤发生率更低 [维生素 D 组 226/12927 (1.7%)，安慰剂组 274/12944 (2.1%)，HR=0.83，95%CI=0.69 ~ 0.99，P=0.04]。当按体质指数（Body Mass Index，BMI）分层时，维生素 D 组 BMI 正常的患者发生转移性或致死性肿瘤的风险显著降低（BMI < 25 kg/m^2：HR=0.62，95%CI=0.45 ~ 0.86），而超重或肥胖的患者无此现象（BMI 为 25 ~ 30 kg/m^2：HR=0.89，95%CI=0.68 ~ 1.17；BMI ≥ 30 kg/m^2：HR=1.05，95%CI=0.74 ~ 1.49，P=0.03）。因此，补充维生素 D 可降低整体队列中晚期（转移性或致死性）肿瘤的发生率，尤其对于体重正常的个体。此项研究对于肿瘤预防有积极意义。

目前，营养在肿瘤患者治疗过程中发挥的具体作用尚缺乏大规模、前瞻性、随机对照试验进行证实。需要开展前瞻性、干预性肿瘤营养临床研究，探索营养干预对多种抗肿瘤治疗（如放疗、化疗、靶向治疗、免疫治疗等）效果的协同作用及对肿瘤治疗相关的不良反应及生活质量的改善作用，探究肿瘤营养治疗在抗肿瘤治疗经济学效价比中的作用，最终探索适用于中国人群的肿瘤营养干预模式。

营养治疗的疗效最终应体现在生活质量的改善和抗肿瘤治疗耐受性的提高上。在临床研究中，针对前者，疗效监测主要侧重于观察住院日、并发症、不良反应、营养状态、免疫功能和器官功能对生活质量的影响；对于后者，则应进行设计严谨的随机对照试验或者回顾性队列研究观察总生存期，用于比较营养治疗的不同方式、时机和配方的远期疗效，分析抗肿瘤治疗是否需联合营养治疗以及联合方式对远期生存的影响，目的是确定最科学的营养治疗模式。

3 化疗期肿瘤患者营养治疗临床实践

3.1 肿瘤患者营养风险筛查和评估

恶性肿瘤患者一经明确诊断，应立即进行营养风险筛查和营养不良的评估。营养状况是基本生命体征，入院时应常规评估，并常规记录二元诊断，即原发病诊断及营养状况诊断，后者应包括营养摄入、体重变化、体质指数（Body Mass Index, BMI）、营养相关症状、体能及系统炎症等。2015 年中国抗癌协会肿瘤营养与支持治疗专业委员会提出了营养不良的三级诊断：营养筛查（一级诊断）、营养评估（二级诊断）和综合评价（三级诊断）。

营养筛查的内容包括营养风险筛查、营养不良风险筛查及营养不良筛查。营养风险筛查的主要目的是发现已发生营养不良（营养不足）或存在营养风险的患者，建议患者入院后 24 h 内由护士完成。现阶段应用最广泛的恶性肿瘤营养风险筛查工具为 NRS 2002，包括营养状况受损评分（0~3 分）；疾病严重程度评分（0~3 分）；年龄评分（大于等于 70 岁者，加 1 分），总分为 0~7 分。评分 ≥ 3 分为具有营养风险，需进行营养评估，营养评估的内容包括发现有无营养不良并判断营养不良的严重程度。而入院时筛查 NRS < 3 分者虽暂时没有营养风险，但应每周重复筛查 1 次，一旦出现 NRS ≥ 3 分情况，即进入营养治疗程序。

营养评估的内容包括发现有无营养不良并判断营养不良的严重程度。对营养筛查阳性的患者，应该进行第二级诊断，即营养评估；对特殊患者如全部肿瘤患者、全部危重症患者及全部老年患者（≥ 65 岁），无论其第一级诊断（营养筛查）结果如何（即使为阴性），均应该常规进行营养评估，因为营养筛查对这些人群有较高的假阴性。PG–SGA 是专门为肿瘤患者设计的营养评估首选方法，建议入院后 48 h 内由营养护士、营养师或专科医师完成。

通过营养评估，患者的营养不良及其严重程度已经明确，临床上为了进一步了解营养不良的原因、类型及后果，需要对患者实施进一步的第三级诊断，即综合评价。通过病史、查体、实验室及器械检查对导致营养不良的原因（原发病）进行分析，从能耗水平、应激程度、炎症反应、代谢状况四个维度对营养不良的类型进行分析，从人体组成、体能、器官功能、心理状况、生活质量对营养不良的后果进行五层次分析，这些措施统称为综合评价。综合评价以了解营养不良的原因及严重程度，制订营养治疗计划等，建议在患者入院后 72 h 内完成。

对于门诊患者的营养风险筛查和评估，推荐根据患者进食量减少、体重下降程度、BMI 值或 MST 等工具进行判断。

3.2 肿瘤患者营养治疗策略与方法

营养风险筛查与评估、营养教育与膳食指导要贯穿于恶性肿瘤诊疗的全过程。患者经口进食不足时，推荐补充性肠内营养，首选口服营养补充。对于消化道功能基本正常，因进食障碍等原因而摄入不足时可考虑管饲喂养；通过经口进食和肠内营养仍不能满足营养素的需求时，推荐肠内营养联合肠外营养；对于肠内营养不可行或不耐受时，给予全肠外营养。

营养治疗的首要形式是营养教育与膳食指导。因为即使正常进食的肿瘤患者，也可能存在食物成分不足，摄入的能量及蛋白质总量过低的情况。摄入高能量与高蛋白质饮食是维持或改善营养状态的首选方式。营养教育与指导建议由有资质的具备良好沟通技巧的营养师实施。根据患者的需要变换食物性质、营养素组成，从而保证患者对营养指导有较好的依从性，同时针对症状采取措施以改善患者的食欲、进食量，治疗口腔黏膜炎及消化道黏膜炎，应用胰酶或复合消化酶促进消化、适当应用止吐药、延缓快速肠蠕动促进肠吸收、了解腹泻原因及治疗腹泻等。

需要营养治疗的患者，经营养教育与膳食指导后，经口进食仍不能满足机体需求，则推荐肠内营养，首选口服营养补充。因进食障碍等原因而摄入不足时可考虑管饲喂养。需要营养治疗等患者，如果经口进食＋肠内营养仍不能满足机体需要或肠内营养不可行，推荐肠外营养。进食量明显减少持续 5 d 及以上的患者，推荐在最初几天时间里缓慢增加营养摄入（经口、肠内或肠外），采取预防措施以防止发生再喂养综合征，在营养治疗过程中，监测生命体征及水、电解质平衡。

4 化疗期肿瘤患者常见并发症的治疗

4.1 血液系统并发症

骨髓抑制是化疗最常见的限制性毒副反应。粒细胞半衰期 6～8 h，因此，最先表现为粒细胞下降。血小板半衰期 5～7 d，降低出现较晚。红细胞半衰期 120 d，化疗影响较小，通常下降不明显。不同类型化疗药骨髓抑制程度，出现及持续时间以及骨髓功能恢复的时间均有不同。粒细胞减少所引起近期最主要的危险是容易造成严重感染。白细胞减少 $< 1.0 \times 10^9/L$ 特别是粒细胞 $< 0.5 \times 10^9/L$ 持续 5 d 以上，患者发生严重细菌、霉菌或病毒感染机会明显增加。血小板 $< 50.0 \times 10^9/L$，特别是 $< 20.0 \times 10^9/L$ 则处于出血危险，可发生脑出血、胃肠道及妇女月经期大出血等。

通常白细胞 $< 3.5 \times 10^9/L$，血小板 $< 80.0 \times 10^9/L$ 不宜使用骨髓抑制的化疗药物。白细胞 $< 2.0 \times 10^9/L$ 或粒细胞 $< 1.0 \times 10^9/L$，应给予 G-CSF 或 GM-CSF 治疗。一旦白细胞 $< 1.0 \times 10^9/L$ 或粒细胞 $< 0.5 \times 10^9/L$，可考虑适当应用抗菌药物预防感染，一旦出现发热

应立即做血培养和药敏，并给予广谱抗生素治疗，同时给予 G-CSF 或 GM-CSF 升白治疗。

4.2 消化道并发症

4.2.1 恶心与呕吐

恶心与呕吐是化疗药物引起的最常见的早期毒性反应，严重的呕吐导致脱水、电解质紊乱和体重下降，并增加患者对化疗的恐惧感。化疗药物引起的呕吐可分为急性呕吐、迟发性呕吐和预期性呕吐 3 种。急性呕吐是指化疗后 24 h 内发生的呕吐；迟发性呕吐是指化疗 24 h 后至第 7 d 发生的呕吐，常见于顺铂、奥沙利铂和阿霉素等；预期性呕吐是指患者在第一个化疗周期中经历了难受的急性呕吐后，在下一个化疗周期即将开始之前发生的恶心或呕吐，属条件反射。

急性呕吐的处理目标是预防，止吐药应在化疗前给予。应根据抗癌药物的致吐性强弱并同时结合患者的特点来制定止吐方案，对于中高致吐性抗癌药物引起的呕吐，5-HT3 受体抗剂是最主要的止吐药物，可以联合皮质类固醇，具体方案参考《CSCO 抗肿瘤治疗相关恶心呕吐预防及治疗指南》。止吐疗效不好时，要考虑到有无其他引起恶心 / 呕吐的因素，如肠梗阻、前庭功能障碍、脑转移、电解质紊乱、高钙血症、高血糖、低钠血症、尿毒症，合并用药如阿片类药物，肿瘤或化疗药物引起的肠麻痹，精神因素如焦虑和预期性恶心 / 呕吐。应重视止吐药物的副作用，如便秘，尤其在连续多天给止吐药物时，必要时应适当给予通便的药物。

4.2.2 消化道黏膜炎

化疗药物可损伤增殖活跃的黏膜上皮组织，易引起消化道黏膜炎，如口腔炎、唇损害、食管炎、胃肠炎和黏膜溃疡，引起疼痛和进食减少，甚至吞咽困难。5-氟尿嘧啶（5-FU）常引起黏膜炎的发生。应保持口腔卫生，可用多贝尔氏液或 5% 碳酸氢钠液漱口；溃疡处可喷撒中药双料喉风散或西瓜霜喷剂，亦可贴溃疡膜。有真菌感染者可用 1∶1000 制霉菌素液抹患处或漱口。

4.2.3 腹泻与便秘

引起消化道黏膜炎的化疗药物也易引起腹泻，其中以 5-FU 引起的腹泻最为常见，大剂量或连续给药可能会引起血性腹泻。这是由于消化道黏膜受损后，肠上皮吸收水分及营养物质的能力大大下降，促使肠蠕动加快所致。对于腹泻较明显者，可使用蒙脱石散（思密达），注意应在两餐的中间服用；或口服洛哌丁胺（易蒙停）；同时应补充电解质，尤其注意补钾。

伊立替康引起的腹泻多在 24 h 后出现，中位发生于用药后第 5 d，平均持续 4 d，但整个化疗间歇期都有可能发生。一旦发生延迟性腹泻，立即给予洛哌丁胺 2 片并补充大量液体，继之洛哌丁胺每 2 h 1 片，直至末次稀便后继续服 12 h，最多不超过 48 h 以免引起麻痹性肠梗阻。值得注意的是不应预防性使用洛哌丁胺。如按上述治疗，腹泻仍持续超过 48 h，则应开始预防性口服广谱抗生素，并给予胃肠外支持治疗，同时改用其他抗腹泻治疗，如奥曲肽 100 μg tid 皮下注射，如脱水严重剂量可增加至 500 μg tid。

4.3 皮肤并发症

抗癌药物引起的皮肤不良反应包括皮疹、手足皮肤反应、皮肤干燥、瘙痒、脱发、色素沉着/减退、毛发脱落和甲沟炎/指甲改变等，其中以手足皮肤反应最受临床关注。手足皮肤反应（Hand Foot Reaction，HFR）以手掌和足底红斑及感觉异常为主要表现，又称掌跖红斑综合征（Palmar Planter Erythrodysesthesia Syndrome，PPES）。最常见于化疗药物中的氟尿嘧啶，还可见于多西紫杉醇等。手足皮肤反应初期表现为手掌、足底、指/趾末端的感觉异常、刺痛感、麻木、充血和红斑，可有皮肤的增厚、粗糙，继而出现疼痛、皲裂、脱屑和脱皮，严重患者可以出现水泡、湿性溃疡伴重度疼痛，以至于显著影响日常活动。手足皮肤反应多具有自限性，但再次给药后可反复出现。氟尿嘧啶类药物引起的手足皮肤反应与给药方式和药物类型有关，口服的氟尿嘧啶类药物中卡培他滨引起的手足皮肤反应显著高于静脉氟尿嘧啶。卡培他滨手足皮肤反应的发生率和与初始剂量和累积剂量有关，中位发生时间为用药后的 79 d。

支持性预防措施：穿戴宽松的鞋袜和手套，鞋子加用软垫以减少摩擦。避免反复搓揉手脚，避免暴露于过热和压力高的环境中，外出时避免长时间阳光直射。局部经常涂抹保湿的润滑乳液。出现水泡和溃疡时应及时请皮肤科医生处理。以手足皮肤增厚为主要表现时，可以局部涂抹尿素霜。含激素的软膏局部涂抹对减轻红肿疼痛有一定帮助。一些临床研究中观察到大剂量的维生素 B_6 对预防和减轻卡培他滨引起的手足皮肤反应有效。在不同的研究里，维生素 B_6 的剂量变化较大，从 50 mg 每日 3 次，到 100 mg 每日 3 次。我国的中医中药对预防和治疗手足皮肤反应有较好的减轻症状和预防作用。

4.4 肝脏并发症

多数抗肿瘤药物需经肝脏代谢或排泄。化疗肝毒性主要有以下 3 种类型：①肝细胞功能不全和化学型肝炎；②静脉闭塞性疾病；③慢性肝纤维化。部分患者可出现不同程度的肝功能异常，轻者可出血清谷丙转氨酶升高，重者可有明显临床症状如乏力、食欲减低、黄疸等表现，肝功检查除血清转氨酶增高外，血清直接和间接胆红素可增高，表现为肝细胞性黄疸或同时伴有肝内梗阻性黄疸，个别严重时表现为中毒性重症肝炎，胆汁郁滞，肝细胞坏死，肝纤维化或肝脂肪变性等。引起肝毒性的抗肿瘤药物主要有奥沙利铂、伊立替康、紫杉醇和多西紫杉醇等。

奥沙利铂主要会引起以血管损伤为主的肝脏损伤，在接受奥沙利铂治疗的患者中，79% 会发生肝窦阻塞综合征（SOS）。其主要机制是由于化疗引起肝窦内皮细胞的损伤，破坏了肝窦内皮屏障，使大量血细胞进入肝窦，从而使肝窦发生阻塞。SOS 的大体表现为蓝肝。SOS 继续发展会出现结节性再生性增生（NRH）。NRH 可以引起脾大脾亢，导致血小板、白细胞的降低。随着停药时间的延长，大约到两年这种情况才会逐渐恢复。出现NRH 以后，进行肝脏切除风险很高，术后出现肝衰竭的比例显著增高。

伊立替康引起的最常见的肝损伤是脂肪性肝炎，主要是由于化疗引起线粒体结构缺陷，从而使肝脏恢复能力严重受损。在显微镜下可以清晰地看到特征性的空泡样表现，脂肪型肝炎会同时伴有大量炎细胞的浸润。大体表现能看到肝脏外形呈现油腻的黄色，常称之为"黄肝"。在接受伊立替康治疗的患者中，约 20% 的患者会出现脂肪性肝炎。脂肪性肝炎会对术后并发症产生显著影响。

临床上凡是用于护肝的药物原则上均可以用于治疗抗肿瘤药物引起的肝损伤。根据临床用药习惯和护肝药物的主要作用机制，将常用护肝药物分为 5 类：抗炎药物、解毒抗氧化药物、肝细胞膜保护剂、利胆药物、降酶药物。对于间歇性静脉使用的化疗药物导致的肝损伤，急性期建议使用 1~2 种解毒护肝药 + 抗炎护肝药，待血清生化指标好转，可以改为抗炎护肝药 + 必需磷脂类药物等治疗。

4.5　心脏并发症

引起心脏毒性的抗癌药主要是蒽环类抗癌药，此外，紫杉醇、多烯紫杉醇、5- 氟尿嘧啶亦可引起心肌损害。近期急性心脏毒性反应主要表现窦性心动过速、心律失常、传导阻滞、心电图 ST 段下降、T 波低平，停药及对症处理后常是可逆的。迟发的心脏毒性反应主要表现为充血性心力衰竭（CHF），其发生和阿霉素累积剂量有关（阿霉素累积剂量不宜超过 450 mg/m^2 表阿霉素累积量不宜超过 900 mg/m^2）。

氟尿嘧啶类的心脏毒性仅次于蒽环类，最常表现为胸痛，亦可出现心律失常、无症状性心电图改变，偶有心肌炎、心力衰竭，严重者可出现心源性休克和猝死。其发生可能与药物导致冠状动脉血管痉挛、药物直接损伤血管内皮细胞，以及具有心脏毒性的代谢物直接损伤心肌细胞有关。

曲妥珠单抗为 HER2 过度表达胃癌的主要治疗药物，心脏毒性为其主要不良反应，多表现为无症状性左心室射血分数下降，少数为 CHF，约 80% 患者停药或抗心力衰竭治疗后心功能好转。

常用的拮抗化疗药心脏毒性的药物：辅酶 Q10，每次 20~40 mg，每日 3 次口服；1, 6- 二磷酸果糖及磷酸肌酸钠可保护心肌。阿米福汀是一种有机硫代磷酸盐，是广谱的细胞保护剂，对抗癌药引起的心脏毒性亦可有保护作用。患者发生心律失常、心动过速等症状，可予抗心律失常药物的对症治疗。急性毒性反应常常是可逆的，充血性心力衰竭应用洋地黄、利尿剂等治疗可减轻病情，但往往是不可逆的。

4.6　神经系统并发症

引起神经毒性的抗肿瘤药物有奥沙利铂、顺铂、紫杉醇、多烯紫杉醇、5- 氟尿嘧啶等。

奥沙利铂引起的外周感觉神经异常，包括急性和累积性。急性症状表现为肢端和（或）口周的感觉异常，偶可见可逆性的急性咽喉感觉障碍，通常为轻度，可发生在输注的几分钟内，并在几分钟至几小时或数天内自行恢复，可因寒冷或接触冷物体而激发或加剧。因此在治疗过程中，应当叮嘱患者勿进冷食、冷饮及勿接触冷水或其他冷的物品。另外，在以后的疗程中，将静脉输注的时间由 2 h 延长至 6 h 可减轻症状。奥沙利铂的剂量限制毒性为剂量相关性、蓄积性、可逆转的外周神经毒性，主要表现为感觉迟钝和 / 或感觉异常，遇冷可诱发或加重，在累积剂量达到 $800\ mg/m^2$ 以上时尤为明显。发生率为 82%，其中 12% 可出现功能障碍。停止治疗后数个月后可以恢复，平均在中止用药后 3 个月逐渐减轻。

顺铂的神经毒性与用药总量有关。主要表现为耳鸣、耳聋和高频听力减退等。治疗方法为停止用药，阿米福汀有保护作用。

紫杉类药物主要引起外周神经毒性，最常见的表现为轻度麻木及感觉异常，这种毒性是剂量依赖性的，并且通常在停药后恢复。同时服用烟酰胺及维生素 B_1 可能减少神经毒性的发生，阿米福汀亦有保护作用。

氟尿嘧啶最常见的神经毒性表现为小脑共济失调，也可发生精神错乱和大脑识别缺损，毒性急性发生与累积剂量无关，停药后神经毒性可逆转。

4.7 化疗药物外渗

外渗是指化疗药物通过渗漏从血管溢入周围组织，或者不慎将药物注射到组织中。组织损伤的严重程度取决于化疗药物的类型、浓度以及注射量。细胞毒药物可以分为发疱剂（蒽环类、长春碱类、紫杉类等）和刺激剂（铂类、氟尿嘧啶、雷替曲塞、伊立替康等）。

刺激剂能够引起注射部位或沿静脉区域的炎性反应、刺痛、肿胀、疼痛或静脉炎。它们可能导致沿静脉脉管硬化、皮肤色素沉着、烧灼感、局部发热、不适、红斑或触痛。这些症状具有自限性，无长期后遗症。

发疱剂可能引起严重的、持续性组织损伤和坏死。症状可以在外渗后立即出现或数天、数周后出现。患者可能主诉注射部位疼痛或局部烧灼感、轻度红斑、瘙痒或肿胀。随着时间推移，红斑和疼痛的症状可能加重，出现皮肤变色、硬化、干燥脱屑或水疱。如果外渗明显，可能累及其下组织出现坏死、焦痂形成和溃疡。慢性溃疡缺乏肉芽组织形成，很少有周围上皮再生。

对于外渗，重在预防。预防外渗需要考虑以下几个因素：①对于发疱性药物，建议在化疗开始之前留置 PICC 导管。②避免使用细小、易脆的静脉。③避免将导管插入淋巴水肿或神经性无力的肢体中。避免使用靠近肌腱、神经或动脉的静脉，勿用静脉压较高区域的静脉。④给予细胞毒药物之前，用 0.9% 氯化钠或 5% 葡萄糖溶液以自由流速冲洗导管 5 min，给药结束后重复相同的步骤。⑤告知患者，一旦出现疼痛或其他不适，立即通知护士，停止给药。

4.8 远期并发症

指在停药后甚至停药后多年出现的不良反应，包括神经毒性、造血功能障碍、间质性肺炎、心脏毒性、内分泌失调、不育、畸胎、第二原发肿瘤等。

（六）靶向和免疫治疗期肿瘤患者的营养治疗

▢1 靶向治疗

1.1 靶向治疗的作用机制及药物分类

与化疗不同，肿瘤靶向药物直接作用于肿瘤细胞自身和肿瘤微环境，其作用机制是以肿瘤分子病理过程的关键调控分子为靶点阻止肿瘤细胞生长和转移。根据药物的性质，可将靶向药物分为单克隆抗体和小分子抑制剂。

单克隆抗体药物能特异性识别肿瘤相关抗原，介导抗体和补体依赖的细胞毒性作用，杀死肿瘤细胞，单克隆抗体的靶点通常是游离于血液中的生长因子或细胞外受体酪氨酸激酶。常见靶点有人表皮生长因子受体 2（HER2）、表皮生长因子受体（EGFR）、血管内皮细胞生长因子（VEGF）等，单克隆抗体能识别细胞外靶点，给药方式以注射剂为主；在单克隆抗体的基础上链接一个细胞毒性药物形成的药物类型被称之为抗体偶联药物（ADC），给药方式也以注射剂为主；小分子靶向药物是以细胞信号转导通路中关键激酶为靶点的药物，主要分为酪氨酸激酶抑制剂（TKI）。常见小分子抑制剂靶点有 EGFR、间变性淋巴瘤激酶（ALK）、血管内皮细胞生长因子受体（VEGFR）等。小分子抑制剂的相对分子质量较小，临床常以口服给药。多数肿瘤靶向药物使用一段时间后会出现耐药，耐药机制相对复杂。第一代小分子 TKI 耐药后，可换成第二代或第三代治疗。

肿瘤靶向药物以肿瘤类型和靶点为给药指征，对于有明确靶点的药物，须经过靶点检测方可使用。

1.2 靶向治疗的临床应用

1.2.1 肺癌的靶向治疗

肺癌包括小细胞肺癌和非小细胞肺癌（NSCLC）。靶向治疗多用于 NSCLC。根据 2022 年非小细胞肺癌 NCCN 指南推荐，NSCLC 肺癌患者应检测的靶点为 EGFR、KRAS、ALK、ROS1、BRAF、NTRK、MET、RET、HER2 及 PD–L1。

表皮生长因子受体（EGFR）是一种跨膜糖蛋白，为酪氨酸蛋白激酶 ErbB 受体家族的成员，EGFR 家族成员通过特定的驱动突变或基因扩增参与多种恶性肿瘤的发生和发展，特别是 NSCLC，目前上市的 EGFR TKI 包括一代的吉非替尼、埃克替尼、厄洛替尼，二代的阿法替尼、达克替尼，以及三代的奥希替尼、阿美替尼、伏美替尼等。

RAS 基因是最早被发现的一种重要的致癌基因，其突变存在于约 30% 的人类肿瘤中，是人类肿瘤最常见的致癌基因突变。在 RAS 家族中，KRAS 是 RAS 的 3 个亚型之一，且相比于其他两种 RAS 亚型更易出现突变，在实体瘤中尤为常见，目前索托雷塞（Sotorasib）和 Adagrasib 均已获批用于 KRAS G12C 突变的晚期 NSCLC 治疗。

间变性淋巴瘤激酶（ALK）与众多受体酪氨酸激酶（RTKs）共享信号传导途径，异常激活后引起细胞向恶性转化并无序增殖。ALK 融合与数十种肿瘤的发生、发展密切相关，目前研究进展较快的是 NSCLC 领域。目前已经上市的 ALK-TKI 包括第一代克唑替尼（Crizotinib）、第二代塞瑞替尼（Ceritinib）、阿来替尼（Alectinib）、布格替尼（Brigatinib）、恩沙替尼（Ensartinib）以及三代劳拉替尼（lorlatinib）。

ROS1 最初在鸟肉瘤病毒（UR2）中被发现，是一种致癌基因序列，可与 gag 基因融合，融合后具有一定的致瘤性，ROS1 基因与 ALK 基因在激酶区存在 49% 同源性，获批用于 ROS1 突变 NSCLC 的治疗的靶向药物包括克唑替尼、塞瑞替尼、阿来替尼等。

BRAF 基因是一种原癌基因，位于染色体 7q34，编码丝氨酸 / 苏氨酸蛋白激酶，是 RAF 家族的成员之一。其中具有致癌及治疗价值的是 BRAF V600 突变，主要包括 V600E 和 V600K 突变，引起下游信号活化而致癌。达拉非尼（Dabrafenib）对 BRAF 尤其是 BRAF V600E 有很高的抑制活性，可联合 MEK 抑制剂曲美替尼（Trametinib）用于 BRAF V600E 突变的 NSCLC 患者。

原肌球蛋白受体激酶（TRK）是可调节哺乳动物神经系统突触的强度与可塑性的受体酪氨酸激酶家族，包括 TRKA、TRKB 和 TRKC 3 个亚型，分别由神经营养因子受体酪氨酸激酶（NTRK）基因中的 NTRK1、NTRK2 和 NTRK3 编码。目前获批用于 NTRK 突变的靶向药物包括拉罗替尼或恩曲替尼。

间质上皮转化因子（MET）编码合成的蛋白 c-MET，是一种可以与肝细胞生长因子（HGF）结合的受体酪氨酸激酶。c-MET 通路正常表达时可促进组织的分化与修复，当表达或调节异常时则可促进肿瘤细胞的增殖与转移。临床上的 MET 抑制剂分为两大类：小分子激酶抑制剂和单克隆抗体。小分子酪氨酸激酶抑制剂包括卡博替尼、克唑替尼和赛沃替尼等，以及部分多靶点激酶抑制剂。目前获批上市的 MET 激酶抑制剂包括特泊替尼（Tepotinib）和卡马替尼（Capmatinib）。

RET 基因位于 10 号染色体的长臂上，编码 RET 蛋白。RET 蛋白活化后会激活下游的信号通路（包含 RAS、ERK、PI3K、AKT 等），导致细胞增殖、迁移和分化。目前获批上市的 RET 抑制剂包括塞普替尼（Selpercatinib, LOXO-292）和普拉替尼（BLU-667）。

原癌基因人表皮生长因子受体 -2（HER2）是一种常见的致癌基因，HER2 的变异形式包括过表达、突变及扩增。根据 NCCN 指南，HER2 阳性 NSCLC 患者系统治疗后进展可推荐抗体药物偶联物，如恩美曲妥珠单抗（T-DM1）或 Trastuzumab Deruxtecan（DS-8201）。HER2 突变在乳腺癌、胃癌、结直肠癌等肿瘤中也比较常见。

1.2.2　乳腺癌的靶向治疗

乳腺癌为女性常见癌症，靶向疗法是治疗乳腺癌的常用治疗方法。目前，针对乳腺癌的治疗靶点主要包括 HER2、CDK4/6、PARP、mTOR 等。20%～30% 的乳腺癌患者 HER2 过表达。目前获得国内外药监部门批准的针对 HER2 的靶向药主要有三大类：第一类是大分子单克隆抗体，包括曲妥珠单抗、帕妥珠单抗和伊尼妥单抗；第二类是小分子酪氨酸激酶抑制剂，包括来那替尼（Neratinib）、吡咯替尼（Pyrotinib）、拉帕替尼（Lapatinib）和图卡替尼（Tucatinib）；第三类是 ADC 类药物，包括 T-DM1、DS8201 和维迪西妥单抗。

正常细胞的增殖过程受到一系列细胞周期蛋白（Cyclin）和细胞周期蛋白依赖性激酶（CDK）的严密调控。CDK4/6 通过与细胞周期蛋白 D（Cyclin D）相结合，磷酸化视网膜母细胞瘤蛋白（RB），促进细胞进入细胞周期的 S 阶段。靶向 CDK4/6 可以有效地控制细胞周期从 G1 期到 S 期的转换。针对 ER 阳性乳腺癌，CDK4/6 抑制剂是目前最受关注的靶向治疗药物之一。目前获批的 CDK4/6 抑制剂包括哌柏西利（Palbociclib）、瑞柏西利（Ribociclib）、阿贝西利（Abemaciclib）达尔西利等。

聚二磷酸腺苷核糖聚合酶（PARP），定位在细胞核内，是负责修复 DNA 断裂单链、保持染色体完整的关键酶。PARP 抑制剂通过抑制肿瘤细胞 DNA 损伤修复，使 DNA 复制停滞，促进肿瘤细胞凋亡。目前上市的 PARP 抑制剂包括奥拉帕利、尼拉帕利（Niraparib）、氟唑帕利（Fluzoparib）帕米帕利（Pamiparib）、他拉帕利（talazoparib）等。PARP 抑制剂在妇科肿瘤如卵巢癌、前列腺癌中也比较常见。

此外，依维莫司通过抑制 mTOR，逆转内分泌治疗耐药，联合依西美坦治疗激素受体阳性且 HER2 阴性的晚期乳腺癌疗效良好，已被 FDA 批准上市。

1.2.3　胃癌的靶向治疗

HER2 是胃癌的重要治疗靶点，它参与多种类型癌症的发病机制和不良结局，包括晚期胃癌和胃食管结合部癌。HER2 高表达肿瘤表现出极强的迁移性和浸润性、化疗药物敏感性差、愈后差、易复发等特点。HER2 在胃癌患者中的表达阳性率约为 15%。目前曲妥珠单抗（Trastuzumab）已经获批用于 HER2 阳性胃癌，ADC 类药物维迪西妥单抗、DS8201 也展现很好的疗效。

胃癌的血管生成及其相关通路对胃癌的转移、复发起到了重要的促进作用。针对其关键分子的抗血管生成靶向治疗为提高晚期胃癌疗效提供了新的思路。目前抗血管生成靶向药物包括酪氨酸激酶抑制剂（TKI）、单克隆抗体以及重组人血管内皮抑制素等几类。这类药物主要作用于肿瘤的微环境，不直接作用于肿瘤细胞。雷莫芦单抗阿帕替尼等抗血管生成药物在胃癌的治疗中也至关重要。

1.2.4　血液肿瘤、骨髓瘤的靶向治疗

白血病，是一类造血干细胞的恶性克隆性疾病，根据肿瘤细胞类型可分为淋巴细胞或髓细胞型等。

布鲁顿酪氨酸激酶（BTK）是胞质内非受体型酪氨酸激酶 TEC 家族中的一员，表达于多数的造血细胞中，如 B 细胞、肥大细胞、巨噬细胞等。但在 T 细胞、NK 细胞及浆细胞中不表达，其中最主要的受体是 B 细胞抗原受体（BCR），在 B 细胞生长发育、增殖分

化过程中起着重要作用，BTK 被认为是前景广阔的血液肿瘤和免疫疾病的靶点。目前已有多款 BTK 抑制剂上市，包括伊布替尼（Ibrutinib）、泽布替尼（Zanubrutinib）、奥布替尼（Orelabrutinib）、阿卡替尼（Acalabrutinib）及替拉鲁替尼（Tirabrutinib）。

磷脂酰肌醇 -3- 激酶（PI3Ks）作为脂质激酶家族，可根据其结构和底物特异性分为 3 个主要类别（Ⅰ、Ⅱ和Ⅲ类）。Ⅰ类 PI3K 是与人类癌症最相关的类型，Ⅱ类 PI3K 有助于调节膜运输，Ⅲ类 PI3K 主要在内吞、吞噬和胞内运输中起作用。目前上市的 PI3K 抑制剂包括艾德拉尼（Idelalisib）、库潘尼西（Copanlisib）、度维利塞（Duvelisib）、阿培利司（Alpelisib）、厄布利塞（umbralisib）、林普利赛等。

淋巴瘤是源于淋巴系统的恶性肿瘤，可分为霍奇金淋巴瘤和非霍奇金淋巴瘤。国内上市的淋巴瘤靶向药物有硼替佐米、来那度胺、伊布替尼、西罗莫司、利妥昔单抗等。

1.2.5 靶向 VEGF-VEGFR 的靶向治疗

众多研究发现，肿瘤血管生成具有 3 个重要的调节因子及其受体：血管内皮生长因子及其受体（VEGF-VEGFR）、成纤维细胞生长因子及其受体（FGF-FGFR）及血小板衍生生长因子及其受体（PDGF-PDGFR）。VEGF 是血管生成的重要介导因子，在多种肿瘤中发现过度表达：肺癌、胃癌、结肠癌、肾癌、膀胱癌、卵巢癌、宫颈癌、胶质瘤、血管瘤、中枢神经系统肿瘤、甲状腺癌、乳腺癌等。

目前研发的作用于 VEGF-VEGFRs 通路的抗肿瘤药物主要有两类。一类是单克隆抗体，另一类是小分子 VEGFRs 酪氨酸激酶抑制剂。单克隆抗体包括：贝伐珠单抗、Ramucirumab（雷莫芦单抗）、Olaratumab（奥拉木单抗）；另外一类的小分子 VEGFRs 酪氨酸激酶抑制剂，这类药物包括：索拉非尼、阿西替尼、阿帕替尼、舒尼替尼、瑞格非尼、凡德他尼、帕唑帕尼、乐伐替尼、卡博替尼、普纳替尼、阿柏西普、呋喹替尼等。

1.2.6 其他靶向治疗

Claudins 是一种小分子（20 ~ 24/27 kDa）四次跨膜蛋白，广泛存在于从线虫到人类的许多生物中。CLDN18 是 Claudin（CLDN）蛋白家族的成员，其有 CLDN18.1 和 CLDN18.2 两种异构体。CLDN18.2 在多种原发性恶性肿瘤及其转移灶中异常激活和过度表达，尤其在胃癌、胰腺癌中的表达率较高，达到 60% 以上。Zolbetuximab 在 2018 年推进到了Ⅲ期临床，目前是 CLDN18.2 靶点上唯一进入该阶段的药物。今年又公布的Ⅲ期成功消息。

FGFRs 是一类典型的受体酪氨酸激酶（Receptor Tyrosine Kinases，RTKs），FGFR 的高表达、突变等导致其信号通路异常激活，异常激活使肿瘤细胞以"自给自足"的方式维持生长，促进细胞增殖、上皮间质转化和血管生成以及肿瘤细胞的侵袭、转移和对治疗的耐受，与乳腺癌、肺癌、尿路上皮癌、子宫内膜癌、卵巢癌等多种疾病的发生发展密切相关。佩米替尼片（Pemigatinib）于今年在中国获批上市，用于既往至少接受过一种系统性治疗，且经检测确认存在有 FGFR2 融合或重排的晚期、转移性或不可手术切除的胆管癌成人患者的治疗，成为首个获批上市的 FGFR 抑制剂。

2 免疫治疗

2.1 免疫治疗的作用机制及药物分类

免疫系统在免疫监测中起着至关重要的作用，正常情况下，当肿瘤细胞侵袭机体健康组织时，免疫系统可以根据它们表面所表达的肿瘤相关抗原（TAAs）来识别和消除它们。然而，肿瘤细胞能通过多种机制来抑制宿主免疫系统从而来逃避机体免疫系统的攻击。

免疫疗法，旨在重塑自然防御，消除恶性细胞，是癌症治疗的一个重大突破，并彻底改变了肿瘤学领域。多种癌症类型对免疫治疗显示出持续的临床反应。

目前临床上广泛应用于肿瘤治疗的免疫治疗方法主要包括免疫检查点抑制剂和细胞免疫疗法。

2.2 免疫检查点抑制剂

（1）CTLA-4：CTLA-4 也被称为 CD152，是一种跨膜蛋白，在活化的 CD4+ 和 CD8+T 细胞中表达。CTLA-4 和 CD80/CD86 的结合可以抑制 T 细胞的激活信号，防止自身免疫性疾病。阻断 CTLA-4 可以直接针对效应性 T 细胞的抑制信号，减少 Tregs 的抑制作用，从而有效提高 T 细胞的抗肿瘤作用。尽管两者都是有代表性的 IC 分子，CTLA-4 和 PD-1 以不同的方式调节 T 细胞功能。CTLA-4 的抑制性信号消极地调节 T 细胞的启动，而 PD-1 主要介导启动后的 T 细胞的激活和增殖。在肿瘤方面，人们发现针对 PD-1 的 ICB 通常会导致现有抗肿瘤 T 细胞的扩增和招募，而抗 CTLA-4 治疗会产生新的 T 细胞克隆。这些结果表明，CTLA-4 和 PD-1 可以同时作为靶点，发挥协同抗肿瘤作用。1996 年，James Allison 发现阻断 CTLA-4 可以导致小鼠肿瘤消退，在随后的人体研究中 CTLA-4 抗体 Ipilimumab 表现良好并成功抑制了患者的疾病进展，2011 年 Ipilimumab 就在美国获批用于晚期黑色素瘤的治疗，这是首个获批的免疫检查点抑制剂。

（2）PD-1/L1：研究发现 PD-1 能抑制 T 淋巴细胞的功能，这对控制自身免疫反应至关重要。PD-L1 在多种类型的肿瘤上高度表达，可与 PD-1 结合并介导肿瘤的免疫逃逸。因此，对 PD-1 的抑制可以重新激活 T 细胞功能。PD-1 不仅在 T 细胞上表达，而且还在 NK 细胞、B 淋巴细胞、巨噬细胞和树突状细胞（DCs）上表达，表明 PD-1 可能在重塑肿瘤免疫微环境甚至全身性抗肿瘤免疫中发挥非常有效的作用。PD-1 抑制剂可以特异性地与 PD-1 结合，从而减弱对 T 淋巴细胞的免疫抑制调节，使 T 淋巴细胞能够参与杀伤肿瘤细胞。

2015 年，纳武利尤单抗获批用于晚期肺鳞癌，开启了 PD-1/L1 抑制剂治疗肿瘤的新篇章。目前已有多款 PD-1/L1 抑制剂上市，包括纳武利尤单抗、帕博利珠单抗、阿替利珠单抗、度伐利尤单抗、信迪利单抗、替雷利珠单抗、卡瑞利珠单抗、特瑞普利单抗、派安普利单抗、赛帕利单抗、斯鲁利单抗等。

（3）LAG-3：在抗原刺激下，LAG-3 可以在 CD4+ 和 CD8+ T 细胞上被诱导。长期感染病毒、细菌和寄生虫导致持续暴露于抗原，这导致 LAG-3 的高水平和持续表达，随后细胞因子释放、细胞溶解活性和增殖潜力减少。在一些小鼠肿瘤模型中观察到 LAG-3 和 PD-1 在瘤内 T 细胞上的共同表达，当结合这两种分子的阻断抗体时，观察到对肿瘤生长的协同抑制作用。LAG-3 因此成为癌症免疫治疗最关键的新靶点之一。Relatlimab 是第一个进入临床的 LAG-3 的抑制剂，它能阻断 LAG-3 与 MHC Ⅱ的相互作用。纤维蛋白原样蛋白 1（FGL1）是 Lag-3 的配体。发现它与 Lag-3 结合形成一个新的 PD-1/PD-L1 独立的免疫检查点途径，导致 T 细胞衰竭、功能障碍，以及肿瘤细胞逃避免疫监视。在抗 PD-L1 的基础上阻断 FGL1，有可能成为临床实践中的另一种新型 ICB 策略，尤其是在非小细胞肺癌（NSCLC）的靶向治疗方面。

今年 3 月，靶向淋巴细胞活化基因 3（LAG3，CD223）的单抗药物 Relatlimab 联合 Nivolumab 获批用于治疗转移性黑色素瘤。成为首款获得 FDA 批准的 LAG3 单抗组合疗法。

（4）TIGIT：T 细胞免疫球蛋白和 ITIM 域蛋白（TIGIT）是一种Ⅰ型跨膜蛋白。TIGIT 属于免疫球蛋白超家族（IgSF），可以在 T 细胞、调节性 T 细胞、记忆性 T 细胞和 NK 细胞上表达。TIGIT 通过与表达在抗原呈递细胞（APC）上的配体 CD155 和 CD112 相互作用，介导对 NK 细胞和 T 细胞激活的抑制作用。在人类肿瘤中，TIGIT 被发现与多个 IC 分子共表达，包括 PD-1、TIM-3 和 LAG-3。TIGIT、TIM-3 和 PD-1 的共同表达与患者的生存率低有关。同时阻断 TIGIT 和 PD-1 信号通路可以增加肿瘤特异性 CD8+T 细胞中 IFN-γ 和 TNF-α 的表达，支持抗 TIGIT 治疗的发展。

TIGIT 靶点于 2009 年被发现，自从 PD-1 药物在肿瘤领域取得卓越的成效后，同为免疫检查点的 TIGIT 才成为了众生物制药公司目光的焦点，此后逐渐引起研发的热潮。目前全球已有上百个包含 TIGIT 靶点的药物正在临床试验，肿瘤的 TIGIT 抑制剂进入临床试验的已有 26 个，已进入Ⅲ期临床试验的则有 4 个，包括 Tiragolumab、Vibostolimab、Domvanalimab 以及 Ociperlimab。

（5）Tim-3：T 细胞免疫球蛋白域和黏蛋白域 -3（Tim-3，CD366）是一种 T 细胞表面抑制性分子，主要表达在 CD4 + T 辅助细胞 1（Th1）和 CD8+CTL 细胞以及具有强化抑制功能的 Treg 细胞亚群上。后来发现 Tim-3，也被称为 HAVCR2，也表达在一些先天性免疫细胞上，包括树突状细胞、NK 细胞、单核细胞和巨噬细胞。目前有多款 TIM3 药物在研，sabatolimab 等已经步入Ⅲ期试验。

2.3 细胞免疫

（1）CAR-T 细胞治疗：CAR-T（Chimeric Antigen Receptor T-Cell Immunotherapy），即嵌合抗原受体 T 细胞免疫疗法。CAR-T 是一种过继性细胞治疗方法，其概念最早于 1989 年被提出。CAR-T 疗法通过基因工程技术，将患者外周血 T 细胞在体外修饰，赋予 T 细胞靶向识别肿瘤细胞表面抗原，并经过体外扩增培养，最终回输到患者体内以达到杀伤肿瘤的方法。目前 CAR-T 疗法主要运用于非实体肿瘤，对于实体瘤的效果有限。

2017 年，CAR-T 细胞疗法 Kymirah 被美国 FDA 批准上市，这是全球首个获批的 CAR-T 细胞疗法。至此之后，先后由 7 款药物上市，治疗范围主要在于血液系统肿瘤，涵盖包括 B 细胞急性淋巴细胞白血病、复发或难治性滤泡瘤、复发或多发性骨髓瘤等。除了靶向 CD19 的 CAR-T 疗法 Kymirah（Tisagenlecleucel），其他上市的 CAR-T 产品包括靶向 CD19 的 Yescarta（Axicabtagene）、Tecartus（Brexucabtagene Autoleucel）、Breyanzi（Lisocabtagene Maraleucel，liso-cel）、阿基仑赛注射液、瑞基奥仑赛注射液、靶向 B 细胞成熟抗原（BCMA）的 Abecma（Idecabtagene Vicleucel）、西达基奥仑赛注射液等。

（2）工程 TCR 治疗：TCRs 是 T 细胞表面的特异性受体。通过识别和结合 MHC 呈递的抗原，激活 T 细胞的分裂和分化。然而，并不是所有患者都有能识别肿瘤的 T 细胞。因此，TCR-T 疗法从患者身上提取 T 细胞，并将这些细胞扩大，使患者拥有能够识别特定癌症抗原的新的 TCR。与 CAR-T 疗法类似，TCR-T 同样是对患者自身的 T 淋巴细胞进行体外改造，然后将其回输到患者体内的细胞疗法，但这两种疗法识别抗原的机制截然不同。CAR-T 疗法针对的是癌细胞表面的一种蛋白质，目前只被批准用于治疗血液肿瘤，且在实体瘤中疗效差强人意。TCR-T 疗法则能够靶向肿瘤内外多种抗原，对肿瘤进行定向杀伤。用于 TCR-T 治疗的工程 TCRs 的设计高度依赖于特异性肿瘤抗原的识别。一些抗原，如 NY-ESO-1，在肿瘤组织中广泛表达，可用于开发 TCRs 治疗不同类型的肿瘤。2020 年，Tebentafusp 的Ⅲ期临床的中期分析中达到主要终点，这也首个在实体瘤Ⅲ期临床成功的 TCR 疗法。

（3）NK 细胞治疗：自然杀伤细胞（NK 细胞）是另一种重要的免疫细胞类型，可以介导直接细胞毒性。从机制上讲，NK 细胞在对抗癌症的第一道防线上发挥着关键作用，通过两种途径介导抗肿瘤作用：通过释放穿孔后蛋白和颗粒酶或死亡受体的直接细胞毒性，以及通过分泌激活 APCs 和 T 细胞的细胞因子和趋化因子的调节作用。因此，除了本文前面讨论的以 NK 细胞上的 ICs 为靶点的药物外，利用 NK 细胞的 ACT 也在快速发展中。

与 T 细胞类似，NK 细胞也可以转导表达 CARs。CAR-NK 细胞的发展紧随 CAR-T 细胞治疗的演变，CAR-NK 细胞往往直接采用 CAR-T 细胞的设计。许多临床前研究已经证实了 CAR-NK 细胞针对其他类型肿瘤的抗肿瘤活性。由于 NK 的细胞毒性是由"缺失自我"的识别引发的，因此 NK 细胞尤其具有杀死 MHC 下调的肿瘤细胞的能力。NK 细胞对病毒感染的细胞也有特殊的杀伤能力，因此特别适合于治疗 HPV 或 EBV 相关的肿瘤。

（4）TIL 治疗：TILs 是可以从肿瘤组织中识别和纯化的异质性淋巴细胞，它们的丰富程度已被发现与较好的预后相关。这些细胞可以从肿瘤中分离出来，在实验室环境中进行体外扩增，并大量重新注射到癌症患者体内以消除肿瘤细胞。TIL 疗法已经在临床研究中进行了严格的测试，作者总结了 TIL 疗法针对不同类型肿瘤的最新进展，包括：黑素瘤、肺癌、宫颈癌、转移性乳腺癌、骨肉瘤、卵巢癌。

2.4 其他免疫疗法

（1）肿瘤疫苗：治疗性肿瘤疫苗包括以自由肽或载于 APC 上的肽的形式注射肿瘤抗原，以激活免疫细胞，恢复其自主抗肿瘤能力。在临床前模型中，治疗性肿瘤疫苗已被证实可以防止癌症生长和转移，并减少终止其他类型治疗后的复发。肿瘤疫苗主要分为以下四种：肿瘤全细胞疫苗、基因工程疫苗、蛋白肽疫苗和树突状细胞疫苗。预防性肿瘤疫苗可以预防某些癌症的发展，包括预防宫颈癌的 HPV 疫苗、阴道癌、外阴癌、肛门癌和尖锐湿疣以及预防肝癌的 HBV 疫苗。

（2）溶瘤病毒：有额外病毒感染的癌症患者通常病情恶化。然而，病毒也可以被修改为专门针对癌细胞。这些"溶瘤病毒"是通过基因组编辑和大规模筛选产生的，其解读包括对癌细胞的裂解能力，同时保留正常细胞。由此产生的溶瘤病毒抗原可以复制并随后溶解肿瘤细胞，从而向肿瘤部位释放更多的病毒颗粒。因此，小剂量的病毒可以在体内扩增。溶瘤病毒具有介导肿瘤抗原扩散的能力，可导致浸润肿瘤的淋巴细胞增多，增强了 ICB 治疗的抗肿瘤疗效。另一种方法是使用溶瘤病毒作为载体，结合细胞免疫治疗。通过额外的基因工程，病毒的细胞溶解功能可以被抑制，同时允许合成分子的表达。2005 年，CFDA 批准腺病毒 H101（oncorine）上市，用于晚期鼻咽癌的治疗；2015 年，FDA 批准 T-vec（imLygic）上市用于晚期黑色素瘤的治疗，这标志着溶瘤病毒技术的成熟。

（3）CRISPR 技术：近年来，CRISPR/Cas9 技术极大地提高了我们对肿瘤基因组学的认识，并为癌症免疫治疗做出了贡献。使用该基因组编辑系统，可进一步改造治疗性免疫细胞，以增强肿瘤识别并减少衰竭。中国四川大学于 2016 年启动了首个使用 CRISPR 工程 T 细胞的临床研究。2020 年，一项临床研究报告了使用 PD-1 敲除 T 细胞来治疗难治性合并慢性阻塞性肺疾病的 NSCLC 患者，它证明了 CRISPR 工程在 T 细胞中是安全的。

3 靶向和免疫治疗期肿瘤患者营养治疗指南

3.1 肿瘤患者营养不良现状

肿瘤是全球第二大死亡原因，预计在未来几十年，新病例数量将显著增加。营养不良是癌症患者的一个共同特征，是肿瘤的存在以及药物和手术抗癌治疗的结果。营养不良对生活质量有负面影响，且对治疗毒性具有促进作用，据估计，高达 10% ~ 20% 的癌症患者死于营养不良的后果，而不是肿瘤本身。

因此，营养在多模式癌症治疗中起着至关重要的作用。有力的证据表明，营养问题应该在癌症诊断时就被考虑在内，在诊断和治疗途径中，并且应该与抗肿瘤治疗并行。然而，在世界范围内，与癌症相关的营养不良在临床实践中仍在很大程度上未被认识、低估和治疗不足。

由中国抗癌协会肿瘤营养专委会发起的《中国常见肿瘤患者营养状况与临床结局研究》（简称 INSCOC 研究）数据库纳入病历达到 6 万例。该数据库是目前国际上最大的肿瘤营养数据库，在全国超过 100 家三甲医院纳入我国常见的 18 种肿瘤，全面调查患者的营养状况与生活质量及生存结局相关性。

研究人员发现，我国住院肿瘤患者中、重度营养不良的发病率为 58.2%、68.78% 的肿瘤患者没有获得任何营养治疗，重度营养不良肿瘤患者的无营养治疗比例高达 55.03%。营养不良是多种肿瘤患者生存的独立危险因素，且营养不良严重程度与死亡风险呈剂量 - 反应关系。

研究发现，对肿瘤患者的肌肉量及肌力进行评估可预测肿瘤患者生存。小腿围是评判肿瘤患者肌肉量的有效指标。研究同时首次建立了中国肿瘤患者握力的性别特异性界值，发现低握力与肿瘤死亡率升高相关，在恶病质患者中，低握力患者近期死亡风险高。体重正常或肥胖的患者，如果其全身肌肉量低则其生存期缩短。

患者全身体脂肪量同样是其生活质量及生存期的重要预测指标。三头肌皮褶厚度指示的脂肪量可增强营养不良诊断在肿瘤患者中的生存预测价值。全身脂肪指数（全身脂肪重量 / 身高 ^{2}）高的肿瘤患者生存时间长。提示在临床实践中，人体学测量（小腿围、握力、三头肌皮褶厚度）及人体成分分析对于评判患者营养状况、评估预后具有重要价值。

研究人员发现，54.3% 的肿瘤患者患有虚弱症。患有虚弱症的肿瘤患者生存期缩短。研究人员同时将国际通用的肿瘤患者主观整体营养评估量表（PG-SGA）进行了改良和简化，并用大数据证实其适合中国肿瘤患者的临床应用。

研究人员还发现，肿瘤患者的营养不良往往高度合并炎症状态。多个炎症参数，包括 CONUT、PNI、NRI、中性粒细胞 / 淋巴细胞比值（NLR）等提升了对肿瘤患者生存的预测价值。系统性炎症指标 NLR、老年营养风险指数是肿瘤恶病质患者的独立预后危险因素，过高或过低的血清肌酐水平都会显著影响结直肠癌患者的生存预后，肿瘤患者的血清白蛋白与球蛋白比值、血红蛋白、血小板计数、白蛋白和总蛋白均是影响癌症恶病质患者，尤其是晚期癌症患者的独立预后因素。

中国临床肿瘤学会（CSCO）2021 年发布的《中国恶性肿瘤患者营养治疗指南》调研数据显示：约有四到八成的肿瘤患者存在营养不良状况，约两成的肿瘤患者直接死于营养不良，而死于癌症的患者，其营养不良的发生率达到 100%。

3.2 营养状况评估与营养风险筛查

营养评估（Nutritional Assessment）是由营养专业人员对患者的营养代谢、机体功能等进行全面的评估，需要综合患者病史，详细的饮食谱，查体及实验室检查结果等。它既是对身体各部分的评估，也是对综合器官功能和代谢情况的描述，其主要目的是建立营养诊断并确定营养、代谢、药物和膳食的综合治疗方案。应在诊断时对肿瘤患者进行营养评估，并在每一次随访中重复评估，以便在患者全身情况恶化之前给予早期的营养支持和干预。美国膳食协会（American Dietetic Association）给出了营养治疗的 4 个步骤：营养评定，营养诊断，营养干预，营养监测。

营养风险筛查（Nutritional Risk Screening）是医护人员进行营养调查以判断肿瘤患者是否需要营养支持的一种简便方法，其目的是迅速而有效地锁定这些患者以便于下一步全面的营养评定。需要注意的是，所谓"营养风险"，不是指发生营养不良的风险，而是指对患者结局（感染有关的并发症、住院日等）发生负面影响的可能。营养风险筛查主要搜集两方面的数据，包括主观的和客观的情况。

3.3 营养支持治疗的指南和循证医学证据

肿瘤患者的每日能耗和正常人相差无几，或者以 20～25 kcal/（kg·d）来估算卧床患者，25～30 kcal/（kg·d）来估算能下床活动的患者。

大多数只需要短期静脉营养支持的患者无需用特殊配方的营养液；但长期使用的或有恶病质表现的患者，推荐采用脂肪比较高的配方（如非蛋白质能量为50%的配方）；对肿瘤患者的营养评估应在肿瘤诊断时就进行，并在后续的每一次随访中重复评估，以便在患者全身情况恶化之前给予早期的营养支持和干预。

肿瘤患者静脉营养的治疗目标是：①预防和治疗营养不良或恶病质；②提高抗肿瘤治疗的顺应性；③控制抗肿瘤治疗的副反应；④改善生活质量。对于没有胃肠道功能障碍，静脉营养没有必要，甚至可能是有害的。如果患者有黏膜炎或者有严重放射性肠炎，推荐使用静脉营养；不建议对靶向或免疫治疗患者进行常规的静脉营养治疗；静脉营养支持应该在不能耐受肠内营养的患者出现营养不良或者预计患者将有7 d以上不能进食的情况时就开始使用；当患者每日摄入能量低于每日能量消耗60%且超过10 d时，应开始使用补充性的静脉营养；如果患者经胃肠道能得到所有所需能量，则静脉营养不应使用；对于存在炎症反应的患者，达到全身性的蛋白质促合成状态较难。在这种情况下，除营养支持以外，还要使用一些抗炎的药物，以达到抑制炎症反应的效果，为后续的营养治疗提供一个良好的代谢环境。

终末期不能进食或不能肠饲的终末期的患者可以在下列情况下给予静脉营养：①肠内营养不足；②预计生存时间大于2～3月；③预计静脉营养使用可以改善生活质量；④患者的要求，对有体重下降、进食不能的终末期患者给予补充性营养支持可能对患者有益。

虽然营养治疗在支持机体的同时也促进了肿瘤的生长，但是目前没有证据证明这一现象会产生有害的临床结果，因为担心静脉营养对肿瘤的支持作用而放弃静脉营养支持是没有依据的。

3.4　靶向治疗期的营养治疗

接受靶向治疗的肿瘤患者多数都是晚期患者，靶向药物容易引起胃肠道不良反应，容易发生营养不良。进行营养治疗的目的包括：①减少不良反应，提高患者对药物的耐受性及反应性，改善患者生活质量；②改善患者预后，延长患者无进展生存和总生存期。

2021ESPEN肿瘤患者营养治疗实践指南指出，对于肿瘤患者，建议维持健康的体重水平（BMI 18.5～25 kg/m^2），并保持健康的生活方式，包括进行体育活动，以蔬菜、水果、全谷类食物为基础，减少饱和脂肪酸、红肉和酒精摄入。在使用抗肿瘤药物治疗期间，推荐确保充足的营养摄入并坚持体育锻炼。在接受疗效性抗肿瘤药物治疗的过程中，若给予营养咨询和ONS患者的经口食物摄入仍然不足，推荐补充EN，若仍不能满足患者营养需求，建议PN。没有足够一致的临床数据支持，在传统的细胞毒性药物或靶向药物治疗期间，推荐补充添加谷氨酸。

出现容易引起患者营养不良的毒副作用，可以采用对症治疗手段，如腹泻的治疗（表6.1）。

表 6.1　ALKi 引起腹泻的治疗原则

分级	管理	治疗
1～2级	（1）密切观察，避免脱水；停用软便剂，每天饮用 1L 等渗液体 （2）改变饮食（避免摄取乳制品、清单饮食、少量多餐） （3）第 2 级腹泻持续时间超过 48 h：评估是否有脱水或电解质失衡的状况，并考虑给予输液，每天饮用 1～1.5L 等渗液体	（1）使用相同剂量的药物继续治疗 （2）使用洛哌丁胺、益生菌和思密达。洛哌丁胺从 4 mg 开始（2 片），在此之后，每次腹泻后、或每隔 4 h 服用 2 mg（1 片）（最高剂量 16 mg/d），直到腹泻停止达 12 h 为止 （3）第 2 级腹泻持续时间超过 48 h 将暂停用药，并继续使用洛哌丁胺（最高剂量为 16 mg/d）、益生菌和思密达治疗，加用可待因（30 mg，bid）直到缓解至 1 级或以下，降低 ALKi 原剂量，以低剂量重启治疗
3～4级	（1）让患者住院监测，采集粪便样本进行显微镜检查 （2）每天饮用 1～1.5L 等渗液体，积极给予静脉输液补充至少 24 h	（1）暂停使用 ALKi 直到缓解至 1 级及以下，降低 ALKi 原剂量，以低剂量重启治疗 （2）使用洛哌丁胺（最高剂量 16 mg/d） （3）益生菌和思密达持续治疗，加用可待因（30 mg，bid）；若患者的白细胞及中性粒细胞比例增加，则考虑给予预防性抗生素治疗：①严重时可考虑加用生长抑素；②治疗后腹泻于 14 d 内没有缓解至 1 级及以下，应给予最佳支持疗法并停用 ALKi

便秘的处理与预防：增加膳食纤维和水的摄入、增加运动等生活方式调整可以预防便秘。对于临时性的便秘，可使用开塞露缓解。对于轻、中度便秘患者，可以采用容积性泻剂和渗透性泻剂，常用药物包括欧车前、聚卡波非钙和麦麸等以及聚乙二醇和乳果糖。对于特别严重的患者，可以短期、间断使用刺激性泻剂（包括比沙可啶、酚酞、蒽醌类药物和蓖麻油等）作为补救措施以增强肠道动力和刺激肠道分泌。

食欲不振处理：可以服用食欲刺激剂如孕激素类、生长激素释放肽（Ghrelin）、黑皮素 –4 等。

3.5　免疫治疗期的营养治疗

胃肠道不良反应是免疫治疗最常见的不良反应之一，也是导致营养不良的主要原因，主要表现是腹泻/结肠炎。免疫检查点抑制剂相关结肠炎患者通常出现贫血、低白蛋白血症及血清 C 反应蛋白升高，少数患者可出现抗中性粒细胞胞浆抗体（Antineutrophil Cytoplasmic Antibody，ANCA）等免疫性抗体阳性。对于出现腹泻及结肠炎的患者，应通过血常规、电解质、肝肾功能等血液学检查评估一般情况，并完善粪便病原学检查除外感染。此外，一些粪便生物标志物对免疫检查点抑制剂相关结肠炎诊断具有参考价值，乳铁蛋白（Lactoferrin，LF）及钙卫蛋白（Calprotectin）被用于炎症性肠病（Inflammatory Bowel Disease，IBD）的诊断、活动性及疗效评估、复发预测等方面。

免疫检查点抑制剂相关结肠炎内镜下多表现为黏膜充血、血管纹理消失、糜烂和溃疡形成，病变可弥漫分布，也可呈节段性分布，多累及左半结肠。组织学图像多出现中性粒细胞、嗜酸性粒细胞浸润等急性结肠炎表现，也有部分出现慢性炎症性肠病的特征，如单核细胞及中性粒细胞浸润、肉芽肿隐窝异常（萎缩、扭曲和分支）等。

在I期和II期 CAR-T 细胞治疗试验中，与治疗相关的营养副作用发生率很多，包括食欲下降（11%~51%）、恶心（14%~58%）、呕吐（11%~34%）、腹泻（21%~44%）、便秘（16%~32%）、腹部疼痛（15%~18%）和吞咽困难（4%~5%）。这些毒性是公认的营养不良的原因，尽管在 CAR-T 细胞治疗的背景下还没有完全评估，但已知与细胞因子释放综合征（CRS）中类似的促炎细胞因子的释放会降低食欲，增加身体对营养的需求，加速肌肉分解代谢。据统计，50% 的 CAR-T 细胞治疗患者在入院治疗期间需要口服营养补充剂（ONS）。在这项研究中，又有 26% 的患者由于食欲严重下降、营养不良或吞咽困难需要肠内营养（EN）。

3.6 营养不良与免疫治疗疗效的关系

癌症厌食恶病质综合征（Cancer Anorexia Cachexia Syndrome，CACS）是一种以食欲下降、进行性体重减轻为特点，进而导致各种功能障碍为主要表现的临床综合征。厌食恶病质综合征的发生也可能抑制免疫调节剂的活性，从而使治疗效果降低。

有学者对患者在接受免疫治疗前后的身体成分变化进行统计，结果显示，患者的骨骼肌指数、总脂肪组织指数、肌肉质量及密度都较治疗前增加。此外，肌肉质量会影响免疫检查点抑制剂抗肿瘤的疗效，肌肉减少症患者与 NSCLC 患者的免疫治疗疗效较差相关，其中位 PFS 及 OS 显著缩短。一项荟萃分析显示，在免疫治疗前患有肌肉减少症的患者的预后比非肌肉减少症的患者预后更差，且肌肉减少症是 ICI 免疫治疗疗效的不良预测因素。另一项研究在肌肉减少症的基础上联合炎症指标进行分析，结果显示同时具有肌肉减少症及高炎症指数的患者 PFS、OS 显著缩短。一项对 600 多名接受免疫检查点阻断的晚期癌症患者的回顾性分析显示，预处理 BMI 降低、营养指数（PNI）降低的患者反应率更差（$P=0.0005$），疾病控制率更低（$P < 0.0001$），无进展生存期 PFS 更短（$P=0.02$）、总生存（OS，$P < 0.001$）。

在接受检查点抑制剂治疗的患者中，较高的 BMI 与治疗相关不良事件风险增加有关，在一项包括 962 例接受帕博丽珠单抗治疗的转移性 NSCLC 患者和 426 例接受化疗的意大利队列分析中，基线肥胖与 PD-L1 表达 ≥ 50%、接受一线帕博丽珠单抗治疗的患者的总体缓解率（ORR）、PFS 和 OS 显著改善相关，但在接受化疗的患者中不相关。肥胖对检查点抑制剂引发的宿主免疫反应的生物学作用目前尚不清楚，因为尚不确定内脏脂肪对抗血管生成药物反应的相反作用的基础背景。此外，恶病质患者可能改变帕博丽珠单抗清除率和药代动力学（PK）值，并影响其药物作用。

肿瘤患者出现营养不良与肿瘤患者的疾病进展密切相关。预后的营养指数（PNI）是评价癌症患者免疫营养状况的一种简便方法。研究显示，高营养指数（PNI）是良好的 ORR、PFS 和 OS 的独立的预后因素。因此，患者在进行免疫检查点抑制剂治疗时，应关注患者的营养状态变化，从而进行适当调整，促进患者更好的预后。

3.7 免疫营养

机体的免疫细胞对肿瘤细胞的杀伤起着至关重要的作用。随着医学新技术日新月异，尤其是在中晚期肿瘤治疗领域，通过精准的基因检测找到肿瘤的驱动基因再应用相关的靶点药物治疗是靶向治疗的突破性进展，开辟了靶向治疗的新纪元；通过精准检测寻找肿瘤免疫标志物，根据免疫标志物应用免疫检查点抑制剂进行免疫治疗或者免疫联合化疗是免疫的一个新突破，目前肿瘤免疫治疗已取得了丰硕的成果，翻开了肿瘤免疫治疗的新篇章。肿瘤免疫治疗仍存着更多的"空间"，比如通过刺激（或恢复）患者自身的免疫系统来对抗癌症。

但与此同时，肿瘤免疫逃逸新机制对抗肿瘤治疗提出了新的挑战。患者自身免疫力等成为免疫治疗成败的重要因素，肿瘤微环境相关的研究就此成为肿瘤免疫治疗的热门研究，而营养是影响肿瘤微环境的主要因素，甚至对肿瘤微环境状态发挥着决定性的作用。

肿瘤患者多存在免疫异常，代谢紊乱、营养不良、恶病质及体重下降是其常见伴随症状和体征，手术、放疗、化疗等治疗方法会进一步损害肿瘤患者的免疫系统、加重营养不良，可能增加其复发及死亡的风险。

肿瘤免疫营养（Immunonutrition Cancer）是指应用一些特定的、能改善肿瘤患者营养状况，及调节机体免疫和炎性反应的营养物质，从而实现减少感染及非感染并发症、缩短住院时间、提高治疗效果的作用。

免疫营养支持通过一些特异性免疫营养物质，不但改善肿瘤患者的营养，而且发挥改善免疫机制，调节机体炎性反应的作用。已有不少研究表明，免疫营养支持应用于肿瘤患者，既达到了改善营养、调节免疫及提高生活质量的目的，又有对肿瘤患者延长生存时间的作用。

免疫失衡、炎性反应及代谢异常，贯穿肿瘤发生、发展的整个病程，免疫营养治疗不再是一种单纯给予营养物质的技术，而是调节免疫、炎症反应和改善代谢的针对性治疗措施。

应用于临床的免疫营养素主要包括氨基酸、脂肪酸、核苷酸、维生素、微量元素、益生菌和益生元等。

4 靶向和免疫治疗期肿瘤患者营养治疗临床实践及科研进展

4.1 病例一：合并恶病质晚期食管癌免疫治疗病例

4.1.1 一般情况介绍

患者，男性，66 岁。身高：174 cm，体重：65 kg，体表面积：1.79 m^2，BMI=21.5 kg/m^2。初诊 ECOG PS：3 分。

4.1.2 病史

①现病史：2021-04 出现吞咽困难，进行性加重，自 2021-08-01 不能进食水，伴频繁反流血性液体。一般状态差，神志清楚，周身无力，无法起身行走，经轮椅推入病房，3 个多月以来体重下降约 15 kg。

②既往史：高血压病 10 余年，控制良好。

③家族和个人史：无家族遗传性疾病史，吸烟 40 余年，约 10 支 /d；饮酒 30 余年，约 1 斤白酒 /d。

4.1.3 辅助检查

①化验：离子紊乱（重度低钾血症，低钠、低氯血症），积极对症治疗。

②胸部、全腹部 CT 平扫 + 增强：如图 6.1 所示，食管中下段占位性病变，考虑食管癌伴纵隔淋巴结转移，左锁骨上淋巴结转移、双肺转移、肝脏转移、腹腔及腹膜后淋巴结转移；双肾病变，可疑转移。

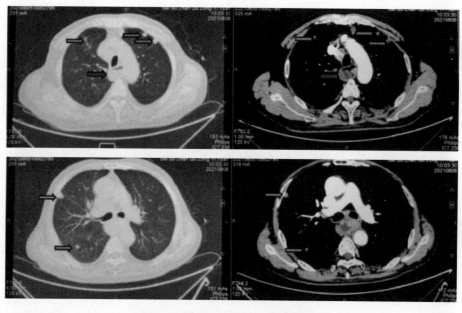

图 6.1 胸部 CT 平扫 + 增强图像

③基因检测：PD-L1/ 免疫组化（CPS：5），TMB：4.4，MDM2/MDM4 扩增阴性。

4.1.4 诊断

1. 食管中下段鳞癌Ⅳ期：1.1 肺、肝转移；1.2 纵隔及左锁骨上、腹腔及腹膜后淋巴结转移；1.3 双肾转移待除外。2. 恶病质。3. 离子紊乱（低钾血症、低钠血症、低氯血症）。4. 高血压病 3 级，很高危。

4.1.5 治疗经过

一线治疗：卡瑞利珠单抗 + 白蛋白结合型紫杉醇 + 顺铂（卡瑞利珠单抗 200 mg d1；白蛋白结合型紫杉醇 0.2 g d1、d8；顺铂 40 mg d1 ~ 3）。

不良反应：Ⅳ度白细胞、中性粒细胞减少，长效升白，自第 2 周期后未再发生。

　　第 1 周期后持续呕吐白色液体、乏力，患者痛苦、烦躁、失去信心，欲放弃治疗，行心理疏导，对症处置，自第 2 周期后未再发生。自第 3 周期出现双足麻木。

4.1.6　疗效评估

2 周期前后对比如图 6.2 所示。

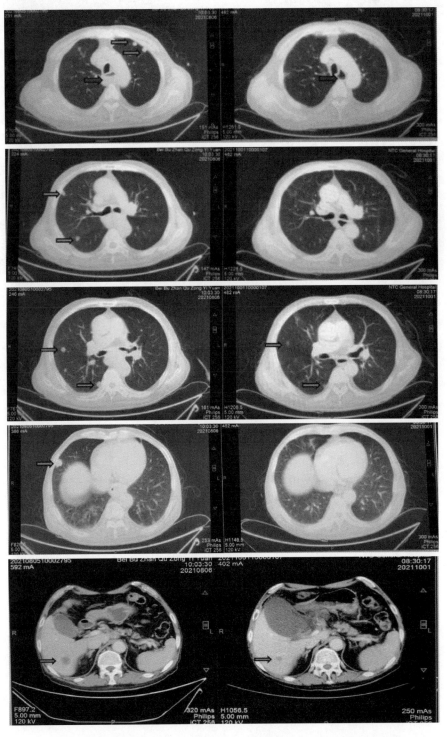

图 6.2　周期治疗前后 CT 图像对比，多数病灶缩小，部分病灶消失

6 周期后于 2022-01 复查胃镜：食管鳞状上皮增生（图 6.3）。

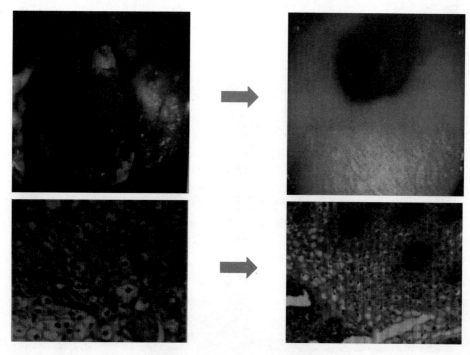

图 6.3 治疗 6 周期后胃镜图像

自 2021-08 至 2021-12，共完成 6 周期，疗效评估：2 周期为 PR，4、6 周期维持 PR。2 周期后恢复正常饮食，ECOG PS：1 分，体重逐渐增加，6 周期后体重增加 6 kg。

4.1.7 营养支持治疗

营养治疗过程见表 6.2。

表 6.2 营养治疗过程

入院日期	2021.8.5	2021.9.6	2021.9.30	2021.10.27	2021.11.27	2021.12.27
疾病治疗	完成卡瑞利珠单抗联合白紫 + 顺铂一线解救治疗方案 6 周期					
营养评分	PG-SGA 19 分	PG-SGA 14 分	PG-SGA 11 分	PG-SGA 9 分	PG-SGA 6 分	PG-SGA 5 分
营养目标量 /d	能量 1625 kcal 蛋白 78 g	1625 kcal 蛋白 78 g	能量 1650 kcal 蛋白 50 g	能量 1650 kcal 蛋白 50 g	能量 1700 kcal 蛋白 105 g	能量 1700 kcal 蛋白 105 g
营养支持	补钠；补钾；补氯；卡文 1440/d；人血白蛋白 10 g/d	卡文 1440+ONS（300 kcal）ONS(600~800 kcal)+清流食 300 kcal	ONS（800 kcal）+ 半流食 500 kcal	半流食 1100 kcal+ONS（500 kcal）	软食 1200 kcal+ONS（400 kcal）+ 乳清蛋白 30 g	软食 1400 kcal+ONS（300 kcal）+ 乳清蛋白 30 g

入院日期	2021.8.5	2021.9.6	2021.9.30	2021.10.27	2021.11.27	2021.12.27
营养实际摄入量	能量 1050 kcal 蛋白 44 g	能量 1000～1300 kcal 蛋白 ±50 g	能量 1300 kcal 蛋白 ±55 g	能量 1600 kcal 蛋白 75 g	能量 1700 kcal 蛋白 105 g	能量 1800 kcal 蛋白 105 g
备注	1. 症状缓解，但还是无法进食 2. 营养摄入不达标 ECOG PS：2 分	1. 刚入院营养干预为肠外+ONS 模式 2. 随着患者疾病治疗效果体现，症状改善，可进流食，采用 ONS 为主+饮食的模式	1. 患者白蛋白营养指标较上周期相比略有下降，存在蛋白干预相对不足的问题 ECOG PS：1 分	1. 肝脏肿物缩小 2. 白蛋白较上周期有所提高；体重出现增长	1. 能量与蛋白均能满足患者需求 2. 白蛋白平稳上升 3. 体重上升 6 kg 4. 体力增加 5. 进食情况良好	

4.1.8 本案例述评

该患者为食管中下段鳞癌Ⅳ期，PD-L1/ 免疫组化（CPS：5），TMB：4.4，MDM2/MDM4-。入院时肿瘤负荷大并伴有广泛转移，身体状况较差（ECOG PS 评分为 3 分），伴有严重干呕与夜间呛咳症状。因此在治疗方案的选择上，首先进行短期（3～5 d）干预治疗，纠正电解质、水失衡的同时进行营养支持治疗；在创造了短暂治疗窗后立即给予足量高效率的化疗联合免疫治疗。

实际上，该患者的治疗方案选择是十分艰难的，因为要综合考虑患者的身体情况以及治疗的首要目的，患者能否耐受卡瑞利珠单抗联合化疗方案，当时并不确定。好在经过前期的营养支持治疗后，患者的核心指标均已扭转，此时应用该治疗方案的耐受性与安全性均有了保证。

评价营养的核心指标是骨骼肌指数，在实体瘤领域（不仅是食管癌）的临床实践中，营养不良的患者，免疫治疗有效率低，无进展生存期和总生存期均有缩短。因此，对于此类患者治疗的首要目的便是纠正营养相关指标再进行后续治疗。在进行营养支持治疗时，需依据个体差异给予不同处理方法，总体上以肠内优先，口服困难者给予肠外营养支持治疗。

4.2 病例二：高龄重症 MSI-H 晚期胃癌免疫治疗病例

4.2.1 一般情况介绍

患者，男，80 岁。

4.2.2 病史

①现病史：2021-05 患者因胃部不适就诊，行胃镜检查示：胃窦腺癌。完善术前检查后于 2021-06-22 行腹腔镜探查，术中见肿瘤位于胃窦部，约 6 cm×6 cm 大小，已侵透浆膜层，于胃表面形成癌结节，胃周多发淋巴结肿大；胃窦肿瘤侵及十二指肠球部、胰颈部及肝十二指肠韧带。因肿瘤侵犯较广泛，加之患者高龄、合并心脏等基础疾病，无法手术根治切除，遂行肠粘连松解、胃空肠吻合，空肠侧吻合术，并留置鼻饲管。术后给予营养支持等治疗，2021-08 收入某医院。

②既往史：2016 年行"冠脉搭桥"手术；2021 年行永久心脏起搏器植入术；2015 年行胆囊切除术；2021 因贫血多次输 B 型 Rh(+) 悬浮红细胞治疗。高血压病史 20 余年，平素血压控制良好。

③家族和个人史：无家族遗传性疾病史，无烟酒不良嗜好。

4.2.3 入院查体

体表面积：1.62 m²，ECOG PS：2 分，NRS2002：5 分。胸部正中见长约 25 cm 纵行手术切口瘢痕；上腹部正中见长约 20 cm 纵行手术切口瘢痕。浅表淋巴结未及，皮肤巩膜无黄染。

4.2.4 影像学检查

2021-06 术前 PET-CT 提示：胃窦部胃壁增厚，代谢增高，符合胃癌表现，伴幽门、十二指肠球部受累、浆膜外浸润，周围及腹膜后淋巴结转移，腹腔少量积液。

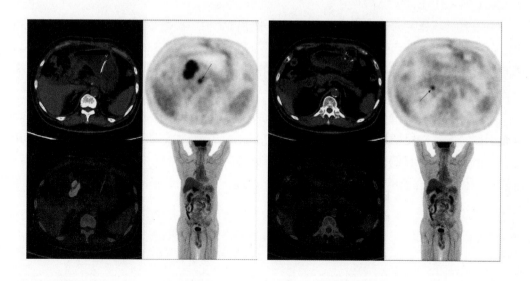

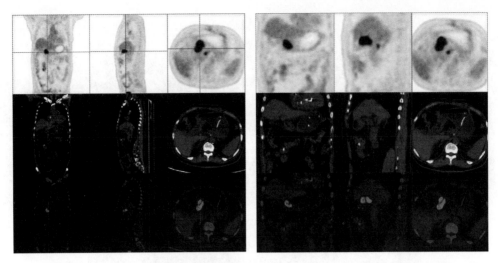

图6.4　PET-CT提示胃窦部胃壁增厚，代谢增高，周围及腹膜后淋巴结转移

PET-CT提示胃窦部胃壁增厚，代谢增高，周围及腹膜后淋巴结转移（图6.4）。

4.2.5　病理诊断

胃窦部低分化腺癌。

4.2.6　分子检测诊断结果

本例患者为HER2阴性，PD-L1阳性（TPS 15%，CPS 20），MSI-H胃癌。合并KRAS、PIK3CA、NTRK2、P53、RNF-43等基因突变。

4.2.7　治疗方案

患者高龄、晚期胃癌，合并较重的心脏基础疾病和中度营养不良。胃癌分子分型为HER2阴性，MSH-H、PD-L1阳性（CPS 20）。根据NCCN和CSCO指南，结合患者状况，给予综合治疗。

①抗肿瘤：帕博利珠单抗200 mg静脉输注1次/21 d，期间监测心肺功能和血液常规、生化、内分泌等指标；

②支持治疗：饮食指导（流食—半流食—软食）并ONS（肠内营养混悬液200～300 mL，3次/d）；

③康复锻炼：适度床上抗阻锻炼（举哑铃、仰卧位踩单车等），视情况转为床下轻度运动（散步、太极）；

④基础疾病：高血压、心脏病等治疗按专科医师意见执行。

2021-08至2023-01规律行帕博利珠单抗免疫单药治疗，新冠肺炎期间暂停治疗1个月。

4.2.8　疗效评价

①影像学：患者局部晚期胃癌，腹腔淋巴结最短径不足1.5 cm，故连同胃窦部肿瘤判定为不可测量病灶。从增强CT影像判断，胃窦部肿物明显退缩，无强化，部分转移的腹腔淋巴结消失。

2021-06   2021-10   2023-01

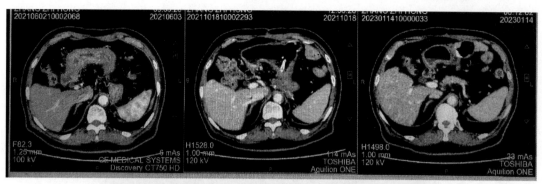

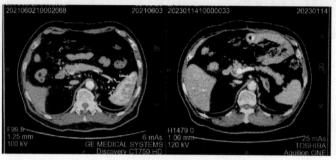

图 6.5　治疗前后增强 CT 图像

腹部增强疗效评价：对比术前 2021-06 增强 CT 片，2021-10 胃壁增厚减轻，经多周期治疗后，2023 年 1 月增强 CT 所示局部胃壁及十二指肠球部管壁未见明显增厚，增强扫描未见确切异常强化灶。红色箭头所示转移淋巴结在治疗后消失（图 6.5）。

②症状体征：患者逐步恢复正常饮食，偶尔需要 ONS 加强营养支持，NRS2002 评分 2 分。体力状态由 2 分降低为 1 分，可上下楼散步活动。

③不良反应：整个治疗过程中未发现严重的免疫相关性毒副反应，仅出现 I 度皮疹和瘙痒，I 度促甲状腺激素和垂体激素异常，无相关症状，密切监测中。新冠肺炎前后未出现免疫相关性肺毒性。

4.2.9　本案例述评

MSI 胃癌的总体发病率较低，占胃癌患者总数的 8%～25%。在 85 岁以上 MSI 胃癌患者中，这一比例高达 48%。2021 年 4 月，Chao 等报道了一项对 KEYNOTE-059、KEYNOTE-061 和 KEYNOTE-062 临床试验中的 MSI-H 的胃或胃食管交界癌患者的回顾性分析结果，该结果发表于 *JAMA Oncology*。疗效评价显示，MSI-H 的患者在帕博利珠单抗免疫治疗中有较高的有效率。KEYNOTE-059 中免疫单药 ORR 为 57.1%，KEYNOTE-061 免疫单药对比化疗 ORR 分别为 46.7% 和 16.7%，KEYNOTE-062 中 ORR 免疫单药对比化疗分别为 57.1% 和 36.8%（免疫联合化疗为 65%）。

生存分析显示，KEYNOTE-059、KEYNOTE-061 和 KEYNOTE-062 3 项研究中 MSI-H 患者免疫单药治疗的二年生存率分别为 57%（三线及以上）、59%（二线）和 71%（初治）。免疫单药的中位 PFS 在 KEYNOTE-061 和 KEYNOTE-062 研究中分别为 17.8 个月和 11.2 个月。免疫单药的中位缓解持续时间在 KEYNOTE-062 研究中位 21.2 个月，其他两项研究尚未达到。但本案例中患者年龄 80 岁，体力状态 2 分，且存在营养风险和心脏基础疾病，治疗难度较高。合理的营养支持治疗、对合并疾病的有效控制以及动态监测疗效和不良反应等都是取得好的治疗效果的前提。

由于营养不良和肌肉减少症已被研究发现与生存率下降和生活质量恶化有关，因此营养支持在姑息治疗中也变得越来越重要。肿瘤患者在全身综合治疗前均应进行常规营养状况筛查，对有营养风险的患者及时进行营养干预。根据 ESPEN 指南，胃癌患者可能出现进食梗阻等不能进口摄入的问题，建议早期行鼻饲喂养或经皮内镜胃造瘘（PEG）营养支持。如果胃肠道功能正常，则应考虑 EN，在预期寿命为数周或数月的情况下。在胃梗阻/动力障碍的情况下，可以选择内镜下或手术空肠造口术，而当预计短期 EN（通常长达 6 周）和/或生存不确定时，可以考虑鼻胃管或鼻空肠管。根据 ESPEN 2009 和 2020 指南，当 EN 不可行或被患者拒绝时，对于预期预后在 1~3 个月之间的患者，应考虑使用 PN。在严重器官功能障碍或症状不受控制、Karnofsky 体能状态（KPS）< 50、预期寿命短（少于 1~3 个月）和患者拒绝的情况下，不建议使用 PN。

Cotogni 等人从一项 HPN 癌症患者队列中发现，KPS > 50，白蛋白水平 > 3.5 g/dL，BMI > 20.5 kg/m^2，是提高生存率的预测因素。Culine 等观察到，HPN 治疗 4 周后，转移性疾病癌症患者的生活质量和营养状况显著改善。Senesse 等人的观察性研究显示，给予 HPN 1 个月、2 个月或 3 个月后，QOL 和 KPS 的改善效果更显著，接受 HPN 治疗 3 个月的患者改善更为相关。

在完善的营养支持治疗和疾病监测下，高龄、体弱也不是免疫治疗的绝对禁忌。该患者经免疫单药治疗至今 PFS 为 17 个月，目前病情控制良好，预计生存时间会再度延长。

4.3 病例三：MET 扩增晚期胃癌患者化疗联合 MET 抑制剂精准治疗

4.3.1 一般情况介绍
患者，男，55 岁。

4.3.2 病史
①现病史：患者 2022-07 因进食后腹部胀痛、恶心行腹部彩超提示肝区低回声肿物，考虑 CA。行腹部增强 CT 提示：胃癌伴肝脏和淋巴结多发转移。胃镜病理：胃低分化腺癌，免疫组化：AFP（-），GPC-3（-），CEA（+），SALL-4（-），CK7（-），C-met（+），CK20（散在 +），Ki-67（80%），CK（+），Heppar-1（-），Vimentin（-），cerbB2（0）。2022-08 收入某医院。

②既往史：否认"高血压""糖尿病""冠心病"等疾病史，否认肝炎、结核、疟疾等传染病史。

③个人史：吸烟 30 年，每日 20 支；饮酒 30 年，每日约半斤白酒。

④家族史：无家族遗传性疾病史。

4.3.3 入院查体
神志清，精神状态差，周身消瘦，营养状态差，NRS2002 评分 4 分，ECOG PS 评分 2

分，浅表淋巴结未触及肿大，心肺功能未见异常。腹平软，未触及包块，上腹部轻压痛，无反跳痛及肌紧张，肝脾肋下未触及，移动性浊音阴性。双下肢无水肿。

4.3.4 生化检验

肿瘤标志物 CA-50 325.4 IU/mL，CA19-9 350 U/mL，CA24-2 > 200 IU/mL，均明显高于正常。

4.3.5 影像检查

腹部增强 CT 显示胃小弯侧胃壁局部不均匀增厚，局部呈团块状，考虑胃癌；肝内多发占位性病变，考虑转移瘤可能，腹腔及腹膜后多发增大淋巴结，考虑转移（图 6.6）。

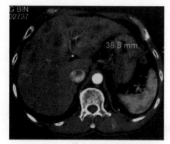 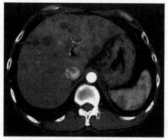 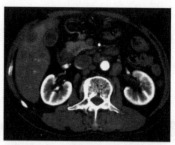

2022-B-1 胃小弯病灶 　　 2022-B-1 肝转移灶 　　 2022-B-1 腹腔淋巴结转移灶

图 6.6 全腹增强 CT 图像

4.3.6 诊断

①胃低分化腺癌Ⅳ期；②肝脏多发转移；③腹腔及腹膜后淋巴结转移。

4.3.7 分子检测诊断结果

分子检测诊断结果如表 6.3、表 6.4 所示。

表 6.3 免疫治疗标志物检测结果（2022 年 8 月 22 日）

检测项目	检测结果	PD-L1 表达情况
TPS	60%	☑阳性（□低表达 ☑高表达）
CPS	60	☑阳性（□低表达 ☑高表达）

表 6.4 靶向治疗标志物检测结果（2022 年 8 月 8 日）

基因变异	变异类型	突变丰度 / 拷贝数
MET	拷贝数扩增	5

4.3.8 治疗方案调整及疗效评价

①一线治疗：根据 NCCN 和 CSCO 指南，2022-08-06 予信迪利单抗联合 XELOX 方案治疗（信迪利单抗 200 mg ivgtt d1 q3w，奥沙利铂 200 mg d1 ivgtt q3w，卡培他滨 1500 mg bid po d1~14 q3w）。2 周期后（2022-09-21）复查增强 CT 提示胃原发灶较前增大，肝转移瘤较前增大、增多，图 6.7。肿瘤标志物进一步升高（化验 CA-50 485.9 IU/mL，CA19-9 692.2 U/mL，CA24-2 > 200 IU/mL）。患者腹部胀痛、进食恶心症状也较前明显加重，消瘦明显。综合疗效评价为疾病进展。

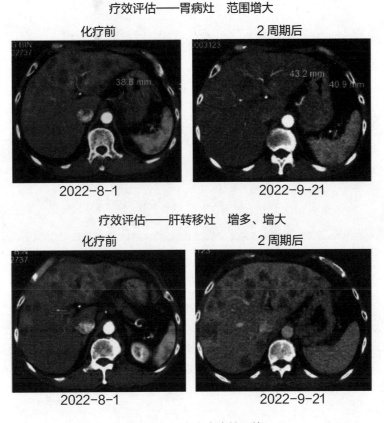

图 6.7　一线治疗疗效评估

②二线治疗：根据国内外指南，HER2 阴性晚期胃癌一线免疫联合化疗进展后，二线可选择基于紫杉类化疗的综合治疗方案，包括紫杉醇、白蛋白紫杉醇或多西他赛，可供选择的联合药物包括雷莫芦单抗或阿帕替尼（提前至二线）等。鉴于患者基因检测提示 MET 扩增，有研究提示赛沃替尼对 MET 扩增的胃癌有较好疗效。2022-09-23 予白蛋白结合型紫杉醇（0.4 g ivgtt d1 q3w）联合赛沃替尼（400 mg po qd）治疗，2 周期后（2022-11-11）复查增强 CT 提示胃部病灶和肝转移瘤均较前明显缩小，见图 6.8。肿瘤标志物大幅降低（CA-50 30.41 IU/mL，CA19-9 40.8 U/mL，CA24-2 32.48 IU/mL），患者腹部胀痛症状完全消失，体重和营养状态较前明显改善，见图 6.9。

疗效评估——胃病灶 范围缩小，肝转移灶 减少，变小

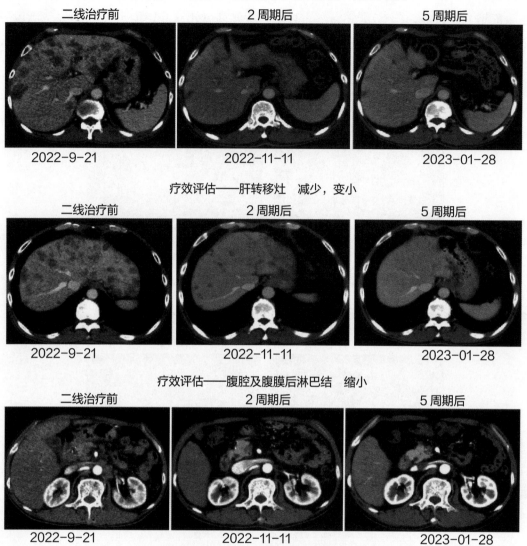

图 6.8 二线治疗疗效评估

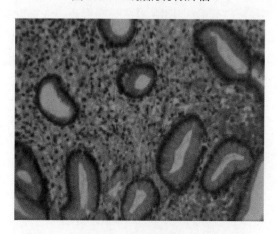

图 6.9 2023-3-18 复查胃镜未见肿瘤成分

4.3.9　本案例述评

本例患者为晚期胃低分化腺癌伴肝脏和淋巴结多发转移，肿瘤分期晚，合并营养不良，症状较重。考虑患者一线快速进展，病情较重，肿瘤亟待控制。其免疫组化 MET（+）为低表达，二代测序发现 MET 扩增 5 倍，为避免延误病情，在全程营养支持下，我们未再进行 FISH 验证，而是立即选择了针对 MET 扩增的赛沃替尼联合白蛋白结合型紫杉醇，用药 1 周期后患者病情很快就得到了控制，临床症状明显缓解，2 周期复查显示肿瘤明显退缩。目前患者二线治疗完成 5 周期，肿瘤持续缓解达 18 周，已经超过雷莫芦单抗数据，且无明显不良反应发生。预期患者生存会进一步延长，后续我们将根据毒副反应情况停用白蛋白紫杉醇，改为赛沃替尼单药维持治疗。回顾患者的整个治疗过程，可以用跌宕起伏来描述。在一线免疫联合化疗快速进展的情况下，患者面临巨大的病痛折磨、心理压力和经济负担。我们根据基因检测结果和现有研究数据与患者及家属进行有效沟通后，选择针对 MET 的靶向联合化疗，并实现了良好控制病情。

该病例带给我们更多反思，如果在初始治疗时，我们就能选择 MET 抑制剂而非免疫联合化疗，是否可以更早地控制疾病，避免发生快速进展？或许正是精准检测指导下的个体化治疗与遵照指南群体数据的循证治疗之间不断发生的感性突破和理性回归，最终推动了肿瘤精准医疗快速发展。我们希望赛沃替尼在 MET 阳性胃癌患者的研究中能够取得突破，也期待着本例患者有更好的临床结局。

4.4　病例四：小细胞肺癌 ICIs 治疗之胃肠毒性一例分享

4.4.1　一般情况

患者男，66 岁　身高：175 cm　体重：75 kg　体表面积：1.90 m^2 ECOG PS：1 分。

4.4.2　病史

2019–06 诊断为前列腺癌，给予 ADT+ 阿比特龙 + 泼尼松 + 唑来膦酸治疗。2020–07 诊断为小细胞肺癌广泛期，自 2020–07 行度伐利尤单抗 + 依托泊苷 + 卡铂治疗，疗效 PR，6 周期后行度伐利尤单抗维持治疗。2021–03 出现脑转移行放疗。2021–04 出现间断腹泻，于 2021–04–26 行肠镜见：乙状结肠距肛门 25 cm 以下至直肠黏膜弥漫性充血、糜烂水肿，血管纹理模糊，表覆白苔等；诊断：结肠炎性改变（溃疡型结肠炎可能）。予对症治疗。2021–05 腹泻加重，血便，10 余次 /d，再次完善肠镜：进境到达乙状结肠，所见直肠黏膜充血水肿伴弥漫性浅溃疡，表面可见白苔及黑色血痂附着，考虑免疫相关结肠炎可能性大（图 6.10）。

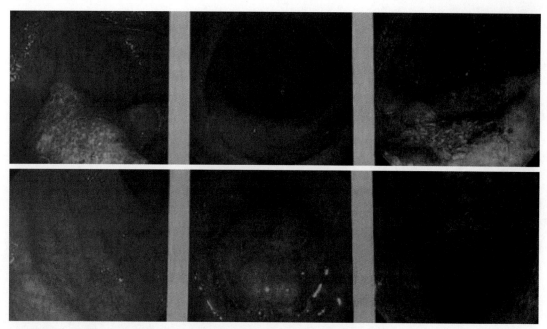

图 6.10 2021-05-15 肠镜见直肠黏膜充血水肿伴弥漫性浅溃疡，表面可见白苔及黑色血痂附着

4.4.3 治疗

经甲强龙静脉治疗、美沙拉嗪颗粒及栓剂、肠道菌群调节治疗后逐渐好转，基础疾病及多种并发症对症治疗，半月后症状基本缓解。后调整为泼尼松片口服维持治疗并逐渐减量，1月余后患者恢复，进行进一步抗肿瘤治疗。

4.4.4 本案例述评

免疫相关性肠炎（IMC）的发病率为 1%～4%，IMC 通常表现为腹泻、腹痛、便血、发烧和呕吐。使用 PD-1 抑制剂后腹泻的发生率为 20%，且用药到腹泻的时间是 3～6 个月。

根据美国国家癌症研究所（National Cancer Institute，NCI）对于接受免疫抑制剂治疗后发生的腹泻分级，主要根据腹泻次数及严重程度分为 5 个等级，1 级：为大便次数增加 ＜ 4 次 /d，排出量轻度增加；2 级：大便次数增加 4～6 次 /d，排出量中度增加，不影响日常生活（特征为腹痛或黏液血便）；3 级：大便次数 ≥ 7 次 /d，大便失禁，需 24 h 静脉补液，需住院治疗，排出量重度增加，影响日常生活（伴剧烈腹痛、腹膜刺激征、发热等肠梗阻或肠穿孔症状）；4 级：指危及生命；5 级：死亡。处理措施如下：对于 1 级患者，应监测患者因腹泻或 IMC 引起的脱水情况，及时调整患者的饮食及维持水电解质平衡等，可予口服止泻类药物（洛哌丁胺）治疗。对于 2 级患者，在排除感染后应给予口服激素（泼尼松 0.5～1.0 mg/（kg·d））治疗。本例患者评定为 3 级 PD-1 抑制剂导致的 IMC，一线治疗药物为糖皮质激素。

本例患者在接受 PD-1 抑制剂治疗后出现腹泻症状，考虑腹泻及 IMC 的严重程度与内镜下肠道炎症反应的严重程度无明显相关，需要与溃疡性结肠炎、感染性结肠炎相互鉴别。PD-1 抑制剂导致的 IMC 有毒性或缺血性黏膜损伤改变，病理可表现为急性表现（中性粒细胞浸润、隐窝脓肿）及慢性表现（隐窝结构的紊乱、凋亡小体），常伴有细胞凋亡，再结合 PD-1 抑制剂用药史，可进行排除诊断。治疗上需根据患者自身情况及各项检验检查结果评估患者严重程度等级，根据不同等级采取相应的治疗方案，必要时及时调整。如若药物治疗症状不能缓解，或是出现肠梗阻、肠穿孔等严重并发症，须及时外科手术治疗。如若药物治疗后症状缓解，需根据患者自身情况决定是否重启 PD-1 抑制剂治疗或是更换治疗药物。

4.5　病例五：胰腺癌患者营养治疗病例分享

4.5.1　一般情况

患者女，60 岁　身高：158 cm　体重：47.5 kg　体表面积：1.44 m² BMI：19.27 kg/m²
ECOG PS：2 分。

4.5.2　病史

①现病史：2020 年 8 月中旬无明显诱因出现腹胀，伴上腹部疼痛，疼痛放射至背部，食欲下降进食减少，行胃镜提示慢性非萎缩性胃炎伴糜烂，对症治疗后上述症状未改善。2020 年 9 月末开始出现腹泻，黄色稀水样便，约 2 次 /d，自行口服止泻药物症状不缓解。2020-10-12 就诊于沈阳市某三甲医院，CA19-9590.86 U/L ↑。腹部增强 CT 提示胰腺头体部占位性病变，考虑胰腺癌可能性大（图 6.11）；胰周少量渗出，考虑胰腺炎；小网膜囊、肠系膜周围及后腹膜腔多发淋巴结，转移可能性大。经禁食水、生长抑素、补液、止痛等对症治疗后，腹胀、腹痛症状较前减轻，腹泻较前加重，黄色稀水样便，约 4 次 /d。PET-CT 提示胰腺头体部交界处占位性病变，FDG 代谢增高，考虑为恶性病变，腹腔干及肠系膜上动脉受侵可能性大；病灶前上方及腹膜后多发淋巴结，FDG 代谢增高不明显转移不除外。体重近 2 个月减少 10 kg。

②既往史：2 型糖尿病病史 2 年余，应用胰岛素调节血糖，控制可。

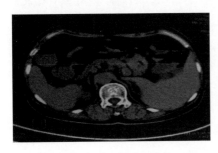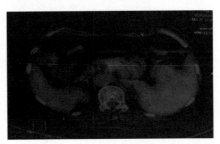

图 6.11　2020-10-12 腹部增强 CT 提示胰腺头体部占位性病变，考虑胰腺癌可能性大

4.5.3　临床诊断

1. 胰腺恶性肿瘤 cT4NxM0 Ⅲ期；2. 胰腺炎。

4.5.4　基因状态

KRAS G12D 突变、FGFR1 扩增。

4.5.5 治疗

针对胰腺炎：禁食水、胃肠减压、生长抑素、补液、营养支持等治疗；针对原发肿瘤：尼妥珠单抗＋吉西他滨＋白蛋白紫杉醇方案。

4.5.6 患者营养诊断

①一级诊断 NRS2002：4 分，二级诊断 PG–SGA：15 分。

②营养不良原因：局部晚期胰腺癌；胰腺癌合并胰腺炎；病程中反复出现腹泻。明确恶性肿瘤，患者情绪低落，食欲差。

③营养治疗目标：

能量：30～35 kcal/（kg·d）　　　　目标 =30×47.5=1425 kcal/d

蛋白质：1.0～1.2 g/（kg·d）　　　　目标 =1.0×47.5=47.5 g/d

碳水化合物和脂肪：50% 非蛋白能量

液体量：30～40 mL/（kg·d）　　　　目标 =1425～1900 mL

达标时间：3 d

4.5.7 营养治疗过程

入院时合并胰腺炎，予禁食水，给予全肠外营养：全合一 TPN 配制：卡文（1440 mL/袋）＋尤文（100 mL/袋）+KCL；生长抑素 4.2 mL/h 静脉泵入，减少胰液分泌应用胰岛素，调节血糖（表 6.5）。

TPN 和对症支持治疗 3 d 后患者腹痛、腹泻症状明显好转，开始添加流食＋肠内营养制剂，逐渐减少肠外营养；第 1 周期化疗第 1～8 d，由流食逐渐过渡至普通饮食，并根据能量需求，配合肠内营养制剂口服。

表 6.5　营养治疗过程

日期	膳食评分	能量摄入（d）	蛋白质摄入（d）	营养治疗（d）
10.25	1	（＜300 kcal）	＜15 g	营养干预提供的能量至少 1125 kcal；蛋白质 32.5 g
10.26（治疗）	2	（300～600 kcal）	15～30 g	营养干预提供的能量至少 825～1125 kcal；蛋白质 17.5～32.5 g
10.27	2	（300～600 kcal）	15～30 g	营养干预提供的能量至少 825～1125 kcal；蛋白质 17.5～32.5 g
10.28	2	（300～600 kcal）	15～30 g	营养干预提供的能量至少 825～1125 kcal；蛋白质 17.5～32.5 g
10.29	3	（600～900 kcal）	30～40 g	营养干预提供的能量至少 525～825 kcal；蛋白质 7.5～17.5 g
10.30	3	（600～900 kcal）	30～40 g	营养干预提供的能量至少 525～825 kcal；蛋白质 7.5～17.5 g
10.31	3	（600～900 kcal）	30～40 g	营养干预提供的能量至少 525～825 kcal；蛋白质 7.5～17.5 g

续表

日期	膳食评分	能量摄入（d）	蛋白质摄入（d）	营养治疗（d）
11.01	3	（600 ~ 900 kcal）	30 ~ 40 g	营养干预提供的能量至少 525 ~ 825 kcal；蛋白质 7.5 ~ 17.5 g
11.02（治疗）	3	（600 ~ 900 kcal）	30 ~ 40 g	营养干预提供的能量至少 525 ~ 825 kcal；蛋白质 7.5 ~ 17.5 g
11.03	2	（300 ~ 600 kcal）	15 ~ 30 g	营养干预提供的能量至少 825 ~ 1125 kcal；蛋白质 17.5 ~ 32.5 g

4.5.8 疗效评价：

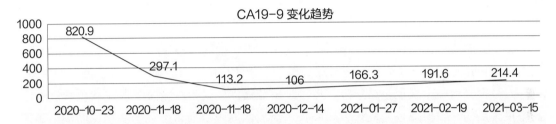

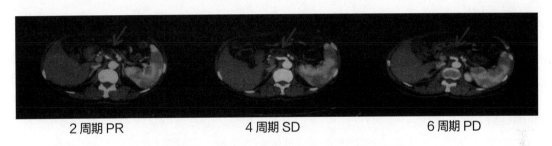

2 周期 PR　　　　　　　4 周期 SD　　　　　　　6 周期 PD

图 6.12　一线治疗疗效评估及 CA19-9 变化趋势

2 周期疗效评价 PR，4 周期 SD，6 周期 PD（图 6.12）。

后续治疗：局部放疗。

4.5.9　本案例述评：胰腺癌患者容易存在营养风险，应早期筛查评估 NRS2002+PG-SGA；胰腺癌患者合并胰腺炎对营养状况影响大，应尽早进行营养干预；欧洲临床营养与代谢学会（ESPEN）推荐肠外营养混合液应以"全合一"方式输注。美国肠外与肠内营养学会（ASPEN）推荐预灌装多腔袋肠外营养制剂是患者的适宜选择。一项前瞻性、多中心、横断面研究，纳入 2248 例住院肿瘤患者，分为无营养支持组（n=1122），单营养素输注组（n=373）和"全合一"输注组（n=22），485 例患者接受其他营养支持方式，246 例患者因缺乏阶段性信息被排除，结果显示："全合一"输注，显著降低肿瘤患者不良事件发生风险，使抗肿瘤治疗相关不良事件发生风险降低 44%。

该胰腺癌患者在良好的规范的营养支持下顺利进行了靶向联合化疗，可见合理的营养支持治疗提高了肿瘤治疗的安全性和耐受性。

5 靶向和免疫治疗期肿瘤患者常见并发症的治疗

5.1 靶向治疗期间常见并发症的治疗

靶向药物针对已经明确的致癌靶点，准确、高效地发挥抗肿瘤作用，使肿瘤细胞特异性死亡而不影响或极少影响正常细胞组织，免去了诸多放化疗的痛苦，部分患者也因此获益，生存质量大大提高。尽管与化疗相比，靶向治疗的副作用显著降低，但仍然会引起各种毒副作用，影响着患者的生活质量，一些患者因严重的不良反应而停止了治疗。靶向药物常见毒性有皮肤毒性、心血管毒性、胃肠道毒性等。（靶向药物少见毒性包括血栓、胃肠道穿孔、肝毒性、血液学毒性、蛋白尿、神经系统毒性、呼吸系统毒性、间质性肺炎、甲状腺功能减退）。

（1）皮肤毒性：多见于靶向作用在表皮生长因子受体（EGFR）的药物，比如用于晚期非小细胞肺癌的吉非替尼、厄洛替尼，以及用于转移性结直肠癌西妥昔单抗、尼莫珠单抗等。最常见的临床表现包括痤疮样皮疹、皮肤瘙痒、受阻综合征、脱发和色素沉着等，其中最突出的是类似痤疮的皮疹，一般在用药后两周内出现，多见于头皮、面部、颈部、胸背部等部位。

（2）心血管毒性：多种靶向药都会引起心血管不良反应主要包括高血压、心肌缺血/梗死、左心室射血分数下降及 Q-T 间隔延长等。曲妥珠单抗，治疗 HER2 表达过度的乳腺癌。不良反应主要症状包括心悸、气促、心律失常等。在使用这个药之前，需要对心功能进行全面评估，确认没有心脏疾病，才可以使用。在治疗期间也需要监测心功能，特别是曲妥珠单抗与化疗药物同时使用时，心衰发生率显著升高。一旦出现典型的心功能不全时，应停止治疗，并积极进行急救处理。贝伐立珠单抗，可显著增加所有级别高血压的发生率，对血压的影响具有剂量依赖性，有高血压病的患者需要慎用。血压过高的患者，若使用这个药需要联合抗高血压药来使用，在用药期间要定时监测血压。舒尼替尼及索拉非尼的使用也可增加高血压的发生率，但多为轻至中度，但在服药期间也应密切注意血压变化。也可能引起左心室射血分数下降，若有慢性心脏疾病，心动过缓和电解质紊乱的使用这个药，应该定期监测心电图和电解质。

（3）胃肠道毒性：这类反应也很常见，包括恶心、呕吐、食欲减退及腹泻等症状。使用吉非替尼及厄洛替尼，有 40% ~ 60% 的概率会发生腹泻。

有研究证实，有消化性溃疡病史的晚期非小细胞肺癌患者，使用厄洛替尼会增加胃肠道出血的风险。腹泻一般会持续至治疗结束后数日，严重程度常与用药剂量相关，但是可以通过饮食调节减轻症状。出现稀便应告诉医护人员，避免在饭后 1 h 内饮水，进少渣、低纤维、清淡饮食，避免辛辣、易产气的食物。要注意饮食卫生，防止胃肠道感染。每日饮水约 3000 mL，以补充腹泻丢失的水分。大便后及时清洗肛周皮肤，做好皮肤护理。克唑替尼治疗局部晚期或转移性非小细胞肺癌，最常见的不良反应为恶心与呕吐，多为 1 ~ 2 级，大部分患者耐受良好，且采取餐后用药的方式可以减少其发生。也曾出现过视力障碍，包括视觉缺陷、视力模糊及复视等，但会在停药后消失。甲磺酸伊马替尼可引起水肿和水钠潴留，发生率约为 50%，尤以眼睑水肿常见，轻微水肿可不做任何处理，严重水肿则考虑给予利尿剂对症处理或减停药。甲磺酸伊马替尼、吉非替尼和利妥昔单抗可引起眼睑炎等症状，但程度较为轻微，一般不影响治疗。索拉非尼、吉非替尼、厄洛替尼等药物可引起口腔黏膜炎及口腔溃疡，保持口腔卫生，使用没有刺激性的口腔清洁剂，来进行口腔消毒可预防并治疗此症状。

间变性淋巴瘤激酶（ALK）融合基因作为肿瘤驱动基因，对 NSCLC 的发生和发展至关重要，而靶向 ALK 融合基因已成为 ALK 阳性 NSCLC 患者的主要治疗手段。胃肠道不良反应是 ALK 抑制剂（ALK inhibitor，ALKi）最常见的不良反应，主要包括恶心、呕吐、腹泻、便秘等。恶心呕吐属于 ALKi 常见的不良反应，总体发生率较高（10% ~ 70%），但多为 1 ~ 2 级不良反应。一级患者主要表现为食欲降低，不伴进食习惯改变，一般不需要进行干预；二级患者往往表现为经口摄食减少不伴明显体重下降，脱水或营养不良，这类患者一般需要门诊静脉补液，进行医学干预；三级患者为经口摄入能量和水分不足，需要鼻饲、全胃肠道营养或住院治疗。

根据拟行抗肿瘤治疗方案的致吐风险、患者自身的高危因素、既往发生恶心呕吐的严重程度，制定个体化的防治方案。同时，止吐方案的制订还应充分考虑同时使用的非抗肿瘤治疗导致恶心呕吐的风险（如患者合并使用阿片类镇痛药等）。在设计止吐方案时要考虑到实际问题，如处理时的背景（住院患者或门诊患者）、首选给药途径（口服、经皮或肠外）、5- 羟色胺 3（5-HT3）受体拮抗剂作用持续时间和给药间隔时间、患者对每日给予止吐药物（如糖皮质激素）的耐受性、依从性、顺应性等问题和个体的风险因素。

腹泻是 ALKi 的常见不良反应，总体发生率较高，在 9% ~ 85%，其中以 1 ~ 2 级不良反应为主。腹泻的临床表现主要为大便次数明显增多和大便性状的改变。通常，腹泻时的大便性状可表现为稀便、水样便、黏脓便或脓血便。严重腹泻时，患者可出现口渴、皮肤黏膜弹性变差等脱水症状，少数患者还会伴有明显中毒症状（烦躁、精神萎靡、嗜睡、面色苍白、高热或体温不升、外周白细胞计数明显增高等）的表现。收集患者接受 ALKi 治疗开始前 6 周的排便情况，以便更好地评估 ALKi 导致腹泻的状况；在治疗开始前收集患者同时服用的其他药物以及其他临床状况，以便评估药物对消化系统潜在的影响，对可能导致消化系统不良反应的药物相互作用也应进行评估；ALKi 治疗期间应低脂低纤维饮食，忌食用咖啡因、酒精、奶制品、脂肪、纤维、橘子汁、葡萄汁以及辛辣食物，少食多餐；不得服用泻药，除非有医嘱。

便秘是 ALKi 的常见不良反应，总体发生率较高，在 10.2% ~ 43%，但基本均是 1 ~ 2 级不良反应。便秘表现为排便困难和 / 或排便次数减少、粪便干硬。排便困难包括排便费力、排出困难、排便不尽感、肛门直肠堵塞感、排便费时和需辅助排便。其中排便次数减少指每周排便 < 3 次。

（4）血栓栓塞：主要由抗 VEGF 药物引起。

贝伐立珠单抗：在多种相关适应证的临床研究中，贝伐立珠单抗联合化疗组与单纯化疗相比，风险明显增加，特别是用于结直肠癌和肾癌的治疗时。在索拉非尼及舒尼替尼的临床研究中也有心脑血管意外及血栓性疾病的相关报道。应在治疗期间多下床活动，定时对下肢进行局部按摩，并密切监测患者的血压及血栓栓塞相关症状的情况，特别是年龄大于 65 岁的老年患者。如果出现血栓发生的症状和体征，应给予正确的溶栓抗凝治疗。一旦发生，应永久停用抗 VEGF 药物。

(5) 胃肠道穿孔：典型症状包括腹痛、恶心、呕吐、便秘、发热等。在贝伐立珠单抗联合化疗药物的治疗中，2% ～ 4% 的患者可发生胃肠道穿孔，而在结直肠癌和肾细胞癌的治疗中发生胃肠道穿孔的风险也明显增高。贝伐立珠单抗与厄洛替尼联合用药时亦可增加胃肠道穿孔的风险，在治疗前应进行风险评估，有慢性炎症性疾病、消化性溃疡病史及同时使用皮质类固醇、非甾体抗炎药都预示着可能发生胃肠道穿孔。因此，对出现胃肠穿孔的患者应永久停药，需要请专科医生会诊。

(6) 肝毒性：多数靶向药物在肝脏内代谢，肝毒性的具体表现包括胆红素升高、转氨酶升高、肝炎等。甲磺酸伊马替尼：治疗的最初 3 个月，就可能会发生肝损伤，有患者因严重肝损伤导致死亡的病例报道。厄洛替尼：肝脏代谢和肠道分泌，治疗过程中也容易发生肝损伤。所以，用靶向药物的同时需要进行肝功能监测。

(7) 血液学毒性：舒尼替尼主要表现为中性粒细胞减少及血小板较少。有研究指出舒尼替尼在与其他靶向药物联用时，毒性会加剧。在治疗期间应注意休息、减少会客、减少感染机会，同时要定时复查抽血，以便根据患者情况对给药剂量进行调整。

(8) 蛋白尿：使用 VEGF 抑制剂会出现的不良反应。索拉非尼治疗肝癌及舒尼替尼治疗肾癌的相关临床试验中有患者出现相关性蛋白尿的报道。蛋白尿通常呈可逆性，使用 VEGF 抑制剂治疗应密切检测肌酐、肾功能、血压和蛋白尿。一旦出现了肾损伤或者肾病综合征，则必须停药并进行积极的对症治疗。

(9) 神经系统毒性：可出现可逆性后脑白质病综合征 (RPLS) 或进行性多灶性白质脑病 (PML) 等，虽并不常见，但若是发生时处理不当，可使患者留下神经系统后遗症甚至导致死亡，故应当引起足够的重视。

(10) 呼吸系统毒性：间质性肺炎 (ILD)，主要临床表现为干咳、不同程度的呼吸困难、限制性通气障碍及弥散功能减低、伴低氧血症，吉非替尼引起的 ILD 病例虽较少见，但高龄、吸烟、PS 评分差、有心血管病及放疗史的患者，应慎用吉非替尼；若治疗时一旦确诊为吉非替尼所导致的 ILD，须立即停药并积极治疗，以避免造成肺部的不可逆病变。

(11) 甲状腺功能减退：在使用舒尼替尼的治疗中较为常见。在每个治疗周期的第 1 天与第 28 天均进行甲状腺功能监测，以便于掌控整个治疗周期内激素水平的变化，从而尽早发现潜在的甲状腺功能异常。

(12) 肌肉骨骼痛及结缔组织不良反应：在阿来替尼的 3 项临床研究中，有 28% 的患者报告了肌痛，其中包括肌痛事件 (22%) 和肌肉骨骼疼痛 (7.4%)，不过大多数为 1 ～ 2 级，出现在 3 级肌痛的患者只有为 0.7%。

伴随肌痛的主要变化就是肌酸磷酸激酶 (CPK) 的升高，因此专家共识中，CPK 也成了处理肌痛的指标。专家建议当 CPK 升高 > 5 ULN 时，患者可以暂停药物治疗，直到恢

复至基线水平或者 ≤ 2.5 ULN，然后以暂停前的剂量恢复给药；当 CPK 升高 > 10 ULN 或者第二次发生 CPK 升高 > 5 ULN 时，建议暂停治疗，直到恢复至基线水平或者 ≤ 2.5 ULN 后，降低药物剂量重启治疗。

5.2 免疫治疗期间常见并发症的治疗

免疫对人体免疫系统的过度激活会导致体内免疫细胞过度活跃、促进炎症的细胞因子增多、自身免疫抗体增多等，从而会出现各种类型的不良反应。

（1）皮肤毒性：皮肤相关不良反应一般是出现比较早的，大部分在治疗的前几天或者前几周，也有延迟出现的。大多数反应比较轻，严重的不良反应非常罕见。皮肤相关不良反应主要的临床表现有斑丘疹和瘙痒，还有水疱。斑丘疹是最常见的皮肤不良反应，可能伴有瘙痒，根据皮疹的范围大小分级，如果皮疹面积小于 10% 定为 1 级，面积 10% ~ 30% 定为 2 级，面积大于 30% 定为 3 ~ 4 级，这时候需要停止免疫检查点抑制剂治疗。

（2）胃肠道不良反应：主要表现是腹泻或结肠炎，是非常常见的不良反应。CTLA-4 抑制剂的胃肠道不良反应发生率要远远高于 PD-1/PD-L1 抑制剂，出现在治疗的任意时间，而 PD-1/PD-L1 抑制剂的胃肠道反应一般出现在用药后的 3 个月。大多数患者病变是在比较靠下的乙状结肠和直肠，累及胃和小肠比较罕见，结肠镜多表现为黏膜红斑、糜烂、溃疡形成。临床主要表现为腹泻，还可出现腹痛、大便带血和黏液、发热等症状，少部分患者可能会合并口腔溃疡、肛门病变（肛瘘、脓肿、肛裂）以及关节疼痛、内分泌紊乱、皮肤病变等肠外表现。如果腹泻次数小于 4 次 /d，没有腹痛、大便带血症状，属于轻度 1 级不良反应，因为很多患者都是化疗联合免疫治疗，化疗本身也可以引起腹泻，治疗过程中感染也会引起腹泻，当患者出现腹泻的症状，建议首先除外感染因素，对症止泻治疗观察。大部分一般对症支持也能好转，不需要停免疫检查点抑制剂治疗。如果腹泻次数 4 ~ 6 次 /d，伴有腹痛、大便带血、带黏液，属于 2 级不良反应。如果腹泻次数大于 7 次 /d，伴有剧烈腹痛、大便带血、带黏液，属于 3 级不良反应。当患者出现脱水、休克、肠穿孔这些危及生命的症状时属于最终的 4 级不良反应。对于免疫治疗相关肠炎的患者，建议先除外感染性病因，对症支持 1 ~ 2 d，如果没有好转，就开始经验性用激素治疗，2 级肠炎先暂停免疫检查点抑制剂治疗，静脉激素 1 mg/（kg·d）用 2 ~ 3 d，如果症状未缓解，增加到 2 mg/（kg·d）（如果有需要明确病因，再做肠镜下活检）。3 ~ 4 级，静脉激素 2 mg/（kg·d），观察 2 ~ 3 d 效果不好，可联合免疫抑制剂，比如英夫利西单抗或者维多珠单抗。

（3）肺毒性：免疫相关性肺炎是危及生命的严重的不良反应。一般发生在治疗后的 2 ~ 3 个月，处理起来要比肠炎更积极一些。由于免疫相关性肺炎来势汹汹，进展很快，所以要迅速诊断，及时停药，以免错过最佳治疗时机。

免疫相关性肺炎的高危人群包括：接受 EGFR-TKI 联合 ICIs 治疗的驱动基因敏感突变阳性的 NSCLC 患者和既往存在慢性肺部疾病的患者。免疫相关性肺炎的临床表现为发热、咳嗽、胸痛、呼吸困难、低氧血症，严重时会出现呼吸衰竭。影像学表现各异，可表现为非特异性间质性肺炎的隐源性机化性肺炎（Cryptogenic Organizing Pneumonia, COP）、超敏性肺炎、急性间质性肺炎、结节型反应和磨玻璃样肺炎。支气管肺泡灌洗可显示淋巴细胞增多，结节样病变患者中可发现 CD4+T 细胞与 CD8+T 细胞比值倒置。在所有肺炎病例中，72% 的患者免疫治疗相关不良反应（immune-related Adverse Events，irAEs）为 1~2 级，大部分需要停药和免疫抑制治疗才能得到缓解或治愈。

（4）肝脏毒性：免疫检查点抑制剂相关肝脏不良反应最常出现在首次用药后 8~12 周。因为治疗期间大家每个治疗周期至少查一下血常规和肝肾功能，所以肝脏不良反应比较容易发现，肝脏不良反应主要表现在转氨酶升高，也可以伴有胆红素升高，有些人可能会出现非常不特异的症状，发热、食欲减低、厌食，这些本身就是肿瘤患者常有的症状。

肝脏 irAEs 的典型组织学特征是全小叶以淋巴细胞为主混合免疫细胞浸润，有时会有局灶性合并坏死、胆汁淤积与门脉单核细胞浸润等征象。根据目前指南建议，对于转氨酶水平升高 2 级（定义为 3~5 倍正常值）的患者应暂停 ICIs，当转氨酶水平超过这一临界值时应永久停止 ICIs。所有转氨酶水平中度至重度升高（大于正常值上限的 3 倍）的患者都应获得肝活检样本，以排除其他原因，如自身免疫性肝炎。

（5）内分泌毒性：甲状腺毒性是内分泌系统最常见的 irAEs。虽然甲状腺 irAEs 常见，但出现 3 级以上的概率很低。而原发性肾上腺功能减退、垂体炎这些不良事件虽然少见，但是却有 20%~35% 的可能性出现 3 级以上 irAEs。内分泌毒性相较于其他毒性，出现的时间较晚，但 ICIs 联合治疗所致的内分泌毒性会显著提前。

甲状腺功能障碍通常与抗 PD-1 抑制剂相关。研究发现，接受抗 PD-1 抗体治疗的患者中，近 20% 的患者伴有甲状腺功能障碍，这通常发生在治疗的早期，中位发病时间为首次治疗后 6 周。大多数甲状腺病变无症状，表现为轻度甲状腺毒症或与破坏性甲状腺炎相关的原发性甲状腺功能减退，或较少见的与自身免疫性甲状腺疾病（Graves 病）相关的甲状腺毒症。对于出现甲状腺功能亢进的患者可以继续使用 ICIs、β 受体阻滞剂可以用于缓解症状。对于持续性甲状腺功能减退的患者，应在排除肾上腺功能不全后开始使用左甲状腺素替代。甲状腺功能恢复后，大部分患者是完全康复（真甲状腺炎），但少数患者会发展为其他持续性甲状腺功能减退（桥本样甲状腺炎）。

垂体炎在接受伊匹木单抗的患者中更常见。虽然发病率较低，但如果没有及时发现或者尽早干预，可能导致致死性的严重后果。当接受 ICIs 的患者出现疲劳、虚弱、头痛、视觉障碍、低血压和恶心的发展或恶化，应考虑为垂体炎，并需要立即评估垂体功能状态。在病程早期应进行垂体 MRI 检查，以消除垂体转移，作为鉴别诊断。中枢（垂体）来源的肾上腺功能不全通常是持续性的，即使在垂体炎症消退后也难以恢复功能。然而，通过适当的治疗，有 1/3~1/2 的患者可以恢复垂体甲状腺轴的功能，而有 1/2 的患者能恢复性腺轴。但很少患者会出现尿崩症。

（6）肌肉骨骼毒性：免疫相关性关节不良反应出现时间为治疗后 2~24 个月不等，主要表现跟类风湿性关节炎是一样的，早期症状是早上起来时候手、足小关节僵硬，能持续 30~60 min，伴有疼痛、肿胀；再严重的话会出现关节畸形。关于此类毒性的治疗，包括局部治疗，关节内使用低剂量的糖皮质激素以及应用免疫抑制剂，比如甲氨蝶呤和英夫利西单抗的使用。建议所有中度症状以上的患者转风湿科治疗。

（7）心脏毒性：在一项回顾性研究中，研究人员报道了 ICIs 引发的心肌炎的患病率为 1.14%。但由于与该 irAEs 存在高死亡风险，需要对此更加警惕。ICIs 引起的心肌炎的临床表现多种多样，主要包括胸痛、心律不齐、急性呼吸困难和（或）急性循环衰竭。组织学解剖检查显示，CD8+T 细胞浸润为主，同时有一些 CD4+T 细胞和稀疏分布的 B 细胞。接受 ICIs 治疗的患者出现任何心功能不全或胸部不适的迹象都应进行全面的心脏评估。此外，在开始使用 ICIs 治疗前，建议进行基线心电图检查、血清肌钙蛋白测定以及心脏超声等检查。确诊为心肌炎的患者应该尽早接受大剂量激素治疗，并立刻终止 ICIs 治疗。

（七）家居康复期肿瘤患者的营养治疗

1 家居康复期肿瘤患者营养治疗指南及实践

1.1 肿瘤患者体重管理

体重丢失是大多数肿瘤患者需要面对的问题，对于体重丢失没有被公认的概念，有人将体重丢失定义为一个月内的非自愿的体重减少。体重丢失往往发生在手术及肿瘤晚期恶病质的患者身上。体重丢失对于肿瘤患者康复及晚期生存质量有很大影响，因此体重管理对于肿瘤患者非常重要。

（1）体重标准：体重指数（BMI）通常被用来评估体重情况，但由于BMI没有考虑性别，肌肉含量等差异对于体重的评估并不准确，不能及时反映出营养状况，如果身体状况允许，建议完善人体成分检测，充分评估患者的营养状况，见表7.1。

常用理想体重测量标准：$BMI=$ 体重（kg）/ 身高（m^2）

理想体重（kg）= 身高（cm）−105

表 7.1　我国成人 BMI 判定标准

等级	BMI（kg/m^2）	等级	BMI（kg/m^2）
重度蛋白质 – 能量营养不良	< 16.0	正常	18.5 ~ 23.9
中度蛋白质 – 能量营养不良	16.0 ~ 16.9	超重	≥ 24.0
轻度蛋白质 – 能量营养不良	17.0 ~ 18.4	肥胖	≥ 28.0

（2）瘦组织：瘦组织多少与患者的活动耐力、活动半径、自我感觉等密切相关。瘦组织含量多，肿瘤患者活动耐力好，活动半径大，自我感觉良好。因此，患者体重丢失，如果以骨骼肌丢失为主将影响患者的生存质量。瘦组织可以通过检测人体成分分析的方式获得。

（3）体重监测时间：每周测一次体重，保持同一状态，绘制体重曲线，如体重下降过快，每天监测体重，注意调整饮食结构，可以采取少食多餐的方式。

1.2 肿瘤患者烹饪方式

健康的烹饪方式无论对健康人预防肿瘤的发生，还是肿瘤患者的康复都占有非常重要的地位。中国菜肴丰富，烹饪方法也是多种多样如蒸、煮、汆、炒、炸、烤、微波等，有些烹饪过程简单易操作，有些工序烦琐，不同烹饪方式对菜品的营养成分含量和口感影响很大。以芹菜为例，芹菜中因富含有丰富的膳食纤维深受人们喜爱，研究表明油炒和蒸保留营养素的同时口感较好。除了烹饪方式，烹饪环境及烹饪用具对肿瘤患者的健康也有一定的影响。

（1）烹饪环境：众所周知，油烟过大的环境对健康不利，研究表明油烟有一定致癌，致畸作用，有神经毒性，同时对睡眠也有影响。北京朝阳医院综合科主任、北京呼吸疾病研究所主任医师王晓娟指出："有研究报道，在没有通风的厨房中烹饪，油烟中有害气体含量相当于燃烧 5～6 盒烟草"。临床上吸烟的中老年男性肺癌的发病率也明显升高，而中国女性肺癌的发病往往与厨房的油烟相关，油烟对于肿瘤康复期或尚未康复的患者危害都非常大，建议尽力避免烹饪中的油烟。这里给出两种减少油烟的方式：一是可以采用炖煮、凉拌、蒸、焖等代替爆炒、油煎、油炸等油烟大的烹饪方式。二是减少油烟存在的时间，除了保持环境通风，还注意在烹饪开始前打开油烟机，烹饪结束后 10 min 再关机。同时，研究发现，每日烹饪时长超过 2 h 可显著提高肺癌的发生风险。

（2）食物及烹饪用具的选择：肿瘤患者居家期间食物的选择仍然遵循均衡膳食的原则，饮食均衡是第一位，补品是次要的。在饮食上懂得调理，可以最大限度上帮助患者康复，比如为防止或减轻骨髓抑制引起的白细胞、红细胞、血小板等的下降，患者可以多食益气、补血、补肾填髓的食物，如阿胶、红枣、花生、核桃、桂圆、菠菜、牛奶、大豆、瘦肉、蛋黄、香菇等食物。在食欲不振的时候，可选择山楂、陈皮、佛手等食物泡茶喝，多吃些开胃小食以刺激食欲，如山楂糕、扁豆、山药以及柠檬蜜、西瓜汁、梨汁、马蹄汁等。在食物的选择上要做到种类丰富，品质齐全，尽量避免偏食的现象。

蔬菜水果、全谷物、奶类、大豆是维生素、矿物质、优质蛋白、膳食纤维和植物化学物的重要来源，对提高膳食质量起到关键作用。

①谷类食物：谷物的选择上做到粗细搭配。除胃肠道手术初期恢复期外，均可采用粗细搭配的原则。主食除了大米 、面粉外，杂粮如小米，粟米和玉米等应占到全部食物摄取量的 1/3，并做到细嚼慢咽。也注意混入一定比例的小豆、黑豆、红豆等杂豆。 粗粮的成分中首先是有所谓"生命之源"的胚芽，它是由碳水化合物、脂肪、植物蛋白、纤维素、B 族维生素。因此，长期食用粗粮有强壮作用。杂豆可以和主食搭配食用，补充膳食纤维、维生素 B、钾、镁等，起均衡营养的作用，提高蛋白质互补和利用。在杂豆中红小豆可以利尿、消除疲劳，黑豆含有许多氨基酸、赖氨酸和色氨酸等，促进代谢、增强体质，薏米可能具有防止癌细胞发育的作用。根据《中国居民膳食指南 2022》推荐每天吃全谷物食物 50～150 g，相当于一天谷物 1/4～1/3。

②蛋白质的选择：优质蛋白质的来源包括蛋类，畜禽类，水产品，牛羊肉及猪肉。其中红肉，俗称瘦肉，是营养学上的一个名词，这里红肉指生肉的颜色为红色（三文鱼除外），而不是烹饪熟了以后的颜色。所有的哺乳动物都是红肉如猪、牛、羊、狗、兔等，肉的颜色来源于肉中的肌红蛋白。与红肉对应的白肉，是指生肉的颜色为白色。生活中主要是鱼、虾及贝壳类的食物。这里的颜色指的是烹饪前肉的颜色，猪肉煮熟以后呈白色，但猪肉也是红肉；鱼、虾煮熟以后也呈白色，但是为白肉。近年，红肉与癌症的关系备受关注；Maryam S. Farvid 等人对红肉和加工肉与癌症关系的进行全面的系统评价和荟萃分析，研究表明，大量红肉摄入量与乳腺癌、子宫内膜癌、结直肠癌、肺癌和肝细胞癌的风险呈正相关，而大量加工肉类摄入量与乳腺癌、结直肠癌和肺癌的风险呈正相关。还观察到结直肠癌、肺癌和肾细胞癌的风险较高，红肉和加工肉类的总消费量也很高。结果提示减少红肉和加工肉类的消费可能是减少本文中确定的癌症类型的关键可改变的生活方式因素。根据中国居民膳食指南，动物性食物每天 120～200 g，每天 1 个鸡蛋，每周至少 2 次水产品。大豆为优质蛋白，大豆及坚果每周 25～35 g。蛋白质摄入足量即可，没有必要为了促进身体恢复过分追求"山珍海味"。

③蔬菜水果的选择：蔬菜中含有丰富的膳食纤维对预防肿瘤有一定的帮助，在肿瘤患者居家期间，增加蔬菜的摄入能改善便秘，促进肠道蠕动。绿叶蔬菜尤其是富含纤维素的蔬菜，如芹菜、韭菜等应多吃。在 de Luis D A 等人的实验中，研究人员给予头颈部癌术后患者连续 12 周的高能、高蛋白、高膳食纤维、高 ω-3 多不饱和脂肪酸的饮食，结果发现术后患者体重、脂肪量和去脂体重均有改善。蔬菜水果的选择上以应季、新鲜的蔬菜水果为主，对于胃肠道肿瘤或消化不良的患者避免选择难消化的蔬菜如芹菜茎，白菜帮，红枣皮，可以选择蔬菜的嫩叶部分，红枣可以去皮食用。餐餐有蔬菜，保证每天摄入不少于 300 g 的新鲜蔬菜，深色蔬菜应占 1/2。天天吃水果，保证每天摄入 200～350 g 的新鲜水果，果汁不能代替鲜果。如何挑选蔬菜水果？重"鲜"，新鲜应季的蔬菜水果，水分含量高、营养丰富、味道清新，对人体健康益处多；选"色"，根据颜色深浅，蔬菜可分为深色蔬菜和浅色蔬菜，深色蔬菜指深绿色、红色、橘红色和紫红色蔬菜，具有营养优势，尤其是富含 β- 胡萝卜素，是膳食维生素 A 的主要来源，应注意多选择；多"品"，挑选和购买蔬菜时要多变换，每天至少达到 3～5 种。不同的水果甜度和营养素含量有所不同，每天至少 1～2 种，首选应季水果。怎样才能达到足量蔬果目标？餐餐有蔬菜，在一餐的食物中，首先保证蔬菜重量大约占 1/2，这样才能满足一天"量"的目标；天天吃水果，选择新鲜应季的水果，变换种类购买，在家中或工作单位把水果放在容易看到和方便拿到的地方，这样随时可以吃到；蔬果巧搭配：以蔬菜菜肴为中心，尝试一些新的食谱和搭配，让五颜六色的蔬菜水果装点餐桌，愉悦心情。巧烹饪，保持蔬菜营养，先洗后切、开汤下菜、急火快炒、炒好即食。

④奶及奶制品：杨月欣等人对奶及奶制品与癌症的关系进行荟萃分析，从奶及奶制品与卵巢癌，乳腺癌，前列腺癌的关系，并分析了研究中提及的与癌相关的牛奶成分包括乳糖、钙、酪蛋白、雌激素类物质对癌症发生的影响，得出适量的牛奶及奶制品摄入不是导致上述癌症的危险因素。牛奶及奶制品是膳食中钙和优质蛋白质的重要来源，每 100 g

液态牛奶含 104 mg 钙，3.0 g 蛋白质、3.2 g 脂肪、3.4 g 乳糖。对于中国居民而言，牛奶及奶制品摄入方面的主要问题仍是满足每日 300 mL 摄入量。

⑤油的选择：建议选择富含高 ω–3 多不饱和脂肪酸的油脂，ω–3 多不饱和脂肪酸（ω–3PUFAs）是由多种小分子脂肪酸组成，包括 α– 亚麻酸（ALA）、二十碳五烯酸（EPA）和二十二碳六烯酸（DHA）。ALA 主要来源于植物油，EPA 和 DHA 在存在于深海冷水鱼类海藻中。经大量研究证明 ω–3 多不饱和脂肪酸不仅能够为肿瘤患者提供营养支持，还能够通过多种机制达到抗肿瘤的目的。膳食中摄入过多饱和脂肪酸和反式脂肪酸也是肥胖相关肿瘤的发病危险因素之一，因饱和脂肪酸中含有人体必需脂肪酸，建议少量食用，尽量避免食用含有反式脂肪酸的食物如糕点类，这类食物热量高饱腹感强但营养素少。

⑥菌类：菌类食物中含有丰富的多糖类物质，具有抗癌活性，建议日常可以适当食用，常见的有平菇，金针菇、香菇、猴头菇等，可以煲汤或炒菜，都是不错的选择。

（3）注意事项：

①糖：大量的动物和人群实验显示，在肥胖相关肿瘤的发生过程中往往会出现糖代谢异常，主要与膳食中糖类摄入过多有关。Michaud D S 等人的研究显示，高血糖负荷的饮食可以使胰腺癌的发病风险升高，尤其是存在胰岛素抵抗的女性中发病率明显升高。De Stefani E 等人的研究也提示，高糖饮食可能是肺癌发病危险因素之一。Slattery M L 等人研究也显示，结肠癌的发生与高血糖指数饮食有关。此外，高糖饮食也与胆管癌、肝癌的发生呈正相关肿瘤患者居家期间注意摄入糖类食物的种类，尽量避免进食纯糖食品，如冰激凌、糖块等。

②调味品：肿瘤患者居家期间避免选择刺激性调味品如辣椒，胡椒等刺激食欲，例如以香菇、柠檬、洋葱、果醋、咖喱、番茄汁增强嗅觉、视觉上的刺激，弥补味觉的不足。味蕾对苦味敏感增加，应避免苦味强的食物。如患者自觉肉类有苦味，可将肉类以糖醋、果汁、香料先浸泡提味，或增加鱼虾类、蛋、奶制品、豆制品等，以增加蛋白质的摄入。Xiaomin Wu 等人通过荟萃分析及 Meta 分析指出食盐的摄入量与胃癌高度相关，高盐饮食也不利于肿瘤患者的恢复，尤其是术后的恢复。根据中国居民膳食指南食盐的摄入量每日小于 5 g，如有高血压、心脑血管等疾病，每日食盐的摄入量在 2～3 g，同时要警惕看不见的盐，如酱油、味精、耗油及某些食物如咸蛋、牛肉干、挂面等。

③烹饪用具：烹饪过程中所用的炊具和进餐中的餐具在食品加工和进餐过程中都起了很重要的作用。从材质上看，选用铸铁、玻璃和陶瓷锅具作为首选；铝锅、失去涂层的不粘锅不建议选用。从工艺上看，建议选用天然制品，如陶瓷锅具及餐具，选用天然色，鲜艳色彩的可能存在一定风险。微波炉引起高温，烹饪时间短，能更好地保存食物的营养成分如维生素，加热过程中不产生致癌物质，与煎锅相比产生的亚硝酸盐更少，可以放心使用。不粘锅和搪瓷锅在选择上要注意挑选质量达标的锅具，可以避免有害物质对身体的损害。不粘锅在 250℃ 以下没有热解现象，超过 400℃，4 h 会产生水溶性氟化物，烹饪时注意温度和时长。

④常见的烹饪方式有溜、焖、烧、汆、蒸、炸酥、烩、扒、炖、爆、炒、砂锅、拔丝

等，对于刚刚手术后尚未恢复的患者推荐的烹饪方式有焖、蒸、炖，避免油炸、红烧等方式，不利于病情恢复。对于处于恢复期或已经完全恢复的患者可采焖、氽、蒸、烩、炖、砂锅等方式，选择易于消化吸收的烹饪方式。烹饪过程中注意避免致癌物的产生，可采用以下方式：尽量避免油炸的烹饪方式，如果必须油炸，为了避免肉类食物制作过程中的与油直接接触产生致癌物质，可以在肉类食物的表面裹上一层面糊，这里可以是蛋清和淀粉做的面糊，也可以是单纯面粉，这样的烹饪方法可以减少致癌物质的产生，同时注意油温不易过热，最好在 150℃以下；炒菜过程中加醋或者勾芡的目的是为了减少菜肴中维生素 C 的流失，起到一定的抗癌作用。

1.3 怎样制定肿瘤患者合理膳食

肿瘤患者膳食的制定需要家人一同参与，可以在营养师的指导下，根据患者的年龄、性别、体重、生活习惯、疾病情况及身体状况，制定一个适合患者的个体化的膳食食谱，并随诊患者病情的改变进行调整，家人的配合和照顾同样起了关键作用，提高抗癌治疗的顺应性。家人和患者商量后制定食谱，记录患者的摄食量、体重、大小便情况，如出现食欲差，体重持续下降需要及时就医。

1.4 肿瘤患者能吃"发物"吗？

"发物"是很多手术后患者常常听到的一个人词，也会约定俗成地把"发物"定义为牛羊肉、海产品、牛奶和鸡蛋等蛋白质含量丰富的食物。那么，到底什么才是发物呢？医学上并没有一个准确的定义，已故现代名医秦伯未指出："凡能引起口干、目赤、牙龈肿胀、大便秘结的芥菜、韭菜、香菇、金花菜等，都有发热的可能，俗称发物"。因此，中医的角度来看"发物"指进食某种食物后引发了某种疾病，或使原有疾病加重，抑或者是引起旧病复发，这类食物可以称作"发物"。西医看来，对"发物"理解为对食物中含有过量的糖皮质激素，或对食物过敏，不耐受，或刺激性较强的食物，如白酒、辣椒、葱、姜、蒜易引起炎症扩散，伤口难愈。中医和西医的看法并不矛盾，这里可以看出"发物"指的是某种或某些食物对某种疾病的影响，而不是说某种或某些食物本身就是发物。举例来说，鸡肉不适合感冒期间进食，在中医的角度看鸡肉在这个时期就是"发物"，但鸡肉本身不是发物。再举例来说，某人对牛肉过敏，那么术后就要避免进食牛肉引起过敏延缓病情恢复。但牛肉本身并不是发物，因其含有丰富的蛋白质对身体的恢复是有很有帮助的。这里常出现两个极端现象：一种是对"发物"的恐惧，不敢进食任何含优质蛋白的食物，因此造成了蛋白质缺乏，影响伤口愈合，并且不利于恢复。另一种是过度进补，为了加速疾病恢复，促进伤口愈合，进食大量蛋白质丰富的食物及补品，超过了身体的承受能力，消化不良，不利于身体的康复。在这里建议术后恢复期的患者适量进食高蛋白食物，且为术前经常进食，没有不良反应的。不要为了加速病情恢复，盲目尝试一些之前没吃过的食物，诱发过敏而延缓病情康复。也可以在中医的建议下进行进补，切记不可自己盲目尝试。

1.5 运动和心情对肿瘤患者的影响

肿瘤患者居家期间需要根据患者的情况循序渐进地采取运动。运动是营养管理的重要内容。有研究发现男性肿瘤患者化疗期间进行合理的运动，12 周后心肺功能、力量、平衡能力等体质水平显著提高，凝血功能、免疫功能等血液生化指标检验异常率显著下降。癌因性疲劳方面的躯体疲劳和生命质量得到显著改善。运动能加速血液循环，促进新陈代谢，提高免疫力，增加胃肠道蠕动，改善便秘，增加进食量，运动能使人心情愉悦，促进病情康复，有氧运动能使人肌肉力量增加，动作灵敏，还能增加骨密度，减少多余的脂肪，维持健康体重。高强度的运动不适合对肿瘤患者，在运动过程中如出现不适如心率增快不能耐受、发热、出血倾向，并且复发等，需及时停止运动，以免发生意外。适合肿瘤患者的运动有：散步、慢跑、八段锦、太极拳、瑜伽、爬楼梯、经络拍打等，可以根据自身疾病及身体情况进行选择。开始时运动量要小，每次 15 ~ 20 min，根据病情和体力情况逐渐增加到 30 ~ 40 min。运动的时间可以选择在清晨、餐后和 16 时到睡前，睡前注意避免强度大的运动，因其使交感神经兴奋，妨碍入睡。

肿瘤患者在居家期间，坚持均衡健康饮食，少食多餐，养成细嚼慢咽的好习惯，不吃发霉变质的食物，不吸烟不饮酒，可以适量饮茶，维持合适的体重，适量运动，保证充足的睡眠，以乐观积极的心态面对生活，均有助于病情的康复。

2 家居康复期肿瘤患者常见并发症的治疗

营养不良是肿瘤患者经常出现的医疗问题，这严重影响了他们的生活质量。而且营养不良的发生率随着疾病的进展而增加，甚至影响到 80% 的肿瘤患者。营养不良对肿瘤患者会产生不利影响，增加感染的发生率、住院时间和死亡的风险。因此在临床实践中对肿瘤患者的营养管理是非常重要的。

营养不良的发病率因肿瘤的类型和分期而不同，按肿瘤类型划分，在胰腺癌中患病率为 86%，在淋巴瘤和结直肠癌中为 48% ~ 61%，在泌尿系统和肺部肿瘤中为 46%，在乳腺癌和肉瘤中的患病率为 30% ~ 40%。按阶段计算，15% ~ 20% 的营养不良出现在肿瘤患者的初始阶段，晚期患者则高达 80%。

肿瘤患者的营养不良与多种因素相关

（1）肿瘤。

①机械性和功能上的改变，特别是耳鼻喉科和消化系统肿瘤。

②有利于高代谢和恶病质的分解代谢激素、细胞因子和动员因子的释放。

③个人习惯、身体退化、厌食症和心理因素。

（2）处理。

①手术的副作用。

②放疗、化疗和免疫治疗。

③患者黏膜炎、呕吐和腹泻导致食物摄入困难、胃肠吸收不良和营养物质的流失。

（3）卫生工作人员。

缺乏营养评估，缺乏发现营养不良的知识和培训，发现营养不良的第一步是通过常规使用营养筛查工具，营养筛查工具很多，使用最多的是：①住院患者：2002 年营养风险筛查；②一般人群：营养不良通用筛查工具（MUST）；③对于老年患者，营养评估（MNA）和营养不良筛查工具（MST）。一旦发现了营养不良的风险，就需要进行全面的营养评估。在肿瘤患者中，被认为是"黄金标准"的营养评估是 VGA-GP（由患者产生的主观全局评级）。那么哪些参数（临床性、分析性和人体测量学）可以用来评估肿瘤患者的初始和随访的营养状况呢？没有一个单一的参数可以告诉我们营养状况，而是有几个参数（临床、分析、人体测量和功能）的组合。

对于居家肿瘤患者，应该仔细询问患者的症状，及时发现营养风险高危因素，如厌食、虚弱、体力活动减少、恶心或呕吐、腹泻或便秘、味觉障碍、疼痛、抑郁或阻碍获取食物的社会经济问题。都应该早期进行营养风险评估，ESPEN 指南建议评估肌肉质量和脂肪储备，可以通过双 X 线吸收仪（DEXA）或生物阻抗分析（BIA）进行，以及使用 ECOG、卡诺夫斯基、动力学等不同尺度对身体性能进行评估。与营养状况最相关的分析参数是白蛋白和前白蛋白。在人体测量参数中，显著的体重减轻：6 个月减轻 10% 或 3 个月减轻 5% 被认为是最可靠的营养缺陷指标。另一个可获得的人体测量指标是测量臂围（作为评估肌肉组织缺失的一种方法），如果测量值低于 20 cm 或在两次测定之间减少 2 cm，则表明营养不良。有一些更精确的工具需要特定的设备，但通常是不可用的。

肿瘤患者居家的营养支持包括：

①营养建议和卫生饮食，营养教育和合理饮食指导；②人工营养，口服营养补充（ONS）；③全肠内营养（TEN）；④肠内营养（PEN）+ 部分肠外营养（PPN）；⑤全肠外营养（TPN）。

选择取决于患者目前的情况：肿瘤诊断、肿瘤特异性治疗、预后、营养状况、营养需求和营养支持的持续时间。肿瘤患者的营养需求，一般与健康人的相似。蛋白质需求应在 1.2~1.5 g/（kg·d），如果有蛋白质分解代谢，可增加到 2 g/（kg·d）。理想的脂质/碳水化合物的值将由每个患者的病史或临床情况决定。如果存在胰岛素抵抗，由于葡萄糖氧化增加和体重减轻，这种关系应偏向脂质。另一个需要考虑的是患者对水和钠的需求，应该低于正常。特定营养素或"药物营养素"是营养底物，除了具有营养价值外，对机体还有其他有益的作用。它们可以调节疾病的进展，例如，欧米茄 3（ω-3）脂肪酸，精氨酸和谷氨酰胺等。肿瘤患者肠内营养主要是增加这些营养素，这些特定的蛋白质营养物质，肠内营养较安全，并发症较少见。

如果患者营养充分，体重没有减轻，并且摄入了至少推荐营养摄入量的 50%，那么营养专家认为这是足够的。营养支持从口服补充剂开始，是指当患者没有高危因素，不能满足 50% 的每日需求量。营养补充剂，如液体、半固体或粉末、高能量食品或 RUTFs，都可以使用。

居家肿瘤患者的合适方式是通过胃肠道补充营养，这也有维持肠道功能和肠道黏膜完整性的重要好处。常见的副作用，如恶心、呕吐和黏膜炎等。欧洲临床营养和代谢学会（ESPEN）指南推荐，如果口服营养不足，只要胃肠道不严重受损，肠内营养（EN）作为首选，这应该比肠外营养（PN）更可取。EN 现在被认为是治疗或预防营养不良的一种安全有效的方法。EN 的主要适应证是严重消瘦或营养不良的患者；EN 有几种途径：鼻胃、鼻十二指肠和鼻空肠。鼻胃管是治疗 EN（营养治疗）的首选方法。有持续呕吐风险的患者应使用鼻十二指肠管和鼻空肠管。如果需要长时间的支持（＞4～6 周）或需要绕过鼻咽部，可以建议采用胃造口术进行。

　　应根据患者的年龄和胃肠道功能来选择营养配方。在胃肠道功能正常的情况下，标准的聚合物配方是适当的选择，因为它们包含完整的蛋白质和长链甘油三酯。另一方面，在吸收不良的情况下，可能需要使用含有氨基酸和中链甘油三酯的配方。如果需要限制液体，或如果胃容量减少，可以采用浓缩配方；然而，有胃肠道梗阻或麻痹性肠梗阻、顽固性呕吐或腹泻、严重黏膜炎、肠 GVHD、急性出血、严重胰腺炎、放射性肠炎或胃肠穿孔的患者，如果 EN 不可能、不充分或临床禁忌的，应考虑 PN。PN 使用相关的可能并发症包括机械或设备相关并发症，如中心静脉导管（CVC）血栓形成、破裂、闭塞或脱位；感染并发症，如 CVC 相关感染；以及代谢并发症，例如 PN 成分缺乏或过量（高甘油三酯血症和高血糖）、酸碱或电解质失衡、药物相互作用或相容性问题、肠衰竭相关肝病和再喂养综合征。当使用 PN 时，可导致肠道微生物群（GM）生态失调。此外，PN 可引起肠绒毛萎缩和肠黏膜通透性增加，导致更多的感染性并发症。

　　肠道微生物群的功能和组成的改变可能在包括肿瘤在内的各种疾病的发展中发挥关键作用。生态共生的特点是有益物种的流行和潜在致病物种的低流行。微生物群不仅直接影响多种肠道功能，而且通过其成分和代谢产物的产生发挥远程作用。非致病性共生物种和常驻细菌物种的减少导致新的细菌种群的发展，并导致微生物群的失调，称为生态失调。生态失调与癌变之间存在一种关系，其中由生态失调引起的免疫系统功能的改变可以改变细胞的生长和死亡过程。最近的研究表明，肠道微生物群失调可能通过引起促炎细胞因子的增加而导致癌症治疗后的胃肠道毒性（内毒素）和免疫细胞破坏胃肠道，导致肠上皮屏障功能降低，从而增加细菌易位到血液的风险。

　　居家肿瘤患者肠内营养可以影响微生物群紊乱，从而影响肿瘤患者的病情。必须相应地区分口服营养和人工营养。对于能够口服喂养、营养不良或有营养不良风险的患者，应首选具有增加能量和蛋白质摄入量的口服营养。目前被研究和实践最多的饮食（膳食结构）之一是地中海饮食（地中海膳食）。其主要特征是摄入水果、蔬菜、谷物和不饱和脂肪酸，而肉类和饱和脂肪酸的摄入量减少。这种营养减少炎症信号，大量摄入碳水化合物在微生物群中产生短链脂肪酸（SCFA），对肿瘤预防和治疗有积极影响。这些细菌产物同时作用于细胞内和细胞外。例如，在细胞内水平上，它们作为组蛋白去乙酰化酶的直接抑制剂，促进 T 细胞分化为产生 IL-17、IFN-γ 和 IL-10 的细胞。短链脂肪酸，特别是丁酸盐，直接影响肠黏膜，因为它们是肠黏膜细胞的能量。据观察，在海洋鱼类、植物油和种子中发现的 ω-3（Omega-3）多不饱和脂肪酸在维持肠道健康和修饰转基因方面具有有益的作用。ω-3（Omega-3）多不饱和脂肪酸在肿瘤治疗中的益处已经在多项研究中得到了充分的证明。这些脂肪酸具有抗炎的特性，并已被证明可以抑制致癌作用和肿瘤的生长。事实上，这些脂肪酸是肠细胞膜的重要组成部分，可以改变肠黏膜屏障的功能。补充 $\omega-3$ 多不饱和脂肪酸与抗炎和抗氧化作用有关，可通过调节肠道微生物作用于免疫系统。这对于正在接受化疗或放疗的患者尤其相关，因为它可能会减少由微生物生态失调引起的胃肠道副作用的风险。生态失调患者更容易发生中性粒细胞减少而引发各种感染，如中性粒细胞减少性结肠炎。为了降低中性粒细胞减少症患者发生这些感染的风险，已研究了一种中性粒细胞减少症饮食的低细菌饮食。

（八）终末期肿瘤患者的营养治疗

恶性肿瘤是全球性公共健康问题，在世界各国均是居民主要死亡原因之一，发病率及死亡率呈逐年上升的趋势，给家庭及社会带来巨大负担。营养不良是恶性肿瘤患者常见症状，一项研究显示我国住院恶性肿瘤患者营养不良发生率为 89%，其中中、重度营养不良发生率高达 58%，但仅有 30%~35% 的患者接受营养干预。给予患者合理规范的营养支持治疗，可以显著降低肿瘤并发症发生率和死亡率，缩短住院时间，同时合理的营养干预可以有效节省患者的医疗花费。

终末期肿瘤患者一般指预期生存期小于 3 个月，已经失去常规抗肿瘤治疗指征，包括手术、放化疗、靶向治疗以及免疫治疗等。终末期肿瘤患者的治疗包括疼痛管理、症状管理、营养管理、社会心理支持及针对晚期疾病相关问题的支持，其中营养治疗为终末期肿瘤患者治疗的重要组成部分。

1　终末期肿瘤患者营养治疗指南

指南一般是专家学者对目前接受的治疗方法观点的证据和共识声明。中国临床肿瘤学会（CSCO）基于循证医学证据、兼顾诊断产品的可及性、吸收精准医学新进展，制定了我国常见肿瘤的诊断和治疗指南。《恶性肿瘤患者营养治疗指南 2021》是 CSCO 最新版关于恶性肿瘤患者营养的指南，也是对 2019 年版的修改补充和更新。

终末期肿瘤患者及终末期的营养治疗

终末期恶性肿瘤患者基本都存在营养不良，往往伴有恶病质，恶病质是恶性肿瘤患者一种持续性骨骼肌丢失的多因素复杂的综合征，伴有或不伴有脂肪组织丢失，不能被常规的营养支持完全逆转，可导致进行性功能障碍，也是肿瘤患者一种严重的并发症。其特点为慢性、进行性、不知不觉中体重下降，经常伴有厌食症、饱腹感和乏力等表现，且对营养治疗不敏感或仅部分敏感。恶病质的核心表现是骨骼肌丢失，病理生理改变为厌食、炎症反应增加、代谢的异常、能量及蛋白质负平衡以及体重（尤其是骨骼肌）的丢失。恶病质的病因主要可分为两部分，一为厌食症，食欲减退导致营养摄入减少，可能因为肿瘤本身对消化道的直接影响，或是肿瘤产生的细胞因子例如脂质活动因子（LMF）和蛋白分解诱导因子（PIF）等影响下丘脑饮食中枢，降低食欲，减轻体重；二为促炎症细胞因子和肿瘤衍生因子激活引起的代谢异常，如促炎细胞因子白细胞介素 –1、白细胞介素 –6 和

肿瘤坏死因子 -α，加强分解代谢，削弱食欲，减轻体重，因此厌食症可以导致恶病质，但恶病质也可以独立于厌食症而发生。

我国的一项研究显示，恶病质的总患病率为 37.0%，其中最高和最低的患病率分别为胰腺癌（63.3%）和乳腺癌（15.4%），消化系统肿瘤与恶病质更为显著相关。恶病质可导致虚弱乏力、低蛋白血症、消瘦、免疫系统损伤、代谢功能障碍和自主神经功能衰竭等。恶病质会导致患者抗肿瘤治疗失败，会增加放化疗等治疗的毒性，影响抗肿瘤治疗的效果，缩短患者生存期以及增加心理社会压力等，是肿瘤患者预后不良的因素之一。根据 2011 年国际共识将恶病质分为恶病质前期、恶病质期及恶病质难治期 3 期，恶病质前期为体重下降 ≤ 5%，伴有厌食和代谢改变；恶病质期为 6 个月内体重下降 > 5%，或 BMI < 20 kg/m² 者体重下降 > 2%，或肌肉减少症者体重下降 > 2%，常伴有摄食减少或系统性炎症；恶病质难治期为疾病持续进展，分解代谢活跃，对抗肿瘤治疗无反应，体能状况评分低，预期生存期 < 3 个月。恶病质分期的意义在于，针对不同的恶病质期应采取不同的营养支持治疗方案，恶病质前期和恶病质期是比较有效的治疗窗，最终治疗目标为逆转体重丢失和肌肉消耗，最低治疗目标为维持体重，防止进一步下降，而难治期主要治疗目标减轻症状、提高生活质量，而不是逆转消瘦。肿瘤恶病质最好的治疗方法是病因治疗，即治疗肿瘤，但对于终末期肿瘤患者，控制肿瘤和提高生活质量同样重要。

终末期恶性肿瘤患者营养治疗是以保证生活质量及缓解症状为目的，其中生活质量是营养治疗评估中最重要的内容。终末期患者也需要营养治疗，恶性肿瘤恶病质患者比非恶病质患者更需要营养支持，当患者无法口服足够的营养，恶病质的负面影响变得明显时，恶性肿瘤患者希望得到有专门知识的医务人员的营养支持。

终末期肿瘤患者需要全程的营养管理，包括营养筛查、营养评估、综合评估、营养治疗及随访监测。应用最广的营养风险筛查工具是 NRS2002，可发现有无营养风险的不良临床结局风险。患者主观整体评估（PG-SGA）是专门为肿瘤患者设计的营养状况评估方法，总体评估结果包括定量评估及定性评估，患者自身评估包括体重、摄食情况、症状及活动和身体功能，医务人员评估包括疾病与营养需求的关系、代谢方面的需要及体格检查。

（1）对症支持治疗为主：对终末期患者我们需要评估患者体重减轻的速度和严重程度及相关症状，对患者 / 家属 / 护理人员进行宣教，讨论可用治疗方案的风险 / 收益。终末期肿瘤患者营养相关症状诊治，例如口干、疼痛、恶心呕吐、味觉障碍、顽固性呃逆、腹胀、腹泻、抑郁、早饱、恶性肠梗阻等，严重影响患者的食物摄入，临床医生应处理影响患者食物摄入的症状，给予积极的对症支持治疗，缓解疼痛、便秘、恶心呕吐等症状，规范化症状管理有益于增加患者食物的摄入，提高患者的生活质量。因肠道运动障碍引起的消化不良、恶心呕吐及早饱感症状，可使用甲氧氯普胺等胃肠动力药调节肠道蠕动。孕激素类药物如醋酸甲地孕酮、甲羟孕酮和糖皮质激素类药物如地塞米松、波尼松等可起到改善食欲的作用，从而增加食物摄入，达到稳定或增加体重的目的。既往研究显示接受醋酸甲地孕酮治疗的肿瘤患者食欲得到改善，体重略有增加，但需要注意血栓栓塞和死亡的风险。在判定全身营养状况和患者胃肠道功能基础上制定个性化的营养方案，无论是肠内还是肠外营养治疗的患者，都需要监测出入液量、水肿或脱水症状体征、血电解质及血糖水平等，并根据病情及时调整肠内肠外营养补充。

（2）可适当放宽饮食限制，避免强制饮食，防止呕吐误吸；不主张采用积极营养治疗获得正氮平衡或氮平衡：患者尚可进食时首选经口进食，可适当放宽饮食限制，例如对糖尿病饮食的限制，对合并糖尿病的终末期肿瘤患者血糖可不严格控制到正常血糖水平，这些可以改善部分患者生命质量；此外，需要注意的是要避免强制饮食，防止呕吐误吸，误吸是 EN 最常见且致命的并发症，危险因素包括高龄、既往误吸病史、机械通气、神志障碍、鼻胃管过粗、胃食管反流病、护理质量差。经口或管饲时尽可能使患者坐位呈 45°～60° 角，或患者头部抬高 30°～45°，需要注意喂食或者管饲输注的速度，定期检查营养管的位置，一旦发生误吸，即刻停止输注。首先可鼓励患者积极主动咳嗽，必要时行气管内吸引或气管切开，尽可能减少吸入性肺炎。

终末期恶性肿瘤患者营养治疗的目的是维持体重，改善生命质量，而不是增加体重，营养支持的液体量和总热量摄入过高，可能会增加心肺、肾脏等脏器的负荷，需同时考虑总能量摄入及功能的生热营养素比例，低热量摄入的概念有利于减少感染性并发症与费用支出。

（3）非甾体抗炎药：非甾体抗炎药（NSAIDs），包括环氧化酶 -2（COX-2）抑制剂，如塞来昔布、布洛芬和吲哚美辛等，可以抑制炎症因子，减少肿瘤相关的炎症反应，可能起到改善肿瘤患者全身炎症反应的状态，通过调节代谢作用，部分逆转恶病质患者的异常代谢，可以更多地考虑在同时存在疼痛等其他 NSAIDs 适应证的恶病质患者中使用，在晚期肿瘤患者的姑息治疗中有一定作用，虽然对于 NSAIDs 的初步研究的结果是积极的，但目前的证据不足证明单纯使用非甾体抗炎药能够改善晚期肿瘤患者的营养状态或预后，也不足以推荐非甾体抗炎药用于治疗临床试验外的肿瘤恶病质，同时我们需要考虑 NSAIDs 可能的肾、肝损害和胃肠道出血的风险。

（4）非药物治疗：非药物治疗包括心理治疗和运动锻炼等，是终末期恶性肿瘤患者姑息治疗的重要组成部分。治疗疾病常常并不只是治疗疾病本身，需要特别注意患者的心理状况，社会心理因素与肿瘤患者的治疗效果息息相关，影响着疾病的预后及转归。肿瘤患者常常存在焦虑、抑郁、愤怒、缺乏快感、悲观、恐惧死亡、绝望等心理问题，究其原因可能为患者对肿瘤本身的恐惧，肿瘤相关的疼痛、乏力等症状没有得到有效控制，昂贵医疗费用给患者及整个家庭带来的沉重负担，无法进行正常工作、家庭生活及社交，手术及放化疗等治疗副作用的折磨、躯体功能障碍的影响、担心恐惧肿瘤复发转移及死亡。针对患者的社会心理问题，我们需要对患者进行心理评估，确认患者的社会心理问题和情感需求后制定个体化心理干预措施，包括健康教育、心理疏导、心理支持及行为治疗等。针对患者的社会心理问题，应积极联合家属配合协同干预，向患者及家属普及肿瘤诊治知识、正确的生活方式，帮助患者缓解疼痛等症状，实施心理引导患者正念思维，家属的陪护照顾可提升家庭关系中的生活幸福感，同时进行死亡教育，帮助患者及家属正确看待死亡，减轻对死亡的恐惧感，此外可以建议患者通过音乐疗法、冥想等稳定情绪。良好的心理治疗和家庭支持能够改善部分患者的症状，并提高患者的生命质量。

越来越多的研究发现，恶性肿瘤患者可安全地进行运动测试和干预，运动可加速肿瘤患者术后恢复，维持或增强患者的肌肉量和肌肉功能，减轻患者肿瘤相关症状或抗肿瘤治疗的副反应，如癌因性疲乏、焦虑抑郁情绪、淋巴水肿等，提高生命质量，改善患者的预后，降低死亡风险，并可能改善患者的生存结局。中国恶性肿瘤患者运动治疗专家共识建议，一要患者动起来，动起来比静坐或卧有益，尽量"避免不活动"；二要动到一定的程度，在一定范围内增加运动量；三要选择最佳运动时间，不同时间导致不同的代谢调整；四要选择最合适的运动方式。运动干预前恶性肿瘤患者需要进行运动风险评估，包括疾病、治疗或并发症可能带来的风险和后果，并建议肿瘤患者运动干预时有监督或监督和家庭相结合。结合终末期恶性肿瘤患者的实际情况，建议患者在能够耐受的前提下进行适量的体力活动，运动应该从较低的强度和持续时间开始，并随着患者病情的变化而进行修改。

（5）通过个体化评估确定营养素需要量及配方：终末期患者营养支持的主要目的是缓解症状，减轻痛苦，延缓恶病质进展，维持体重，改善生命质量，甚至延长生存期。这一阶段的营养干预应该以个体化的方式进行，并由医师、护士、营养师、心理治疗师等多学科团队定期对营养治疗的适应证进行严格评估，为终末期肿瘤患者提供最优化个体化的营养治疗方案，根据患者的疾病状况、体重与身体成分组成、生理功能变化等进行个体化营养评估，确定营养素需要量以制订合理化的营养配方。个体化营养干预使患者得到更理想的营养平衡和更好的体重保持，为患者量身定制的营养方案改善了预后。终末期恶性肿瘤患者营养治疗的目的是维持体重，提高生命质量，能量摄入过高可能增加心肺等脏器负荷，低能量摄入的概念有利于减少感染等并发症与费用支出。此外，需同时考虑总能量摄入及供能的生热营养素比例，一般按照 $25 \sim 30 \, kcal/(kg \cdot d)$ 估算患者每日所需的能量，再根据患者的年龄、应激状况等适当调整；可按 $1 \sim 2 \, g/(kg \cdot d)$ 给予蛋白质，其中动物蛋白优于植物蛋白；碳水化合物和脂肪的最佳比例目前尚不清楚，考虑到胰岛素抵抗患者的肌细胞对葡萄糖利用能力明显降低，但利用脂肪的能力是正常或增加的，因此提高脂肪/碳水化合物的供能比可能有益的，同时可能降低与高血糖相关的感染风险。

（6）在膳食指导的基础上，首选肠内营养，无法达到最低营养需求时，考虑肠外营养：肿瘤营养支持治疗应遵循五阶梯原则：首先选择营养教育，然后依次向上选择口服营养补充（Oral Nutritional Supplements, ONS）、全肠内营养（TEN）、部分肠外营养（PPN）、全肠外营养（TPN）。参照 ESPEN 指南建议，当下一阶梯不能满足 60% 目标能量需求 $3 \sim 5 \, d$ 时，应当选择上一阶梯。在膳食指导的基础上，患者尚可进食时首选经口进食的肠内途径补充营养。肠内相比肠外途径的优势在于可维持肠道屏障功能，感染并发症较少和费用较低。

首先需要对患者进行营养筛查和评估，根据患者的全身营养状况和胃肠道功能情况，制订个体化的营养治疗计划。对恶性肿瘤患者及家属进行营养教育与膳食指导，存在营养不良或者存在营养不良风险的患者，如可以经口进食需增加能量和蛋白质的摄入，如经口进食不能满足患者营养需要，使用 ONS，可显著改善患者生命质量。如患者不能经口进食或经口不能满足营养需要，可考虑经管予肠内营养，管饲分为无创置管和有创置管，其中无创置管指经鼻将导管置于胃、十二指肠或空肠中，有创置管指内镜下或外科手术下的各种造瘘术。经鼻无创置管是最常用的管饲方法，适用于 ≤ 4 周的管饲患者，优点是无创、简便、经济等，缺点是可能导致鼻咽部刺激、出血、导管脱出等。肠内营养时间超过 4 周的患者可考虑有创的胃造口或空肠造口管饲，造瘘的创伤和不适感小，易于被患者接受，满足长期管饲的需求。当膳食、ONS 或管饲肠内营养摄入不足，无法达到最低营养需求时，给予补充性的肠外营养（SPN）。当患者不耐受肠内营养或肠内营养不可行时，且预期全肠外营养能够提高患者生命质量或生存获益时，可给予全肠外营养（TPN）。

无论肠内或肠外营养治疗患者，都需要监测生命体征、出入液量、水肿或脱水症状体征、实验室指标（血电解质水平、肝肾功、血糖血脂等），并根据患者病情及时调整肠内或肠外营养补充量。一旦肠道功能恢复，或肠内营养治疗能满足患者营养需求，即应停止肠外营养治疗，恢复肠内营养。血流动力学不稳定、严重代谢紊乱、终末期肝肾功能衰竭、胆汁淤滞者禁用肠外营养。

（7）EPA 可能对维持患者体重、瘦体重，改善患者食欲有效：EPA 即二十碳五烯酸，属于 ω-3 多不饱和脂肪酸，主要来源于冷水鱼鱼油的主要成分，在人体内虽然亚麻酸可以转化为 EPA，但此反应速度很慢且转化很少，无法满足人体对 EPA 的需要，因此必须通过食物获取补充，是机体不可缺的脂肪酸。既往研究显示 EPA 可通过产生活性氧（ROS），抑制癌细胞的抗氧化活性，以及合成具有抗炎和抗肿瘤特性的前列腺素、血栓烷和白三烯等抗炎产物，从而起到抑制肿瘤的作用。有研究显示 n-3 PUFA 可以结合肿瘤细胞的核受体，调节脂质代谢和细胞死亡相关靶基因的表达，起到增加肿瘤对化放疗等抗肿瘤治疗的敏感性的作用，研究也显示 EPA 可有效减少常见的化疗相关副作用，如骨密度下降、周围神经病变等，可能对维持患者体重、瘦体重、改善患者食欲有效，可改善肿瘤患者的生活质量。此外，核苷酸、精氨酸也可作为免疫调节成分，通过药理作用达到调节机体代谢和免疫功能的目的，但既往几项研究并没有观察到免疫营养素明显的临床益处，因此需要更多的临床试验以积累更多循证学依据。

（8）对患者和家属进行充分的宣教和沟通，尊重其意愿，鼓励患者和家属参与营养治疗和水化决策过程：多项来自亚洲国家的调查表明，亚洲人普遍认为营养和水化是临终关怀的重要组成部分，事实上在生命的最后阶段给予营养支持几乎不能使患者受益，但当治疗无效时，多数患者和家属仍无法接受停止营养或水化，经常可以看到许多患者家属和照顾者还是会要求给予终末期患者营养和水化。应该由肿瘤科、姑息科、营养科、心理科等多学科组成的团队，对患者和家属进行充分的宣教和沟通，解决患者和家属的焦虑等精神压力，尊重他们的宗教、民族和文化背景，也充分尊重他们的意愿和选择，同时应该鼓励患者在神志清楚、尚有能力时，自主性选择适合他们需求的方案，参与讨论和决策临终前是否继续营养和水化治疗等问题。

终末期营养治疗不仅仅是个医学问题，还更多地涉及伦理、患者及家属意愿的层面。需要告知并与患者及家属讨论营养支持治疗，如肠内营养或肠外营养，这些治疗的潜在益处和风险，使患者和家属明白终末期营养治疗的目的是维持或改善患者的营养状况，延缓恶病质进展，以减轻患者痛苦，改善患者生活质量，同时可逐步减少人工营养的量和所含热卡，尊重患者及家属的意愿，选择保留或撤除人工营养。这一阶段的营养支持治疗应该由多学科团队定期严格评估营养治疗的适应证，为每个肿瘤患者制定个性化的营养方案，如果患者无法进食，人工营养可能改善其预后。总之，通过培训提高医生沟通技巧，与患者及家属进行有效沟通，告知患者及家属人工营养治疗的潜在获益及风险，给予他们营养宣教与指导以及情感的支持和安慰，同时考虑临床营养治疗指征和社会伦理学理论，认真评估营养治疗的风险与效益，在尊重患者及家属意愿，同时兼顾公平的条件下，合理地使用有限的医疗资源，适当实施人工营养治疗。

（9）临终患者仅需少量食物和水来减少饥渴感；不建议对临终患者给予营养治疗，可根据个体情况给予适当液体补充以纠正脱水、谵妄、电解质紊乱等症状；大部分临终患者存在难治性恶病质和炎症反应，导致体重和身体功能持续下降，即使给予积极的营养干预措施，患者也难以获益，且过度的营养干预反而会增加患者代谢负担和脏器负荷，影响其生命质量，同时考虑人工营养，包括肠内营养和肠外营养可能导致的感染、误吸等并发症，欧洲临床营养与代谢学会（ESPEN）指南也建议，不应该为临终的无法治愈的肿瘤患者提供人工营养，只有在下列情况才考虑人工营养，即晚期肿瘤患者的预期生存期至少为 2～3 个月，有望稳定或改善患者的生活质量，患者希望人工营养支持，且口服营养补充不足。因此，目前的证据不建议对临终患者给予人工营养支持，大部分临终患者只需少量食物和水来减少饥渴感，并防止因脱水而引起的精神错乱，同时对于生命体征不稳和多脏器衰竭者，原则上也不考虑系统性的营养治疗。

水化与人工营养不同，可通过肠内、皮下、静脉等多途径给予，如果临终患者能耐受输液，可根据患者个体情况给予适当液体，来缓解患者口腔干燥和口渴，纠正脱水、谵妄、电解质紊乱等症状。

2 终末期肿瘤患者营养治疗科研进展

迄今为止，对于终末期肿瘤患者的营养治疗没有通用的金标准，指南的治疗效果也并不完美，而且对于营养干预的效果也是存在争议的，有研究显示营养支持可能无法逆转终末期肿瘤患者的体重，过度激进的肠内或肠外营养实际上会增加临终患者的痛苦。应该指出的是，最好的营养治疗方法取决于疾病的阶段，在终末期姑息治疗优先于营养干预治疗。目前，已经形成的共识是，考虑恶性肿瘤恶病质的多因素病因，因此需要多模式营养干预治疗方法，包括肠内肠外营养干预、药物干预、运动及心理社会干预等，整合这些不同治疗方式的进一步临床试验是研究的方向。

2.1 营养治疗

癌症患者通常会减少热量摄入，这可能是肿瘤存在的直接结果。例如，胃肠道梗阻或宿主对肿瘤和治疗的反应；肿瘤引起的全身炎症可导致厌食症，而抗癌治疗导致的恶心、黏膜炎和呕吐可严重减少食物摄入量。因此，尽可能地扭转这些症状是至关重要的。此外，假设癌症患者的总能量消耗与健康对照组相等，则应补偿热量摄入的不足。营养干预的其他方面包括膳食咨询、营养补充和人工营养。

（1）营养教育与膳食指导：终末期肿瘤患者需要全程的营养管理，包括营养筛查、营养评估、综合评估、营养治疗及随访监测。对患者进行营养筛查和评估后，最好是由专业的营养师对患者及家属进行营养咨询，包括营养教育与膳食指导，根据患者的全身营养状况和胃肠道功能情况，制订个体化的营养治疗计划，计算能量和营养需求，提供关于摄入高蛋白、高热量、高营养型食物的指导，并进行随访监测。同时需要向患者及家属解释营养干预潜在益处和风险，使患者和家属明白终末期营养治疗的主要目的是减轻患者痛苦，改善患者生命质量，为患者及家属提供实用和安全的营养建议。然而，值得注意的是，膳食咨询作为一种营养干预的手段，其效果和价值已经在既往几项研究中进行了评估，但研究结果不一。因此，需要进一步的证据来证明这种干预是改善营养的一种有效手段。

（2）肠内营养及肠外营养：对于终末期肿瘤这一阶段，建议患者摄入富含热量和蛋白质的饮食，同时增加进食频率和减少进食量。如果这些不能满足患者的营养需求，可提供口服营养补充剂（ONS）。如果患者长时间无法充分进食（不能经口进食或经口不能满足营养需求），人工营养将成为必需，即肠内营养和肠外营养。尽管许多研究试图比较肠内营养和肠外营养，但没有结论性的结果，现在普遍认为，这两种营养治疗方式各有其独特的适应证和禁忌证，肠内途径应该优先，而当肠内途径不充分或不可行时，可以应用肠外营养。

无论肠内或肠外营养治疗患者，都需要监测生命体征、出入液量、水肿或脱水症状体征、实验室指标（血电解质水平、肝肾功、血糖血脂等），并根据患者病情及时调整肠内或肠外营养补充量。一旦肠道功能恢复，或肠内营养治疗能满足患者营养需求，即应停止肠外营养治疗，恢复肠内营养。血流动力学不稳定、严重代谢紊乱、终末期肝肾功能衰竭、胆汁淤滞者禁用肠外营养。

目前一些研究表明营养干预是无效的，但对于预期生存期为数月至数年时，还应考虑营养支持，包括适当的肠内和肠外营养，但随着生存期逐渐缩短，营养支持的目标和强度也应该随之变化。对于临终患者，过度的肠内或肠外营养干预实际上会增加患者的痛苦，不建议对临终患者给予人工营养支持，大部分临终患者只需少量食物和水来减少饥渴感，可根据患者个体情况给予适当液体，来缓解患者口腔干燥和口渴，纠正脱水、谵妄、电解质紊乱等症状，同时向患者、家属和照顾者提供宣教指导和情感支持。

（3）药理营养素：ω-3多不饱和脂肪酸也叫n-3多不饱和脂肪酸（n-3 PUFAs），主要包括二十碳五烯酸（EPA）及二十二碳六烯酸（DHA），是人体所必需的多不饱和脂肪酸，主要来源于冷水鱼的鱼油。既往研究显示EPA可通过产生活性氧（ROS），抑制癌细胞的抗氧化活性，以及合成具有抗炎和抗肿瘤特性的前列腺素、血栓烷和白三烯等抗炎产物，从而起到抑制肿瘤的作用。有研究显示n-3 PUFA可以结合肿瘤细胞的核受体，调节脂质代谢和细胞死亡相关靶基因的表达，起到增加肿瘤对化放疗等抗肿瘤治疗的敏感性的作用，研究也显示EPA可有效减少常见的化疗相关副作用，如骨密度下降、周围神经病变等，可能对维持患者体重、瘦体重、改善患者食欲有效，可改善肿瘤患者的生活质量。

n-3 PUFAs 具有降低炎症反应的作用，有研究证实可降低炎症因子 IL-6 及 C - 反应蛋白和静息能量消耗。鱼油的鱼腥味可能影响患者的依从性，有报道其可能导致轻微胃肠道副作用，但大多数是可以耐受的。ω-3 多不饱和脂肪酸治疗肿瘤恶病质的潜力已经被广泛关注，但既往的几项系统综述显示，目前没有足够的临床证据支持推荐 ω-3 多不饱和脂肪酸治疗肿瘤的恶病质，因此需要更多的临床试验以积累更多循证学依据。

支链氨基酸（BCAAs），是蛋白质中的 3 种常见氨基酸，即亮氨酸（Leu）、缬氨酸（Val）和异亮氨酸（Ile），是具有蛋白质合成代谢特性的必需氨基酸。几项相关研究发现，补充 BCAA 可以减少 ROS，增加晚期恶性肿瘤患者的肌肉质量和功能，改善生活质量。在肿瘤患者中，肿瘤和宿主对 BCAAs 的正常需求是相互冲突而复杂，肿瘤患者存在严重肌肉萎缩综合征，即恶病质，促使他们使用 BCAA 补充剂，但改善肌肉质量的理想必须与避免为肿瘤增殖提供物质的需要相平衡。

β- 羟基 -β- 甲基丁酸酯（HMB），是亮氨酸代谢的内源性产物，可以改善肌肉质量和功能，单独应用或与其他氨基酸联用（精氨酸和谷氨酰胺）作为膳食补充剂，在肿瘤患者中是安全的，且耐受性良好。HMB 被认为可以有效减轻炎症和肌肉蛋白水解，并通过靶向雷帕霉素（mTOR）复合物 1（mTORC1）刺激蛋白质合成，还通过抑制泛素—蛋白酶体和自噬—溶酶体系统，分别与肌肉蛋白水解和肌核凋亡的减少有关。HMB 对肌肉质量和功能的益处已在包括老年人和不同疾病状况在内的临床前和临床研究中进行了广泛探索。一项 Meta 分析纳入了 15 项针对不同临床状况的患者（包括两项肿瘤的患者）的随机对照试验（RCT），结果显示在 3.0 g/d 的剂量下，HMB 对肌肉质量和力量总体是积极影响，尽管影响较小。HMB 的合成代谢潜力正在被用来解决肿瘤患者的肌肉减少，并有可能改善长期结果。然而，目前仍缺乏一致的临床证据，仍不能广泛推荐含有支链氨基酸及其代谢产物（如 HMB）的补充剂。

微量营养素，主要包括维生素类（维生素 C、维生素 D 和维生素 E 等）和微量元素（锌、硒等）。终末期肿瘤患者存在微量营养素缺乏的风险，美国癌症协会发表了关于微量营养素的声明，建议维生素和矿物质的需要量就是每日推荐供给量，是有效且安全的。不鼓励在无特殊需要的情况下使用大剂量的微量营养素。

2.2 药物治疗

许多不同的药物已被建议对癌症恶病质有效，其作用原理主要是减轻肿瘤相关炎症反应，激发机体合成代谢潜力以对抗消耗和高分解代谢状态，以及刺激食欲。

（1）孕激素：包括醋酸甲地孕酮和醋酸甲羟孕酮，可以减少和抑制促炎细胞因子，同时通过增加下丘脑中神经肽 Y 的释放来刺激食欲，能有效改善肿瘤患者的食欲，增加食物摄入量与体重，提高生活质量，但需要注意可能增加的血栓栓塞（最重要）、水肿、高血糖、高血压和库欣综合征等风险。醋酸甲地孕酮是人工合成的孕激素衍生物，是临床上唯一用于治疗恶病质的药物，已被美国食品和药物管理局（FDA）批准用于治疗艾滋病相关的恶病质，没有其他药物在疗效和耐受性方面优于醋酸甲地孕酮。然而，一些研究也指出醋酸甲地孕酮导致的体重增加可能只是体脂和液体潴留增加的结果，而没有显著改善瘦体重。此外，有研究发现醋酸甲地孕酮和其他药物联合治疗肿瘤恶病质可能效果更佳，如沙利度胺、L-左旋肉碱、二十碳五烯酸，以及奥氮平等药物，联合应用比单一药物治疗，在体重、食欲和生存质量方面具有更明显的改善。总之，醋酸甲地孕酮可以增加体重和食欲，但 FDA 尚未批准醋酸甲地孕酮用于治疗肿瘤恶病质，仍需要进一步的研究。

（2）糖皮质激素：糖皮质激素包括地塞米松、强的松以及甲泼尼松等，可以抑制促炎细胞因子 TNF-α 和 IL-1，既往的多项研究显示激素可以增加患者食欲和热量摄入，提升主观幸福感，改善疲劳和恶心等症状。此外，一篇综述也指出，激素可改善食欲，但统计学上不总是有显著性差异，缺乏足够的证据来推荐最有效的激素类型、剂量和持续治疗时间。激素增加食欲的效应一般是短暂的（不到 4 周），长期应用存在严重副作用的风险，如水钠潴留、免疫抑制、肌肉萎缩、肾上腺功能不全、睡眠和认知障碍等，但激素对于终末期肿瘤患者的积极药理学效应可能超过远期的副作用风险，除了改善食欲，激素同时可以改善终末期恶性肿瘤患者的恶性肠梗阻、恶心呕吐以及疼痛等症状，适用于预期生存期为几周至几个月的患者。

（3）生长激素释放肽：生长激素释放肽也叫胃饥饿素，是胃底泌酸腺分泌的一种含有28 个氨基酸的肽激素，通过与其受体 GHS-R1a 结合，从而调节垂体生长激素释放，还可以抑制促炎细胞因子和抑制 NF-κB，也可以在健康人和肿瘤患者中增加食欲和食物摄入。阿拉莫林是一种新型的口服选择性生长素释放肽受体激动剂，具有增强食欲和合成代谢活性的作用。最新的一项研究显示相对于安慰剂，肿瘤患者接受 12 周阿拉莫林治疗后瘦体重增加，肌肉力量和生活质量也有所改善。考虑阿拉莫林可能导致的刺激肿瘤生长风险增加，需要进一步的临床研究以确认药物是否可用于临床。

（4）大麻类：四氢大麻酚（屈大麻酚）是大麻中的主要精神活性物质，可以与内啡肽受体相互作用，干扰 IL-1 合成，激活参与抑制瘦素和前列腺素合成的神经回路的大麻素受体。研究显示大麻素可以改善化疗引起的恶心呕吐和艾滋病相关的厌食症，但对于大麻素治疗肿瘤患者的恶病质的研究有限，有研究显示大麻素可一定程度上改善肿瘤患者食欲和情绪，减轻疼痛和疲劳感，而另一项最新荟萃分析显示，大麻素对增加体重、刺激食欲和改善生活质量等方面没有显著益处，目前没有足够的证据证明大麻素在食欲和生活质量方面的作用，需要进行更大规模随机对照试验。此外需要注意的是大麻素可能引起严重的中枢神经系统不良反应，如幻觉、眩晕、精神错乱等，尤其是在老年患者中使用，同时需要了解各地关于大麻素药用的国家规则和法规。

（5）雄激素或选择性雄激素受体调节剂：雄激素是具有促进合成代谢的类固醇，可以促进蛋白质合成，尤其是骨骼肌，包括羟甲烯龙、癸酸诺龙、氧雄龙或氟甲睾酮，游离睾酮在晚期肿瘤患者中水平显著降低。既往一项研究显示，癸酸诺龙每周 200 mg 的治疗组可以改善体重下降的趋势。另一项临床试验评估了每周注射 1 次睾酮对恶病质的作用，结果显示与安慰剂组相比虽然两组总生存期相似，但睾酮组可改善瘦体重，并可以提高生活质量和体力活动。但另一项关于肿瘤患者恶病质的随机对照试验（Randomized Controlled Trial，RCT）研究，通过对比类固醇、孕酮和氟甲睾酮的作用，发现与醋酸甲地孕酮以及地塞米松相比，氟甲睾酮刺激食欲的作用较差。此外，需要考虑雄激素导致较高的肝毒性的风险。

选择性雄激素受体调节剂是一种非类固醇的小分子，可选择性作用于骨骼肌和骨骼肌的雄激素受体，并可减少雄激素对前列腺、肝脏及皮肤等脏器的不良反应。一项Ⅱ期临床研究显示，选择性雄激素受体调节剂 enobosarm 的 1 mg 治疗组和 3 mg 治疗组瘦体重都显著增加，爬楼梯试验中力量和速度也显著改善，目前Ⅲ期临床试验在进行中，需要更多的疗效和安全性数据的临床结果，以进一步支持选择性雄激素受体调节剂用来增加恶性肿瘤患者的肌肉量。

（6）非甾体抗炎药（NSAIDs）：非甾体抗炎药（NSAIDs）可以抑制炎症因子，可能减轻肿瘤和宿主组织的急性期蛋白和细胞因子的释放，减少肿瘤相关的炎症反应，可能起到改善肿瘤患者全身炎症反应的状态，同时 NSAIDs 具有抗分解代谢的作用，可以通过调节代谢作用，部分逆转恶病质患者的异常代谢，从而改善患者食欲、增加体重。几项关于肿瘤恶病质的临床研究显示非甾体类抗炎药物，可以减少炎症反应，减慢脂肪消耗，改善生活质量，可能维持或增加肿瘤恶病质患者的体重和 / 或肌肉量，且耐受性良好。一项纳入 13 个随机对照研究的系统综述显示，非甾体抗炎药物能够增加肿瘤恶病质患者的体重、体力及生活质量。另一项研究发现塞来昔布联合 L- 左旋肉碱两药，或者塞来昔布、醋酸甲地孕酮及 L- 左旋肉碱三药联用，都可以增加瘦体重，改善静息能量消耗、疲劳及食欲等恶病质症状，同时提高了患者的 Glasgow 预后评分以及 ECOG 体力评分。总之，虽然对于 NSAIDs 的初步研究的结果是积极的，但除了进行中的临床研究，目前的证据是有限的，不足以证明使用非甾体抗炎药能够改善晚期肿瘤患者的营养状态或预后，也不足以推荐非甾体抗炎药用于治疗临床试验外的肿瘤恶病质。

（7）沙利度胺：沙利度胺是一种具有免疫调节和抗炎作用的药物，可以抑制 TNF-α、IL-6 和 NF-κB 等多种炎症因子，也可以抑制 Cox-2 途径。既往的一项研究显示沙利度胺可以减轻肿瘤恶病质患者的体重和瘦体重下降。另一项研究也显示沙利度胺可以改善肿瘤患者的食欲、失眠和生活质量。然而，一些研究发现沙利度胺相对于安慰剂，在改善食欲、抑制炎症因子等方面并没有显示出明显的差异，而且沙利度胺在晚期肿瘤患者中的耐受性差，尤其是晚期食管癌的患者。因此，目前的证据不支持推荐用来临床应用，需要更大规模的临床试验来验证沙利度胺在治疗恶病质中的作用。

（8）L- 左旋肉碱：L- 左旋肉碱是一种受欢迎的抗疲劳补充剂，参与能力代谢，可以下调促恶病质细胞因子。既往一些研究显示，补充 L- 左旋肉碱可以改善化疗继发的左旋肉碱缺乏患者的疲劳、睡眠及情绪问题，常被用于晚期肿瘤、肝病和恶病质患者改善疲劳症状。然而，一项随机、双盲、安慰剂对照的Ⅲ期研究发现，给予 L- 左旋肉碱 1 g 每日 2 次口服补充，持续 4 周，不能改善肿瘤患者的疲劳、抑郁或疼痛症状。此外，几项研究显示联合用药，如联合醋酸甲地孕酮、Cox-2 抑制剂、二十碳五烯酸或沙利度胺等药物可以显著改善肿瘤恶病质患者的疲劳乏力症状，增加瘦体重，改善生活质量及预后。鉴于目前缺乏高质量的临床证据，且试验结果存在争议，对于补充左旋肉碱是否可作为恶病质的治疗药物需要进一步研究。

（9）褪黑素：褪黑素具有抑制细胞因子和 TNF-α 作用，在动物实验中已经被证明可以改善食欲，关于褪黑素的 3 期临床试验已进行，但未观察到任何改善，可能需要更多专门为研究这种激素的作用而设计的临床试验。

（10）胰岛素和胰岛素增敏剂：胰岛素和胰岛素增敏剂噻唑烷二酮类药物（TZDs）如罗格列酮，常用来治疗与肿瘤恶病质相关的外周胰岛素抵抗，TZDs 可以减少促炎细胞因子，增加脂联素，还能刺激过氧化物酶体增殖物激活受体（PPAR γ），可能起到增加热量摄入、体脂以及瘦体重的作用。在动物模型中，TZDs 已被证明是治疗肿瘤相关恶病质有前途的药物。

（11）其他药物：对于其他药物在改善恶病质的作用也有所研究。己酮可可碱（Pentoxifylline）是一种甲基黄嘌呤衍生物，具有抗炎和 TNF-α 抑制特性，可以通过抑制磷酸二酯酶起到免疫调节作用，它对肿瘤相关恶病质的疗效正在研究中；β-2 激动剂如福莫特罗（formoterol）、克仑特罗（Clenbuterol）、沙丁胺醇（salbutamo）及沙美特罗（salmeterol）可以激活 AKT/mTOR 通路，通过抑制蛋白质降解来增加肌肉质量和肌肉蛋白合成，但目前是基于动物模型的初步结果，而且可能有心血管方面的副作用；抗组胺药赛庚啶（Cyproheptadine）具有轻度增加食欲的作用，存在镇静的副作用，既往研究结果不一致，需要进一步的临床试验；单克隆抗体（MABp1）是一种靶向 IL-1α 的人单克隆抗体，一项研究通过剂量递增确定了每 2 周 3.75 mg/kg 的最佳剂量，进行开放标签、非对照的Ⅱ期研究，发现 IL-6 水平降低，瘦体重增加，34 例患者中 1 例部分缓解，10 例病情稳定，且药物耐受性良好。

2.3 运动疗法

目前国内外指南都建议每个肿瘤患者都应该"避免不活动"，运动测试和干预对患者是安全的，且运动可促进肿瘤患者术后恢复，维持或增强患者的肌肉量和肌肉功能，减轻患者肿瘤相关症状或抗肿瘤治疗的副反应，如癌因性疲乏、焦虑抑郁情绪、淋巴水肿等，增加食欲，提高生命质量，改善患者预后，降低死亡风险，并可能改善患者的生存结局。运动可以增加肌肉的合成代谢，减少分解代谢，降低炎症反应。多个随机临床研究证实，不同肿瘤分期的肿瘤患者都可以安全地进行运动或体力活动，晚期肿瘤患者也是有能力和意愿进行运动的。中国恶性肿瘤患者运动治疗专家共识建议，一要患者动起来，动起来比静坐或卧有益，尽量"避免不活动"；二要动到一定的程度，在一定范围内增加运动量；三要选择最佳运动时间，不同时间导致不同的代谢调整；四要选择最合适的运动方式。运动干预前恶性肿瘤患者需要进行运动风险评估，包括疾病、治疗或并发症可能带来的风险和后果，并建议肿瘤患者运动干预是在有监督指导下的或是监督和家庭相结合的。目前国内的肿瘤患者更倾向于舒缓的单纯有氧运动，如太极、八段锦等，简单易学，对机体状态要求较低，但缺乏高质量的临床研究数据支持。身体允许下应该鼓励肿瘤患者每天尽量行走、散步、上下楼等低强度的有氧运动，以降低不活动造成肌肉萎缩。运动治疗是肿瘤患者多模式营养治疗整体方案的一部分。结合终末期恶性肿瘤患者的实际情况，建议患者在能够耐受的前提下进行适量的体力活动，对不同患者应该给予个体化的建议，运动应该从较低的强度和持续时间开始，并随着患者病情的变化而进行修改。

2.4　心理治疗

　　肿瘤患者常有焦虑、抑郁、悲观、恐惧、绝望等负面情绪，影响食欲，加重患者的营养不良，乃至恶病质，同时恶病质状态提醒着患者死亡的可能，又加重了患者的负性心理，形成恶性循环，因此肿瘤患者社会心理问题严重影响疾病的治疗、预后以及转归，心理治疗在肿瘤患者营养治疗中起着十分重要的作用。目前许多医疗机构缺乏对肿瘤患者及家属的社会心理症状的管理，我们需要对患者及家属或护理人员进行社会心理方面的评估，尽可能了解患者及家属的社会心理问题和情感需求等方面问题，对患者及家属进行宣教指导以及情感安慰等心理干预，包括肿瘤营养相关的膳食指导、临终营养水化、生活方式以及死亡教育等，通过认知行为疗法、动机性访谈、瑜伽、冥想、正念等转移注意，缓解恶病质相关的痛苦，减轻焦虑抑郁等负性情绪。此外，家庭护理的重要性日益增加，强调患者的护理者也应包括在心理干预措施中，护理者得到心理社会支持可有效提高护理质量，研究显示支持性干预包括告知患者、家属及护理者恶病质的预期影响及解决应对这些影响的方法，可以保持一个功能良好、得到支持的家庭单位，让他们了解并具备照顾患有恶病质的亲属的能力。

　　心理社会支持作为多学科多模式营养治疗的一部分，得到越来越多的重视，可以起到坚持多模式的治疗、帮助患者适应和处理情绪问题以及治疗疾病导致的焦虑抑郁的作用。为患者提供包括心理社会治疗在内的多模式营养支持治疗，不仅在身体方面，而且在情感、心理社会方面取得积极的预期结果，将身体干预、减轻压力痛苦和改善生活质量的干预交织在一起，使多模式营养支持治疗变得更全面，尽可能地维持肿瘤患者的身体健康，为患者及家属提供心理安慰与支持，缓解患者和家属的痛苦。

3　终末期肿瘤患者营养治疗临床实践

3.1　终末期肿瘤患者的定义及临床表现

　　终末期肿瘤患者系指已经失去常规抗肿瘤治疗，包括手术、放疗、化疗和分子靶向药物治疗等指征的患者，一般来说，预计生存期不足 3 个月。

　　临终前体征：极度虚弱，极度消瘦（恶病质），卧床、生活完全需要帮助（ECOG 4 分）、食物和液体摄入量减少、难以控制的疲乏、疼痛等症状，免疫功能低下致感染发热等，吞咽药物困难、昏睡、不能判断时间和地点、很难集中精神、几乎不能配合治疗或护理。

3.2　恶病质

　　（1）肿瘤恶病质的定义：恶病质是一种与慢性病相关的营养不良性疾病，往往伴随非特异性炎症，是营养不良的特殊形式。Fearon 教授 2011 年在肿瘤恶病质国际共识中提出恶病质是以持续性骨骼肌丢失（伴或不伴有脂肪组织丢失）为特征，常规营养支持不能完全缓解，逐步导致功能损伤的多因素综合征。终末期恶性肿瘤患者往往伴随有严重的恶病质。其特点为慢性、进行性、不知不觉中体重下降，经常伴有厌食症、饱腹感和乏力表现，且对营养治疗不敏感或部分敏感。研究显示，不同恶性肿瘤患者在疾病期间发生恶病质的比例：胃癌 85%，胰腺癌 83%，非小细胞肺癌 61%，前列腺癌 56%，进展期头颈部肿瘤 57%，肠癌 54%。

恶病质的 3 个最重要的特点是：骨骼肌持续丢失、常规营养支持不能完全缓解、功能损伤。其病理生理学特征是由食物摄取减少和异常代谢的可变组合引起的负蛋白质和能量平衡。食物摄取减少包括肿瘤对消化道的直接侵犯，或是间接通过细胞因子及类似食欲抑制物等来干扰消化功能。异常代谢是由机体促炎症因子激活引起的，包括患者机体对肿瘤组织反应性产生的细胞因子，促分解代谢的激素和调节短肽，以及由肿瘤组织产生的肿瘤脂质活动因子和蛋白分解诱导因子等。这些因子均会向机体传递加强分解代谢的信号，而系统性的炎症反应则会削弱食欲，减轻体重。

（2）肿瘤恶病质的诊断标准：目前中国公认的恶病质诊断标准是：6 个月内非自主体重丢失 > 5%，或 BMI < 18.5 kg/m^2 和任何程度的体重丢失 > 2%，或四肢骨骼肌指数符合肌肉减少症诊断标准少肌症（男性 < 7.26 kg/m^2，女性 < 5.45 kg/m^2）和任何程度的体重丢失 > 2%；伴摄食减少和系统性的炎症。

（3）肿瘤恶病质的分期：恶病质可以在早期发现，并且是可以干预的，而恶病质发展到晚期，抗癌治疗和营养支持均很难有效果，因此对恶病质进行分期很重要。Fearon 教授提出了将恶病质诊断分为 3 期：恶病质前期，即体重下降 ≤ 5% 并存在厌食或糖耐量下降等；恶病质期，即 6 个月内体重下降 > 5%，或基础 BMI < 20 kg/m^2 者体重下降 > 2%，或有肌肉减少症者体重下降 > 2%；以及难治期，即预计生存 < 3 个月，PS 评分低，对抗肿瘤治疗无反应的终末状态。针对不同的恶病质期应采取不同的治疗方案，恶病质前期和恶病质期是比较有效的治疗窗。

3.3　终末期肿瘤患者营养治疗的指征及伦理问题

终末期治疗患者的营养治疗是否给予不仅仅是一个医学问题，还更多地涉及伦理、患者及家属意愿的层面。患者具有自主权，他们可以选择所有适合他们需求的方案，并且不受其他利益和负担等外界因素的影响。此外，还要考虑营养干预可能带来的潜在危害，诸如营养干预是否会带来虚假的希望，或可能使患者面临液体过多、院内感染、器官功能紊乱等风险。

然而，营养被视为生命之源，因此终末期患者和 / 或家属对营养支持有着强烈的情感依赖及治疗需求。虽然营养治疗可提高终末期恶性肿瘤患者生活质量，但能否延长其生存期尚无定论。重度蛋白质—能量缺乏型营养不良、恶病质患者中单纯的营养治疗既不能保持机体无脂体重，也未提高患者的平均生存时间及远期生存。接近生命终点时，大部分患者只需极少量的食物和水来减少饥渴感，并防止因脱水而引起的精神错乱。

但是，亚洲国家的许多终末期肿瘤患者在无希望延长生存期的情况下仍在接受营养治疗。多数人群普遍认为营养和水化是临终关怀的重要组成部分，终止"无效"治疗时常规停止水化可能无法被多数患者及家属接受。日本、韩国的回顾性研究显示，终末期恶性肿瘤患者在死亡前 1 个月，仍有较高比例的个体在接受管饲、全胃肠外营养以及静脉输注白蛋白。此时，过度营养治疗反而会加重患者的代谢负担，影响其生活质量。目前这方面的决策仍缺乏高标准的循证医学依据。

终末期患者营养治疗的主要目的是通过维持或改善患者的营养状况，延缓恶病质进展，以减轻患者痛苦，改善患者生活质量。一个营养支持的原则是，既不是延长生命，也不加速死亡。医生应以临床指征和社会伦理学理论为依据，对于每一个患者均应认真评估营养治疗的风险效益比，掌握营养治疗适应证，在尊重患者的权力，兼顾公平合理地使用有限的医疗资源的条件下，决定是否实施营养治疗。同时，通过适当培训来提高医生的沟通技巧，可能有助于改善终末期患者高质量护理需要的有效沟通。

3.4　终末期肿瘤患者营养风险筛查和评估

准确的营养诊断是合理营养治疗的前提，肿瘤营养不良具有显著区别于良性疾病营养不良的特征，如代谢水平升高、心理 / 生理应激、慢性炎症、代谢紊乱、骨骼肌丢失。2015 年，中国抗癌协会肿瘤营养与支持治疗专业委员会提出营养不良的三级诊断后，得到了社会各界的高度认同，被广泛引用。

（1）第一级诊断——营养筛查：营养筛查是营养诊断的第一步，也是最基本的一步，营养状况作为患者的基本生命体征之一，所有患者都应该常规接受营养筛查。营养筛查一般认为包括 3 个方面，即营养风险、营养不良风险和营养不良。

①营养风险：Kondrup 等认为营养风险是现存的或潜在的、与营养因素相关的、导致患者出现不良临床结局的风险，并非出现营养不良的风险，与营养不良风险是不同的概念。欧洲临床营养和代谢学会（ESPEN）和中华医学会肠外肠内营养学分会推荐采用营养风险筛查 2002（NRS2002）筛查患者的营养风险。其适用对象为一般成人住院患者。

②营养不良风险：美国营养和饮食学会和美国肠外肠内营养学会认为营养风险筛查是识别与营养问题相关特点的过程，目的在于发现个体是否存在营养不足或营养不足风险。一般患者首选营养不良通用筛查工具（MUST）或营养不良筛查工具（MST），老年患者可首选简版微型营养评估（MNA-SF）。此外，还有多种营养风险计算法。

③营养不良：直接筛查有无营养不良，通过筛查直接得出营养不良及其严重程度的判断。多种方法中以理想体重法和体质指数（BMI）法较为常用，具体标准如下。理想体重法：采用实际体重 / 理想体重，90% ~ 109% 为适宜，80% ~ 89% 为轻度营养不良，70% ~ 79% 为中度营养不良，60% ~ 69% 为重度营养不良；BMI 法：中国标准：BMI < 18.50 kg/m² 为低体重（营养不良），18.50 ~ 23.99 kg/m² 为正常，24.00 ~ 27.99 kg/m² 为超重，≥ 28 kg/m² 为肥胖。BMI 标准有种族、地区的差异，欧美国家 BMI 标准高于亚洲和非洲国家。

对营养筛查阴性的患者，在 1 个疗程结束后，再次进行营养筛查；对营养筛查阳性的患者，应进行营养评估，同时制订营养治疗计划或进行营养教育。一般认为，营养风险的存在提示需要制订营养治疗计划，但并非立即实施营养治疗的适应证，是否需要以及如何实施营养治疗应进行进一步的营养评估。但是，对于恶性肿瘤患者，即使营养筛查阴性，也应该常规进行营养评估。

（2）第二级诊断——营养评估：根据 ESPEN 的定义，评估是为少数有代谢或营养问题、可能需要特殊喂养技术的患者，制订个体化营养治疗方案的过程，该工作由营养专家完成。营养评估应该在患者入院后 48 h 内完成，通过营养评估发现有无营养不良并判断其严重程度。

营养评估的方法非常多，目前临床上较为常用的有主观整体评估（SGA）、患者主观整体评估（PG-SVGA）、微型营养评估（MNA）等。对不同人群实施营养评估时应该选择不同的量表。PG-SGA 是专门为肿瘤患者设计的营养评估方法，得到美国营养师协会等机构的大力推荐，目前已经成为我国卫生行业标准，定量评估是 PG-SGA 的最大亮点。

评估的内容包括膳食调查、人体学测量、能量需求等。膳食调查方法很多，以膳食调查软件和 24 h 回顾法较为常用，通过膳食调查计算患者每日能量和各营养素摄入量，可以帮助了解患者营养不良的类型（能量缺乏型、蛋白质缺乏型和混合型）。人体学测量包括身高，体重，BMI，非利手上臂中点周径、上臂肌肉周径、三头肌皮褶厚度，双小腿最大周径。能量需求包括静息能量消耗（REE）、基础能量消耗（BEE）、总能量消耗（TEE），REE 常用拇指法则或公式法计算，TEE 以 Harris-Benedict 方程式最为经典，目前推荐 Mifflin-St Jeor 公式。

通过营养评估将患者分为营养良好、营养不良两类。对营养良好的患者，无须营养干预。对营养不良的患者，应该进一步实施综合测定，或者同时实施营养干预，营养干预应该遵循五阶梯治疗模式。

（3）第三级诊断——综合评价：通过营养评估，患者的营养不良及其严重程度已经明确，在第二级诊断的基础上，通过病史、查体、实验室和器械检查分析导致营养不良的原因，从能耗水平、应激程度、炎性反应、代谢状况 4 个维度对营养不良进行分型，从人体组成、体能、器官功能、心理状况、生活质量对营养不良的后果进行五层次分析，这些措施统称为综合评价。通过多维度分析，将营养不良的原因分为摄入减少、吸收障碍、需求增加、消耗升高 4 类。将营养不良的类型分为单纯性营养不良、复杂性营养不良两型，REE/BEE 比值、血糖、C 反应蛋白（CRP）、乳酸水平任意一项升高为复杂性营养不良，以上指标全部正常为单纯性营养不良。综合评价重点在于了解营养不良对机体的影响，目的在于明确是否需要综合治疗及治疗方案。

综合评价的方法仍然采用临床疾病诊断的常用方法，如询问病史、体格检查、实验室检查、器械检查。病史询问时重点关注营养相关病史，如摄食量变化、消化道症状和体重变化等。体格检查时需特别注意肌肉、脂肪和水肿。实验室检查包括基础血液学、炎症水平、激素水平等多个方面，器械检查有 X 线、MRI、CT、B 型超声等多种选择。终末期肿瘤患者建议仅进行针对性的辅助检查，临终患者不建议进行实验室及器械检查。此外，严重营养不良多有精神和心理影响，患者常常合并心理障碍，以抑郁多见，老年人可能表现为认知障碍。此时，还应进行心理评估。在实施综合评价时，应充分考虑医院条件、患者病情特点和经济能力，因地制宜、因人制宜、因病制宜，个体化选择综合评价方案。

对综合测定发现异常的患者，要实施综合治疗，包括营养教育、营养补充、炎症抑制、代谢调节、体力活动、心理疏导等。此时，常规的营养支持力不从心，而免疫营养、代谢调节治疗、精准或靶向营养治疗恰逢其时。防治严重营养不良要多管齐下：确切的原发病治疗是前提，规范的营养支持是基础，合理的代谢调节是关键，有效的炎症抑制是根本。从而达到抗消耗、抗炎症、抗疾病及免疫增强 4 个目的。无论综合测定异常与否，在原发病一个治疗疗程结束后，均应该再次进行营养评估。对综合测定异常的患者，在原发病治疗过程中及一个治疗疗程结束后，均应该定期复查综合测定参数，以判断疗效。

3.5 终末期肿瘤患者营养治疗原则

据研究统计，80% 的肿瘤患者伴有营养不良，其中重度营养不良占比达到约 20%，营养不良的患者预后差，生活质量低，治疗耐受性差，并发症增多，医疗费用增加，因此营养支持应该贯穿肿瘤治疗全程。积极营养治疗可以为抗肿瘤治疗提供时机和保障，两者联合应用有益于生存质量提高和生存期延长。个体化营养干预可以改善终末期患者的体重和预后。

终末期肿瘤患者营养治疗的总原则是对症支持治疗为主，兼调理胃肠功能，补充营养素及能量，调节代谢平衡，但要适当放宽饮食限制（例如糖尿病饮食的限制），避免强制饮食，防止呕吐、误吸；预防和治疗肠黏膜屏障；改善脱水、疲乏；减少肌肉丢失；维持体重；维持基本的免疫功能；延缓恶病质进展，以达到改善生活质量，甚至延长生命的治疗目的。不主张采用高能量营养治疗获得正氮平衡或氮平衡。临终患者仅需少量食物和水来减少饥渴感。由医师、营养护士、营养师、心理治疗师等多学科人员组成的营养治疗团队能为终末期肿瘤患者提供最优化的营养治疗方案。同时对患者和家属进行充分的宣教和沟通，尊重其意愿，鼓励患者和家属参与营养治疗和水化决策过程。

（1）对症支持治疗：终末期患者易出现消化不良、恶心呕吐、早饱等症状，胃肠动力药可调节肠蠕动，减少呕吐，减轻早饱症状；积极治疗口干、呕吐、便秘、腹泻、早饱感等症状可增加饮食摄入，改善患者的生命质量。检测患者出入液量、水肿或脱水症状及体征、血电解质水平及血糖水平，予以调整补充。

（2）营养治疗：终末期肿瘤患者应通过个体化评估确定营养素需要量、配方及营养路径。终末期肿瘤患者的营养支持治疗也应遵循五阶梯原则：除营养教育外，依次向上晋级选择口服营养补充（ONS）、全肠内营养（TEN）、部分肠外营养（PPN）、全肠外营养（TPN），当下一阶梯不能满足 60% 目标能量需求 3～5 d 时选择上一阶梯。对于终末期肿瘤患者，应在膳食指导的基础上，首选肠内营养，无法达到最低营养需求时，考虑肠外营养。

需要在判断全身营养状态和患者胃肠道功能状况基础上制定营养治疗计划。生命体征平稳而自主进食能力障碍者，如患者同意应予营养治疗。优先选择营养教育与膳食指导，来增加能量和蛋白质的摄入，存在胃肠道功能的以肠内营养为主，包括口服营养补充和管饲途径补充；当膳食、ONS 或管饲肠内营养无法达到最低营养需求时，给予部分肠外营养。当肠内营养不耐受，或存在消化道高危梗阻，如胃癌伴幽门梗阻、高排量肠瘘、消化道严重出血、广泛黏膜炎症、严重肠功能紊乱、治疗限制不能利用胃肠道且预期全肠外营养能够为患者带来生命质量或生存获益时，可给予全肠外营养。

无论肠内或肠外营养治疗患者，都需要检测出入液量、水肿或脱水症状体征、血电解质水平等，并根据病情及时调整肠内或肠外营养补充量。一旦肠道功能恢复，或肠内营养治疗能满足患者营养需求，即停止肠外营养治疗。血流动力学不稳定、终末期肝肾功能衰竭、胆汁淤滞者禁用肠外营养。

1）肠内营养：肠内营养是经胃肠道提供代谢需要的营养物质及其他各种营养素的营养支持方式，肠内营养可以促进肠黏膜的增殖，维护肠黏膜屏障，维持肠道微生态平衡，减少肠道菌群移位，且并发症少，操作方便，经济实惠。

①肠内营养配方及特点。

要素膳：以氨基酸和 / 或短肽为氮源。其特点是无须消化、易吸收、无渣，适用于胃肠道功能低下的患者。

非要素膳：匀浆膳，以蛋白质为氮源，如含牛奶配方、无乳糖配方、含膳食纤维配方等。适用于胃肠道功能较好的患者，优选膳食纤维制剂。

组件膳：蛋白质组件、脂肪组件、糖类组件、维生素组件、矿物质组件，用于弥补完全膳食对个体差异的不足。

特殊膳：肝功能障碍用膳食、肺疾患用膳食、免疫增强型膳食、糖尿病用膳食、高能量整蛋白膳食、创伤用膳食等。

特殊医学用途配方食品：是为了满足进食受限、消化吸收障碍、代谢紊乱或特定疾病状态人群对营养素或膳食的特殊需要，专门加工配制而成的配方食品。无法进食普通膳食或无法用日常膳食满足目标人群的营养需求时，可使用特殊医学用途配方食品提供营养支持。

②肠内营养途径。

鼻胃管及鼻肠管：适用于 < 30 d 的营养治疗者。经鼻管分为将营养物直接灌入胃或通过幽门灌入小肠两种方法。胃管适用于摄入不足或需要量增加，有足够的胃动力，误吸风险小的患者。空肠营养管适用于近端瘘或胃动力紊乱，胃瘫等胃肠功能障碍的患者。

胃造口：当患者肠内营养使用超过 4 周时，经皮置管是适应证，手术、透视或内镜方法均可完成胃造口。目前进行经皮内镜下胃造口置管（PEG）的成功率可达 99%，其优点是创伤小、副作用少、无须全身麻醉、恢复快，甚至在门诊也可进行，患者可安全长期的使用 PEG 进行肠内营养。

空肠造口：当经空肠的肠内营养使用超过 4 周时，空肠造口是适应证，具体包括：幽门梗阻、胃瘫、胃空肠吻合口无功能、有误吸风险、食管切除术后出现吻合口瘘、吻合口狭窄或误吸时。手术空肠造口时有不少副作用，包括肠梗阻、肠坏死、脓肿及瘘等。最常用的方法是经皮内镜下空肠造口置管。

③肠内营养并发症：肠内营养的常见并发症以离子紊乱、高血糖等代谢性改变为主。

2）肠外营养

①肠外营养的成分和作用。

碳水化合物：非蛋白质热量的主要组成部分，葡萄糖是肠外营养中最主要的糖类来源，能够在所有组织中代谢，提供所需要的能量，是脑神经系统、红细胞必需的能量物质。

脂肪乳剂：是肠外营养支持的重要营养物质和能量来源，提供必需脂肪酸，参与细胞磷脂的构成。甘油可参与体内能量代谢，或合成糖原和脂肪。在输注脂肪乳剂时，应掌握患者血液循环中脂肪的廓清情况，当甘油三酯浓度超过 3 mmol/L 时，不建议应用脂肪乳剂。在伴有代谢性酸中毒、严重肝损害、脓毒血症、贫血或凝血机能障碍、有脂肪栓塞倾向的患者中应十分谨慎的应用。

氨基酸 / 蛋白质：一般以氨基酸作为肠外营养蛋白质补充的来源，可进入组织细胞，参与蛋白质的合成代谢，获得正氮平衡，并生成酶类、激素、抗体、结构蛋白等。静脉输注的复方氨基酸含有各种必需氨基酸及非必需氨基酸，对于肝肾功能异常的患者应注意氨基酸的选择。肝功能不全时支链氨基酸下降，芳香氨基酸升高，且含硫氨基酸可诱发肝性脑病，适宜补充高支链氨基酸，低蛋氨酸、胱氨酸、甘氨酸配方。慢性肾功能不全时，氨基酸的清除率下降，必需氨基酸下降（转化为非必需氨基酸），适宜补充必需氨基酸（必需氨基酸 / 非必需氨基酸 =3.3：1），补充组氨酸、酪氨酸。

水、电解质的补充：营养支持时应常规动态检测电解质变化，主要包括钾、钠、氯、钙、磷、镁、铁等。

微营养素：维生素与微量元素。

药理营养素：谷氨酰胺，ω-3 多不饱和脂肪酸，精氨酸。

②肠外营养途径。

周围静脉置管：短期肠外营养＜ 2 周，营养液容量、浓度不高，接受部分肠外营养的患者可采取经周围静脉途径。

中心静脉置管：包括锁骨下静脉、颈内静脉或股静脉建立静脉通路，需长期使用的，还可以采用隧道式中心静脉导管。

输液港：适用于长期间歇性静脉输注的患者。

③肠外营养并发症。

机械性并发症：穿刺引发静脉炎、气胸、血胸等。

感染性并发症：导管性败血症、肠源性败血症。

代谢性并发症：糖代谢异常、脂代谢异常、电解质紊乱、代谢性酸中毒、代谢性骨病、肝功能异常、胆汁淤积等。

（3）其他药物治疗：

①孕激素类。

孕激素类药物如醋酸甲地孕酮、甲羟孕酮是人工合成的具有活性的孕酮衍生物。研究表明，孕激素类药物可起到改善食欲的作用，从而增加食物摄入，达到稳定或增加体重的目的。1993 年美国 FDA 批准应用孕激素类药物用于治疗肿瘤、AIDS 及其他慢性疾病引起的恶病质，也是欧洲唯一被推荐使用的恶病质治疗药物。在一些随机对照研究中发现，孕激素类药物能改善肿瘤患者食欲、能量摄取、营养状况和癌症厌食恶病质综合征，但患者体力状态和生活质量没有明显改善。有研究发现，孕激素药物是通过增加脂肪而非肌肉达到增加体重的作用的，他们增加体重的确切机制目前仍不明确，可能与糖皮质激素活性有关，并且孕激素会增加血栓风险、水肿和肾上腺功能抑制的风险。一项随机双盲试验比较了甲地孕酮联合塞来昔布与单药甲地孕酮治疗胃肠道肿瘤患者恶病质—厌食综合征的疗效，发现甲地孕酮联合塞来昔布治疗并不比单药甲地孕酮治疗效果好，但两组的体重、食欲、握力等都得到了改善。

②生长激素释放肽。

生长激素释放肽是由 28 个氨基酸组成的内源性脑肠肽，主要由胃底的泌酸腺分泌，其他胃肠道组织也有少量分泌。生长激素释放肽能够与分布于下丘脑和垂体的生长激素促分泌素受体 –1a 结合，刺激生长激素分泌，改善食欲，增加体重。阿拉莫林是一种选择性 GHS–R1a 激动剂。一项随机、双盲、安慰剂对照的Ⅱ期临床试验表明，阿拉莫林能够改善非小细胞肺癌患者的肌肉质量、体质量及握力。Ⅲ期临床试验表明，与安慰剂相比，阿拉莫林能改善患者的肌肉质量、体质量及食欲，但手握力和 6 min 步行距离没有差异。ROMA–NA3 是针对两个Ⅲ期双盲研究的安全性扩展研究，结果显示阿拉莫林可增加非小细胞肺癌患者体质量并缓解厌食等症状。

③糖皮质激素。

糖皮质激素是一类具有调节糖、脂肪，和蛋白质的生物合成和代谢以及抑制免疫应答、抗炎、抗毒、抗休克作用的甾体激素。它能促进蛋白分解，抑制蛋白合成，形成负氮平衡，通过提高蛋白分解酶的活性，促进多种组织（淋巴、肌肉、皮肤、骨、结缔组织等）中蛋白质分解，并使滞留在肝中的氨基酸转化为糖和糖原而减少蛋白质合成。还可以激活四肢皮下脂酶，使脂肪分解并重新分布于面、颈和躯干部。目前糖皮质激素已经广泛应用于肿瘤恶病质相关的治疗，其作用机制主要是抑制前列腺素活性以及 IL–1 和 TNF 的产生，从而促进食欲，改善体力和减轻疼痛等。研究表明，糖皮质激素并不能增加体重，长期使用可能引起肌肉萎缩和免疫抑制，但终末期患者可以被列为潜在的干预对象，因为其对于终末期肿瘤的积极药理学效应可能超过不良反应的风险。但既往发表的一篇综述指出，若干研究发现应用糖皮质激素可改善食欲，但并不总能达到统计学上的显著性，同时缺乏足够的证据来推荐最有效的皮质类固醇药物、剂量和治疗持续时间。

④非甾体抗炎药。

非甾体抗炎药可以通过抑制炎症因子，从而改善患者食欲、增加瘦体体重。有研究发现，非甾体抗炎药联合保护胃黏膜能延长生存期，减少炎症反应、减慢脂肪消耗。一项纳入 13 个随机对照临床研究的系统评价显示，非甾体抗炎药物能够增加肿瘤恶病质患者的体重、体力状态及生活质量。此外，环氧化酶 –2（COX–2）抑制剂塞来昔布等有调节代谢的作用，部分逆转恶病质患者的代谢异常，可能改善晚期恶性肿瘤患者的全身炎症反应状态，在晚期肿瘤患者的姑息治疗中有一定作用，特别是在同时存在其他非甾体抗炎药适应征的恶病质患者中可以更多地考虑使用。另有一项研究发现，与安慰剂对比，塞来昔布可以改善肿瘤恶病质患者的生活质量，且耐受性良好。但尚无充足循证医学依据证明单纯使用非甾体抗炎药能够改善晚期肿瘤患者的营养状态或预后。

⑤雄激素类。

一项双盲、安慰剂对照的随机临床试验在 28 例患者中评估了每周注射 1 次睾丸酮庚酸酯对恶病质的作用，结果显示安慰剂组的体质量减轻和瘦体质量降低更明显，而雄激素组的身体机能得到改善。但目前尚无一致的临床证据推荐使用雄激素及选择性雄激素受体调节剂来增加肌肉质量。

⑥沙利度胺。

沙利度胺是一种复杂的免疫调节剂及抗感染药物，可以通过降低 TNF-α、IL-6 等炎症因子的表达，来抑制肌肉蛋白的分解，减缓体重下降。此外还可以通过调节 COX2 的表达，从而抑制血管生成，具有一定的抗肿瘤作用。有研究发现，沙利度胺能够延缓肿瘤恶病质的进程，改善体重下降，且耐受性较好。

⑦中医药辅助治疗。

现阶段，国内中医对肿瘤恶病质的临床研究主要围绕在营养补充或联合孕激素的基础上应用与不应用中药开展。一项小规模随机对照研究中发现扶正口服液可增加肿瘤恶病质患者的体质量、进食量，提高 KPS 评分，且可提高血红蛋白及血清白蛋白量；以中药八珍汤为基础辨证治疗肿瘤恶病质有助于增加体质量，改善患者生存质量，从而延长生存期；研究发现在改善患者中医证候积分方面，无论在短期疗效还是长期疗效中，调胃醒脾方在改善患者中医症状积分方面，对纳差、腹胀症状的改善均优于醋酸甲地孕酮。目前，中医药的营养辅助治疗的报道逐渐增加，但大多规模较小，且方剂剂型不尽相同，未来仍需深入研究中医药在恶病质治疗中的作用。

（4）非药物治疗：非药物治疗，例如心理治疗是晚期姑息性肿瘤患者治疗中的重要组成部分，良好的心理治疗和家庭支持能够改善部分患者的症状，减少患者社会孤立并提高生命质量；同时主张在患者能够耐受的前提下保持适量的体力活动。运动可增加胰岛素敏感性，提高蛋白合成效率，降低炎症反应，提高免疫反应。这对维持患者的肌肉量、肌肉功能和预防晚期肿瘤相关并发症有积极意义。

3.6 临终患者的营养治疗

对于临终患者（死亡前数天或数周的晚期肿瘤患者），营养治疗的预期获益明显减少。在这种情况下，人工营养的负担和风险，都需要谨慎地评估。这时大部分患者只需少量食物和水来减少饥渴感，并防止因脱水引起的精神错乱。此时，过度营养治疗反而会加重患者的代谢负担，影响其生命质量。目前证据不建议对临终患者给予人工营养支持；但是对于输液，目前比较公认的意见是，由于大部分临终患者能耐受输液，可根据个体情况给予适当液体补充以纠正脱水、谵妄、电解质紊乱等症状。

无论肠内或肠外营养治疗患者，都需要检测出入液量、水肿或脱水症状体征、血电解质水平等，并根据病情及时调整肠内或肠外营养补充量。一旦肠道功能恢复，或肠内营养治疗能满足患者营养需求，即停止肠外营养治疗。血流动力学不稳定、终末期肝肾功能衰竭、胆汁淤滞者禁用肠外营养。

生命体征不稳和多脏器衰竭者，原则上不考虑系统性的营养治疗。

4 终末期肿瘤患者常见并发症的治疗

4.1 感染

感染为终末期肿瘤患者最常见的并发症之一，终末期肿瘤患者以高龄为主，伴有多种基础疾病，重要脏器储备功能不足；部分患者经多线抗肿瘤治疗后，身体一般状态差，机体的免疫防御功能减低，加之大部分患者长时间卧床、情绪低落、容易诱发内外环境细菌和病毒感染，增加病死率。感染包括细菌、病毒、真菌、支原体等病原体感染。按感染部位分有肺部感染、泌尿系感染、肠道感染、腹腔感染、败血症、口腔感染、皮肤感染等。

（1）肺部感染：肺部感染为最常见感染部位。终末期肿瘤合并肺部感染的特点以革兰阴性杆菌为多，占57.75%，常见病原菌包括肺炎克雷伯菌、铜绿假单胞菌；革兰阳性球菌占24.62%，除金黄色葡萄球菌外还包括肠球菌属、溶血性链球菌及表皮葡萄球菌等；真菌占17.63%，且呈逐渐增多趋势，也是常常被临床检查所忽略的感染类型，白色假丝酵母菌是常见的真菌类型，一般情况下不会引发疾病，但当机体自身免疫功能降低时，将导致真菌大量繁殖、聚集，并产生菌丝，进而造成呼吸系统感染。

预防和控制感染的措施：

①做好患者个人的卫生清洁护理。医务人员、探视人员的双手、鼻腔携带的细菌有可能是病原体来源，因此应避免院内交叉感染。

②积极寻找感染来源，切断传播途径，各种侵入性操作要严格无菌，尽量减少或避免感染机会。

③因病原体易通过飞沫及空气传播，尽量减少住院天数，减少接触病原体的机会，可降低医院感染的概率。

④严格消毒并隔离，保持室内通风，紫外线定期消毒，定期检测病房环境中细菌的指数，并依据检测结果采取有效的措施。

⑤药敏试验结果未出来时，首先经验性应用抗生素，根据常见病原菌及其耐药情况，选择广谱、高效抗生素，并遵循联合足量应用的原则。同时进行血培养和痰培养，待药敏试验结果出来后，结合既往用药史更换有效抗生素。疗程根据病情要恰当，不可长期应用抗生素，减少肠道菌群失调的发生，如预防性应用抗生素，应严格掌握预防用药标准，不可滥用。并配合止咳化痰的药物，减轻呼吸困难。

（2）泌尿系感染：发生泌尿系感染的患者，多因长期应用尿垫或因排尿困难、尿潴留并长期留置尿管，尿管本身对于人体来说是一种异物，异物的反复刺激导致尿道黏膜的生理环境遭到破坏，保护屏障受损，对细菌防御功能下降，细菌便侵入黏膜，引起尿道感染，最常见的致病菌为大肠埃希菌，严重时可扩散至全身，引起肾盂肾炎及菌血症和败血症而危及生命。

预防和控制的方法：

①对于尿潴留的患者，必要时可短期留置尿管，解决尿路梗阻，应每天用生理盐水或庆大霉素冲洗尿管。

②没有慢性尿潴留的患者，可嘱其多饮水，便于尿道细菌随尿液排出体外，降低感染率。

③合并感染的患者，要合理应用抗生素，疗程足量，通过尿常规了解尿白细胞的变化，同时避免使用肾毒性药物。

（3）皮肤感染：

终末期肿瘤患者多伴有低蛋白血症、恶病质、贫血。低蛋白会造成血浆胶体渗透压下降引起低蛋白水肿。终末期肿瘤患者长期卧床，活动受限，皮肤黏膜受压，血液循环不畅，黏膜受损，细菌可随破损口而侵入人体，加上患者本身抵抗力差，感染随血流播散全身，引起败血症。

①保持皮肤清洁、干燥，经常变换体位以避免局部皮肤长期受压，避免创面与床接触，尽量使用气垫床。

②根据病情给予优质蛋白、高热量饮食；通常肠内与肠外营养相结合，满足患者的营养需求；纠正电解质紊乱。

③减轻局部压力，保护局部皮肤。经常按摩发红容易受到摩擦的部位，去除水疱，清洁换药，防止继发感染。如合并感染，取局部分泌物做细菌培养及药敏试验，选择敏感抗生素，提高晚期肿瘤患者的生存质量。

4.2 呼吸系统

（1）呼吸困难：终末期肿瘤患者常见症状之一为呼吸困难。呼吸困难的出现不仅会明显加重患者身心痛苦，同时还会影响患者社会功能、精神功能，降低生活质量。呼吸困难还会引发一系列体征与症状，常见的包括焦虑、食欲不振、咳嗽以及疼痛等。终末期肿瘤患者发生呼吸困难的常见原因主要有：肿瘤侵犯肺、纵隔、胸膜等部位造成肺组织破坏、气道阻塞、炎症、积液等；前期抗肿瘤治疗所致的肺损伤，如放疗造成放射性肺损伤，化疗或靶向治疗药物造成肺间质纤维化；肿瘤晚期恶病质、贫血、虚弱、并发肺部感染、肺栓塞、上腔静脉综合征等；慢性阻塞性肺炎、肺气肿、哮喘、心功能不全等基础疾病。

1）评估和观察。评估引起呼吸困难的原因。

评估患者的神志变化、面容与表情、口唇、指（趾）端皮肤颜色，呼吸的频率、节律、深浅度，体位、外周血氧饱和度、血压、心率、心律等。

2）治疗。治疗原则：寻找诱因的同时应努力控制症状，无明显低氧血症的终末期患者给氧也会有助于减轻呼吸困难。呼吸困难最佳的治疗措施为治疗原发疾病，保持气道通畅，保证机体氧气供应。对于晚期特别是终末期肿瘤患者，治疗目的已经由"治疗肿瘤，延长生存期"转换为"减轻痛苦，提高舒适感"。因此，对症治疗、减轻患者呼吸困难的主观感受，成为这一阶段的治疗重点。

①药物治疗：研究显示，出现持续呼吸困难症状的患者占 39% 左右，其中有 20% 属于爆发性呼吸困难。糖皮质激素是晚期肿瘤的姑息治疗中发挥缓解急性呼吸困难的首选药物，同时兼改善乏力、增进食欲、协助止痛等作用，对于肺间质纤维化、上腔静脉阻塞等引起的呼吸困难均起到改善的作用。

此外，也应根据不同的呼吸困难原因加以处理：如支气管扩张剂可治疗支气管痉挛引起的呼吸困难；因肺部感染而致的呼吸困难可使用敏感的抗生素；伴有呼吸道分泌物的患者可应用抗胆碱能药物或吸痰等处理；心功能不全引起的呼吸困难可应用利尿剂控制心衰。

有些患者是由于肺部广泛受侵，继发性转移或癌性淋巴管炎引起的呼吸困难。此时，引起呼吸困难的主要原因是过多的呼吸运动，而不是血气水平的改变。因此，吸氧并不能改善症状，反而会加重焦虑。此时，阿片类药物是使用最为广泛的具有中枢活性的治疗此类呼吸困难的药物，以降低中枢对异常血气水平的敏感性，减少不必要的呼吸运动，同时也可缓解焦虑。应用阿片类药物前需明确告知患方其致呼吸抑制、镇静不良的可能性。

②非药物治疗：呼吸困难往往由身体不适、精神紧张、情绪不稳定等多方面原因引起。因此，不仅对患者需要进行药物治疗，也需要护理人员进行积极的非药物手段进行干预。常规的非药物干预手段包括呼吸训练、精力管理、辅助治疗以及护理人员对患者的精神引导等。例如，当患者出现呼吸困难的症状时，利用风扇使患者面部凉爽可减轻患者呼吸困难的感受、改善焦虑的情绪，并且没有不良反应。通过针灸、刺激听觉分散患者注意力（如播放音乐）、电刺激呼吸肌等方式可部分缓解患者的呼吸困难，但上述方法到底是通过心理安慰还是其他机制而发挥作用尚不清楚。

（2）咳嗽咳痰：咳嗽是肺癌患者最常见的自诉症状，严重影响患者生活质量。一项研究发现，57% 的肺癌患者会发生咳嗽，而这些患者中有一半认为咳嗽需要进行治疗。其他肿瘤患者也有可能出现咳嗽，通常是由于气管、支气管黏膜或胸膜受炎症、异物、物理或化学性刺激引起的。有些咳嗽伴有咳痰而有些属于干咳，干咳主要见于非感染性咳嗽；痰根据外观大致可分为黏液性、浆液性和脓性。一般而言，脓性痰提示细菌感染，黏液痰见于支气管炎、慢性阻塞性肺疾病和支气管哮喘，而浆液痰则见于肺充血、急性呼吸窘迫综合征和细支气管肺泡癌。在临床中，很多肿瘤的伴随症状都得到了不错的处理，但是对于咳嗽的处理却远远不够理想。尤其一些终末期肿瘤患者由于身体较虚弱咳嗽较无力，无法将痰咳出而易引发感染加重甚至影响呼吸功能。

1）评估和观察。评估包含肿瘤原因在内的全部可能引起咳嗽的原因。患者出现急性咳嗽，需首先排除一些重症疾病，如急性心肌梗死、左心功能不全、肺炎、气胸、肺栓塞及异物吸入等。

评估咳嗽的发生时间、诱因、性质、节律、与体位的关系、伴随症状、睡眠等。

评估咳痰的难易程度，观察痰液的颜色、性质、量、气味和有无肉眼可见的异常物质等。

必要时评估生命体征、有无发绀、意识状态、面容与表情、心理状态等。了解血常规、出凝血时间等检查结果。

2）治疗。治疗原则：寻找咳嗽咳痰的病因或诱因并进行治疗，如心力衰竭诱发的咳嗽可用利尿剂治疗，肺部感染可用抗生素治疗等。

一般治疗：教育患者及照护者呼吸运动训练、拍背及深咳，促进有效排痰，如无禁忌，可予以胸部叩击与胸壁震荡、体位引流以及机械吸痰等。避免用力拍背、频繁吸痰，注意言语及动作安抚，必要时使用镇静类药物。

药物治疗：咳嗽可能存在中枢敏化的过程，应及早给予有效的镇咳治疗，尽早控制咳嗽症状。根据具体情况决定祛痰还是适度镇咳为主，避免因为剧咳引起体力过度消耗影响休息或气胸、咯血等并发症。

①镇咳：中枢镇咳药物和外周镇咳药物是最主要的镇咳药物。临床常用的中枢镇咳药物包括可待因、右美沙芬、吗啡、福尔可定等。推荐使用福尔可定作为肺癌镇咳的首选药物。可待因由于其不良反应，不进行优先推荐。使用右美沙芬时应注意其长期使用的安全性。吗啡镇咳疗效不存在剂量依赖性升高，且存在较多不良反应，因此，不做优先推荐。对于存在中枢镇咳药物禁忌证，或中枢镇咳药物无效或不耐受时，外周镇咳药可作为癌症相关性咳嗽治疗的一种选择。常用药物包括那可丁、左羟丙哌嗪、苯丙哌林等。

②局部麻醉药：在阿片类药物镇咳无效或不耐受，且外周镇咳药物无效的情况下，可尝试使用局部麻醉药进行镇咳。雾化吸入局部麻醉药可快速作用于咳嗽中枢，减少或阻断咳嗽中枢引发的咳嗽与喘息，起到镇咳作用。代表药物包括雾化利多卡因、雾化布比卡因等。但需要注意的是，局部麻醉药存在误吸风险，需在使用后至少 1 h 内禁食水以避免误吸。局部麻醉药在肺癌镇咳中的使用应结合患者个体情况和医疗机构自身资源情况，在保障患者安全情况下合理使用。

③祛痰：可提高咳嗽对气道分泌物的清除效率。祛痰药包括：愈创甘油醚可增加分泌物的排出量；氨溴索、溴己新、乙酰半胱氨酸、羧甲司坦等可降低分泌物黏稠度；可使用高渗盐水及甘露醇雾化吸入增强纤毛的清除功能。

④中医药治疗：适宜的中药外用贴剂、口服制剂、中药汤剂以及中药注射剂等可能对止咳化痰有一定作用。

4.3 消化系统

（1）恶心呕吐：晚期肿瘤的恶心呕吐很常见，常伴厌食、疼痛、焦虑、疲劳、抑郁、呼吸困难等，可致脱水、营养缺乏、吸入性肺炎、电解质紊乱、窒息甚至死亡等。晚期肿瘤非治疗性恶心呕吐指除特定治疗（如放化疗、靶向治疗、免疫治疗、手术）外所致的恶心和呕吐，如脑转移、颅内压增高、使用阿片类药物、肠梗阻等。

1）评估和观察。评估患者恶心与呕吐发生的时间、频率、原因或诱因，呕吐的特点及呕吐物的颜色、性质、量、气味，伴随的症状等。了解患者呕吐物或细菌培养等检查结果。注意有无水电解质紊乱、酸碱平衡失调。

评估患者生命体征、神志、营养状况，有无脱水表现。体格检查应包括对腹部疼痛或压痛的详细评估，以便发现可以引发恶心/呕吐的器质性原因，例如肠梗阻，炎症或胃瘫。应注意任何腹胀、肠鸣音异常、腹水、肝肿大或脾肿大。应进行详细的神经系统检查，以确定是否存在神经系统体征（如提示颅内压升高或中枢神经系统转移的视神经乳头水肿）。眩晕和眼球震颤是前庭神经炎（迷路炎）和其他前庭功能障碍的典型症状。

留心药物史，应包括任何可能造成的恶心/呕吐的处方药或非处方药，非甾体消炎药、选择性 5- 羟色胺再摄取抑制剂、抗生素、阿片类镇痛药和口服铁均有可能引起恶心/呕吐。还应注意近期或远期的化疗和/或放疗史。

2）治疗。治疗原则：寻找引发恶心呕吐的诱因及病因并进行对症支持治疗。如可行胃肠减压、胃造瘘、手术缓解肠梗阻引起的呕吐；行腹腔置管引流，减轻腹腔压力缓解恶性腹水导致的恶心呕吐；糖皮质激素治疗颅内压增高导致的呕吐等。

一般治疗：出现前驱症状时协助患者取坐位或侧卧位，预防误吸、呕血。必要时监测生命体征。记录每日出入量、尿比重、体重及电解质平衡情况等。剧烈呕吐时暂禁饮食，遵医嘱补充水分和电解质。

药物治疗：止吐药物是非治疗性恶心呕吐的常用方法，根据作用机制不同，其可分为多巴胺受体拮抗剂，如甲氧氯普胺、氟哌啶醇；5-HT3 受体拮抗剂，如昂丹司琼、格拉司琼、帕洛诺司琼等；糖皮质激素；NK-1 受体拮抗剂，如阿瑞匹坦、奈妥匹坦等；非典型抗精神病药物，如奥氮平；苯二氮䓬类药物，短效制剂咪达唑仑，中效制剂阿普唑仑、长效制剂地西泮等；吩噻嗪类药物；M 胆碱受体拮抗剂等。

多巴胺受体拮抗剂是治疗晚期肿瘤非治疗相关性恶心呕吐的首选药物。对一线药物无反应者可考虑更换或联用 5-HT3 受体拮抗剂、NK-1 受体拮抗剂，糖皮质激素可作为替代用药。

脑转移或肠梗阻所致恶心呕吐可选用糖皮质激素地塞米松。

（2）便秘：便秘是恶性肿瘤患者尤其是老年患者和晚期肿瘤患者的常见症状，终末期肿瘤患者便秘发生率高达 50% ~ 70%，住院患者更高。器质性原因导致的便秘，包括药物的副作用、代谢问题、神经肌肉疾病、结构问题、疼痛。功能性原因主要为饮食和环境导致的便秘。

1）评估和观察。评估应包括询问便秘可能原因。

了解患者排便习惯、次数、量，粪便的颜色、性状，有无排便费力、便意不尽等；了解患者的饮食习惯，药物使用情况，例如有无使用阿片类镇痛药等；身体活动水平（相对于疾病阶段）；既往肠道病史，有无其他并发症（如心力衰竭，慢性肺病）；环境因素，如上厕所时缺乏隐私等。

2）治疗。治疗原则：是在预防、自我护理和处方口服药物以及直肠通便治疗之间找到平衡。

一般治疗：首先要确保如厕隐私和舒适，让患者正常排便，体位辅助（例如小脚凳可以帮助患者稳固重心，更容易施加压力）。在患者的能力范围内增加活动（即便是从床挪到椅子上）。指导患者增加纤维食物摄入，适当增加饮水量。指导患者按摩腹部，患者每天训练定时排便。

药物治疗：对于长期应用阿片类药物的患者，除非本来存在腹泻，否则均应给予通便药，通常优选渗透性或刺激性通便药；不推荐使用洋车前子等体积性泻药。

①通便药：建议用于晚期癌症患者的通便药包括渗透性通便药，如聚乙二醇、乳果糖、硫酸镁等；和刺激性通便药包括 anthranoid 植物化合物，如番泻叶、芦荟等和多酚化合物比沙可啶。

②栓剂和灌肠剂：当直肠或粪便完全嵌塞时，栓剂和灌肠剂是首选的一线治疗。栓剂含有甘油、比沙可啶氧化酚和能释放 CO_2 的化合物，通常用于短期治疗；灌肠液常用生理盐水或温肥皂水。栓剂和灌肠，更具侵入性，可增加粪便含水量，刺激肠道蠕动，有助于粪便排出，两者起效均比口服泻药更快。灌肠有肠壁穿孔、直肠黏膜损伤和菌血症的风险，需经医师全面的评估后方能应用。

（3）梗阻：恶性肠梗阻是晚期肿瘤患者的常见并发症，通常是原发性或转移性恶性肿瘤造成的肠道梗阻。包括恶性肿瘤占位直接引起机械性肠梗阻和肿瘤相关功能性肠梗阻。国外文献报道，晚期原发性或转移性肿瘤并发肠梗阻的发生率为 5%～43%。最常见并发肠梗阻的原发肿瘤为卵巢癌、结直肠癌和胃癌。肠梗阻按功能可分为恶性机械性肠梗阻和恶性功能性肠梗阻，按梗阻部位可分为小肠梗阻（约 50%，多见恶性肿瘤侵犯），结肠梗阻（约 30%，多见肿瘤原发病灶占位），大肠和小肠同时梗阻（约 20%，恶性肿瘤侵犯、播散）。梗阻部位可单发，也可多个。肠腔外占位由原发肿瘤、肠系膜和网膜肿物、腹腔或盆腔粘连、放疗后纤维化等所致。肠腔内占位为原发肿瘤或转移癌腔内生长及恶性肿瘤沿肠壁环形生长。肠壁内占位为恶性肿瘤沿肠壁内部纵向生长，皮革肠。以恶性肿瘤原发疾病为主，多见胃癌、结直肠癌和卵巢癌。

1）评估和观察。评估患者有无阵发腹痛、腹胀、恶心呕吐，伴或不伴肛门排气或排便。查体注意有无胃肠型、腹部压痛、反跳痛、腹肌紧张，肠鸣音亢进或消失。腹部影像学检查可见肠管明显扩张以及腹腔多处液气平面。

2）MBO 的治疗。治疗原则：减少或根除肠道梗阻不良症状体征，缓解肠道功能障碍；纠正水电解质平衡紊乱及营养不良状态。

一般治疗：禁食水，胃肠减压，纠正水、电解质和酸碱平衡紊乱，防治感染，必要时灌肠。

药物治疗：

①常规静脉应用针对革兰氏阴性菌和针对厌氧菌的药物。

②胃肠外营养支持：改善患者营养状态，纠正或者防止因不能进食导致的营养不良及全身代谢紊乱状况。

③消除肠壁水肿：糖皮质激素能减轻肿瘤及肠壁周围组织的水肿，同时还能作为止吐及镇痛的辅助治疗。但由于用糖皮质类激素有致不良反应的风险，因此使用激素时需要权衡其利弊风险。

④抑制肠道腺体分泌：常规应用生长抑素类似物和／或抗胆碱药，抑制胰肠消化液分泌、胃酸分泌、减少内脏血流、增加水电解质的吸收。

⑤镇静、止吐、镇痛：5-HT3 受体拮抗剂同时具抑制肠液分泌和止吐作用而联合化

疗时多用，吩噻嗪类止吐药物异丙嗪同时具备镇静作用，效果更佳。阿片类药物是最有效的止痛药物，也具抑制肠液分泌作用，对持续性疼痛和绞痛均有效。

手术治疗：扩张性金属支架用于幽门近端小肠和结肠单部位梗阻的治疗。终末期肿瘤患者避免行肠段切除等大型外科手术。

（4）消化道出血：消化道出血是恶性肿瘤常见的并发症之一，是终末期肿瘤患者较为棘手的问题，且出血往往来势汹汹，一旦出现该并发症，往往提示病情进展且预后不佳。根据出血部位的不同，消化道出血分为上消化道出血及下消化道出血。上消化道出血是指屈氏韧带以上的消化道（食管、胃、十二指肠、胰、胆、空肠等病变）引起的出血，屈氏韧带以下的消化道（大肠、小肠）的出血属于下消化道出血。

出血的原因有原发肿瘤所致的出血，如胃癌患者多因肿瘤坏死破溃或侵犯周围血管，导致血管破裂出血；原发性肝癌患者当病情进展至后期时，常常伴有门静脉血栓、食管胃底静脉曲张，容易发生血管破裂出血。直肠癌最常见的出血症状表现为便血。以及药物所致的出血，如应用非甾体抗炎药、抗血小板药物和抗凝药物等；抗肿瘤药物导致的骨髓造血功能受抑制导致血小板减少等。

1）评估和观察。评估患者呕血、便血的原因、诱因，出血的颜色、量、性状及伴随症状，如有无发热等，治疗情况，心理反应，既往史及个人史。

评估患者生命体征、精神和意识状态、周围循环状况、腹部体征等。消化道大量出血超过 1000 mL 且速度较快时，可引起头昏、心悸、出汗、晕厥、脉搏细速、脉压变小、血压下降，如果不及时治疗，进而出现皮肤湿冷、花斑，患者精神萎靡或烦躁，重者反应迟钝、意识模糊，危及生命。

了解患者血常规、凝血功能、便潜血等检查结果。慢性消化道出血患者常合并贫血，表现为头晕乏力、皮肤黏膜及甲床苍白等。

2）治疗。治疗原则：对所有急性消化道出血的肿瘤患者，首先进行基础状况评估，根据是否存在休克（循环不稳定）采取相应的治疗策略。结合临床表现及相应检查，尽快明确出血位置，并对是否存在活动性出血进行进一步确认，及时、快速止血。采取相应的抗休克、药物治疗等措施。避免胃镜、血管造影等有创性检查。避免大量出血时输血及有创抢救措施。可予以适度镇静处理。注意向患者及家属解释及安抚，使其有一定的思想准备和心理预期。

一般治疗：卧床休息，注意保持呼吸道通畅，避免呕血时吸入引起窒息，呕血患者床头抬高 10°～15°或头偏向一侧。活动性出血期间禁食水，必要时吸氧。密切监测患者生命体征，如心率、血压、呼吸、尿量及神志变化。

药物治疗：

①补充血容量：可输平衡液或葡萄糖盐水甚至胶体扩容剂维持组织灌注。输液过程中应注意避免因输液过快、过多而引起肺水肿。

②输血：应个体化权衡输血风险和获益，一般采用限制性输血策略，推荐 Hb 目标值 60 g/L。

③止血：全身及局部使用血凝酶，经口服或胃管局部使用凝血酶、云南白药、硫糖

铝或冰去甲肾上腺素盐水。

④抑制胃酸分泌药物：质子泵抑制剂和 H_2 受体拮抗剂。

⑤缩血管药物：常用生长抑素或奥曲肽，通过其收缩内脏血管的作用而止血。

⑥大多数慢性或间歇性出血患者都存在不同程度的缺铁性贫血，因此可补充铁剂。这不仅有助于维持血红蛋白的稳定，而且在更严重的情况下可减少输血的频率。

4.4　浆膜腔积液

恶性浆膜腔积液是指多种恶性肿瘤累及胸腔、腹腔和心包腔及其浆膜所引起的积液，也是恶性肿瘤的常见并发症，一般认为恶性浆膜腔积液的出现，往往提示原发肿瘤已侵犯体腔和浆膜，发生局部转移或全身扩散，部分治疗困难，预后较差。

恶性胸腔积液常见于肺癌（37.5%）、乳腺癌（16.8%）和恶性淋巴瘤（11.5%）。从确诊恶性胸腔积液起，中位生存期仅为 3 ~ 12 个月。其中，肺癌所致恶性胸腔积液患者的中位生存期最短，而卵巢癌较长。恶性腹腔积液常见于卵巢癌（37%）、肝胆胰肿瘤（21%）和胃癌（18%），少见于食管癌（4%）、结直肠癌（4%）和乳腺癌（3%）。男性恶性腹腔积液的病因以胃肠道肿瘤为主，而女性以卵巢癌为主。恶性腹腔积液患者的中位生存期常不足 5 个月，1 年生存率不到 10%。恶性心包积液则多见于肺癌（34.4% ~ 35%），其次为乳腺癌（16.7% ~ 25%）、淋巴瘤和白血病（4.2% ~ 15%），容易发生心包填塞，影响血液循环功能，生存期很短。

（1）评估和观察：评估患者的体能状况，临床症状如呼吸困难、腹胀的程度，积液性质，血液学检查，如血常规、肝肾功能、凝血等。

（2）治疗：目前常用的治疗方法有临床严密观察、限制钠盐摄入、应用利尿剂、局部穿刺置管引流、腔内外给药等。应用利尿剂和局部穿刺引流仅可缓解患者的胀满不适症状，而无法从根本上明显减少或消除积液的形成，且多次穿刺和大量放液常可诱发局部感染、疼痛、浆膜增厚以及包裹积液等并发症，导致患者出现低白蛋白血症、消瘦衰弱。

4.5　代谢性并发症

终末期恶性肿瘤患者存在多种平衡紊乱、代谢异常的问题，更容易发生代谢性并发症。

（1）糖代谢紊乱：主要为高糖高渗性非酮性昏迷，主要发生在合并糖尿病的肿瘤患者的营养治疗中。这些患者，体内胰岛素仅能满足防止发生真正的酮体的形成，而不能控制高血糖，因此血糖升高后，发生高渗性利尿，最终发生脱水。预防方法是增加外源性胰岛素的用量，减少外源性葡萄糖的输注量；一旦发生血糖危急值，应立即停用营养支持而改为静脉输入生理盐水，加用小剂量胰岛素，经静脉滴入或肌内注射。

（2）代谢性酸中毒：肿瘤患者糖的利用下降，肿瘤组织无氧酵解致血清乳酸升高，血 pH 下降；长期应用肠外营养可致血 pH 下降。预防方法是小剂量用一些小苏打和减少糖的输注量。

（3）脂肪超载现象：因脂肪乳剂用量和输注速度超出患者的脂肪廓清能力，发生高脂血症、脏器功能紊乱、溶血、神志不清甚至昏迷等，停止输注脂肪乳剂后可自行消退。

（4）水、电解质异常：

1）水肿。终末期肿瘤患者往往出现水肿，一般以双下肢水肿多见。与患者的出入液量、血浆白蛋白水平等有关。尤其一些患有心、肾、肝功能不良的患者对水分和钠的摄入量需要有一定限制。为预防这种并发症的出现，应注意调整钠盐和水分的摄入，监测每日液体出入量。针对诱因及病因进行治疗，根据病情摄入适当蛋白质。避免终末期肾病患者进行肾脏替代治疗及相关操作。

2）高钾血症。主因患者肾功能衰竭致排钾减少或输注的营养液中钾的含量过高，高钾使心肌受抑，易发生心室颤动等严重不良反应。当血钾高至 7 mmol/L 时，可引起四肢麻木软瘫，最后影响呼吸肌，严重时可发生窒息。治疗上可选用：促进 K^+ 向细胞内转移的药物：胰岛素和葡萄糖，β_2 受体激动剂，如特布他林。促进钾排泄药物：利尿剂，钠型交换树脂：如帕替柔莫。解救药：钙制剂，抗心肌毒性，可竞争心肌上的阳离子通道，减轻钾离子对心脏的毒害作用，优选葡萄糖酸钙。

3）低钾血症。主因长期应用静脉营养液的患者，大量糖输入促钾离子向细胞内转移，或因病情需应用胰岛素时未考虑到钾的额外补充所致。低钾一般症状以肌无力以及发作性软瘫为主，可致房性或室性心动过速，肠蠕动减慢，长期低钾还可致肾小管受损，导致代谢性低钾和低氯性碱中毒。治疗上可选用：临床补钾静脉输注时以氯化钾注射液直接补钾较为常用，同时亦有门冬氨酸钾、复方醋酸钠林格注射液等进行机体电解质的补充，口服补钾以氯化钾缓释片，枸橼酸钾等较为常用。

4）高钙血症。常见于骨髓瘤、乳腺癌、肾癌和肺癌等患者中。形成有诸多因素的参与，如肿瘤侵袭局部骨骼或分泌甲状旁腺激素增多造成破骨吸收，进入血液的骨钙增多。表现为恶心呕吐、腹痛、发力嗜睡，严重者可致昏迷、心跳停止。治疗上可选用：减少钙剂摄入，水化或使用袢利尿剂增加尿钙排出，使用双磷酸盐、降钙素减少骨吸收，增加骨形成。

5）镁、铜、锌的缺乏。在临床上一般无典型症状，除非长期胃肠营养未能及时监测，可发生抽搐、伤口愈合慢等表现。这类元素的缺乏，很容易纠正，轻度的能自行调整，严重者适当补充其日常需要量即能缓解。

4.6 精神症状

（1）失眠：终末期肿瘤患者的失眠一般由疼痛、抑郁、焦虑、盗汗或治疗的副作用引起。主要症状可表现为入睡困难、睡眠维持障碍、早醒、睡眠质量下降和总睡眠时间减少，同时伴有日间功能障碍。同时，失眠是一种主观体验，不应单纯依靠睡眠时间来判断是否存在失眠。

1）评估和观察。评估患者既往失眠史，发生失眠可能的诱因和病因。

主观和客观评估患者的睡眠情况，了解患者睡眠节律，有无不良的睡眠卫生习惯及生活方式。有无疼痛、谵妄、抑郁或焦虑状态等精神障碍。警惕意识障碍发生，及早发现。

2）治疗。一般治疗：

①改善睡眠环境，减少夜间强光及噪声刺激，必要时行睡眠监测。

②对于躯体症状如疼痛、呼吸困难等引发的失眠应积极控制症状。

③采取促进患者睡眠的措施，如：增加日间活动、听音乐、按摩双手或足部。

④定期进行失眠症防治的健康教育。

⑤如睡眠质量、睡眠时间改善，不必强行纠正已有的睡眠规律。

药物治疗：目前临床治疗失眠的药物，主要包括苯二氮䓬类受体激动剂、褪黑素受体激动剂、食欲素受体拮抗剂和具有催眠效应的抗抑郁药物。处方药加巴喷丁、喹硫平、奥氮平也可起到促进睡眠的作用。酒精（乙醇）不能用于治疗失眠。

心理治疗：主要包括睡眠卫生教育和针对失眠的行为认知疗法。睡眠卫生教育需要同其他干预方式同时进行，不推荐将其作为独立的干预方式实施；放松疗法、刺激控制疗法与睡眠限制疗法可以分别作为独立的干预措施或参与到其他的行为认知疗法之中。

（2）谵妄：谵妄不仅是精神改变，还是一种多伴有病理生理改变过程的临床综合征。在临终患者中约80%可出现此症状，分为功能亢进型和机能低下型。临床中促发或影响谵妄的因素多种多样，第一类是疾病本身及并发症造成的脑功能异常，如脑转移患者可出现无其他神经系统症状的精神错乱；第二类是易患因素，与患者基础状况直接相关，如老年痴呆、高龄、酗酒、高血压等；第三类是促发因素，在患者原发病的基础上，并存促发谵妄的因素，如疼痛、焦虑、抑郁、药物等。

1）评估和观察。评估患者是否出现认知障碍，包括错觉或幻视、思维、记忆、时间定向力。精神运动障碍，包括体力活动变化、反应时间、语速、惊跳反应。情感和觉醒规律的改变。

评估患者谵妄发生的原因，易患因素、触发因素。早期发现患者行为、动作、语言的异常。

2）治疗。一般治疗：

①寻找病因并改变可能的危险因素至关重要，如感觉损害、药物等，监测并处理尿潴留、便秘、跌倒外伤等并发症。

②使用合适的约束，充分向患者家属告知病情。

③改善病房环境因素，保持安静，避免刺激。尽可能提供单独的房间，降低说话的声音，降低照明，使用熟悉的物品，以免引起不必要的注意力转移。在诱因病因无法去除的情况下，应与家属及照护者沟通谵妄发作的反复性和持续性，争取理解、配合，保护患者避免外伤。

④重视和强化与患者的沟通和交流，安抚患者，对患者的诉说做出反应，帮助患者适应环境，减少恐惧。家庭成员的参与有助于减少患者谵妄的发生，促进谵妄的恢复。

⑤应强调睡眠管理在谵妄防治中的作用。

药物治疗：右美托咪啶可缩短谵妄持续时间，或可预防谵妄发生。必要时小剂量使用氯丙嗪、苯二氮䓬类或氟哌啶醇类镇静药物。

4.7 疼痛

疼痛是肿瘤患者最常见和难以忍受的症状之一，严重地影响肿瘤患者的生活质量。晚期肿瘤患者的疼痛发生率可达 60%～80%，其中 1/3 的患者为重度疼痛。对于癌痛患者应当进行常规筛查、规范评估和有效地控制疼痛，强调全方位和全程管理，还应当做好患者及其家属的宣教。

终末期肿瘤患者疼痛的主要原因为肿瘤相关性疼痛：因为肿瘤直接侵犯、压迫局部组织，或者肿瘤转移累及骨、软组织等所致；非肿瘤因素性疼痛：由于患者的其他并发症、并发症以及社会心理因素等非肿瘤因素所致的疼痛。

（1）疼痛评估：癌痛评估是合理、有效进行止痛治疗的前提，应当遵循"常规、量化、全面、动态"的原则。评估患者疼痛的部位、性质、程度、发生及持续的时间，疼痛的诱发因素、伴随症状，止痛治疗情况、重要器官功能情况、心理精神情况，家庭及社会支持情况以及既往史等；根据患者的认知能力和疼痛评估的目的，选择合适的疼痛评估工具，通常使用数字分级法、面部表情评估量表法及主诉疼痛程度分级法 3 种方法。对患者进行动态的连续评估并记录疼痛控制情况。

（2）治疗：治疗原则：癌痛应当采用综合治疗的原则，根据患者的病情和身体状况，应用恰当的止痛治疗手段，及早、持续、有效地消除疼痛，预防和控制药物的不良反应，降低疼痛和有关治疗带来的心理负担，提高患者生活质量。

药物治疗：根据世界卫生组织癌痛三阶梯止痛治疗指南，药物止痛治疗五项基本原则如下：口服给药；按阶梯用药；按时用药；个体化给药；注意具体细节。应当根据癌症患者疼痛的性质、程度、正在接受的治疗和伴随疾病等情况，合理地选择止痛药物和辅助镇痛药物，个体化调整用药剂量、给药频率，积极防治不良反应，以期获得最佳止痛效果，且减少不良反应。

①非甾体类抗炎药物和对乙酰氨基酚：是癌痛治疗的常用药物，具有止痛和抗炎作用，常用于缓解轻度疼痛，或与阿片类药物联合用于缓解中、重度疼痛。非甾体消炎药常见有不良反应，包括消化性溃疡、消化道出血、血小板功能障碍、肾功能损伤、肝功能损伤以及心脏毒性等。使用非甾体消炎药，用药剂量达到一定水平以上时，再增加用药剂量并不能增强其止痛效果，可是药物毒性反应将明显增加。因此，如果需要长期使用非甾体消炎药或对乙酰氨基酚，或日用剂量已达到限制性用量时，应考虑更换为单用阿片类止痛药；如为联合用药，则只增加阿片类止痛药用药剂量，不得增加非甾体类抗炎药物和对乙酰氨基酚剂量。

②阿片类药物：是中、重度癌痛治疗的首选药物。对于慢性癌痛治疗，推荐选择阿片受体激动剂类药物。长期使用阿片类止痛药时，首选口服给药途径，有明确指征时可选用透皮吸收途径给药，也可临时皮下注射用药，必要时可以自控镇痛给药。对于初次使用阿片类药物止痛的患者，首先应进行初始剂量滴定，对于疼痛病情相对稳定的患者，可以考虑使用阿片类药物缓释剂作为背景给药，在此基础上备用短效阿片类药物，用于治疗爆发性疼痛。阿片类药物的常见不良反应，包括便秘、恶心、呕吐、嗜睡、瘙痒、头晕、尿潴

留、谵妄、认知障碍以及呼吸抑制等。同时要避免突然中断阿片类药物引发戒断综合征。应把预防和处理阿片类止痛药不良反应作为止痛治疗计划和患者宣教的重要组成部分。

③辅助镇痛用药：辅助镇痛药物，顾名思义能够辅助性增强阿片类药物的止痛效果，或直接产生一定的镇痛作用；包括抗惊厥类药物、抗抑郁类药物、皮质激素、N-甲基-D天冬氨酸受体拮抗剂和局部麻醉药等。辅助镇痛药常用于辅助治疗神经病理性疼痛、骨痛和内脏痛。辅助用药的种类选择和剂量调整，也需要个体化对待。

非药物治疗：用于癌痛治疗的非药物治疗方法，主要有介入治疗、放疗（姑息性止痛放疗）、针灸、经皮穴位电刺激等物理治疗、认知—行为训练以及社会心理支持治疗等。适当地应用非药物疗法，可以作为药物止痛治疗的有益补充；而与止痛药物治疗联用，可能增加止痛治疗的效果。介入治疗是指神经阻滞、神经松解术、经皮椎体成形术、神经损毁性手术、神经刺激疗法以及射频消融术等干预性治疗措施。介入治疗前，应当综合评估患者的体能状况、预期生存时间、是否存在抗肿瘤治疗指征、介入治疗适应证、潜在获益和风险等。放疗（姑息性止痛放疗）常常用于控制骨转移或者肿瘤压迫引起的癌痛。

（3）患者和家属宣教随访：癌痛治疗过程中，患者及其家属的理解和配合至关重要，应当有针对性地开展止痛知识宣传教育。应当建立健全癌痛患者的随访制度。对于接受癌痛规范化治疗的患者进行定期的随访、疼痛评估并记录用药情况，开展患者教育和指导，注重人文关怀，最大限度满足患者的镇痛需要，保障其获得持续、合理、安全、有效的治疗。

（九）肿瘤营养治疗护理管理

1 肠内营养常见不良反应及护理管理

肠内营养（Enteral Nutrition，EN）是经胃肠道提供代谢需要的营养物质及其他多种营养素的营养治疗方式，相比肠外营养更符合人体生理、减弱全身炎症反应，保持和促进胃肠道吸收力和消化力，能维持肠道黏膜细胞结构和功能完整，保持肠屏障功能和完整性，降低肠通透性即肠道细菌移位，预防感染并发症，维护免疫功能，降低住院时间和死亡率，减少医疗费用，且使用简便、价格低廉。肠内营养的途径主要包括两种，即口服和经喂养管输入，其中经喂养管输入包括鼻胃管（Nasogastric Tube，NGT）、鼻肠管（Nasointestinal Tube，NIT）、经皮内镜下胃造瘘管（Percutaneous Endoscopic Gastrostomy，PEG）、经皮内镜下空肠造瘘管（Percutaneous Endoscopic Jejunostomy，PEJ）、空肠造口。美国肠外肠内营养学会（American Society for Parenteral and Enteral Nutrition，ASPEN）等多个指南指出，在肠道功能允许的情况下，应首选肠内营养。

肠内营养治疗通路的选择应当依据患者消化道解剖结构的连续性、消化吸收功能的完整性、实施肠内营养有无误吸的风险进行恰当的选择，鼻胃管因鼻置入简单、方便，成本低是短期肠内营养通路的首选。经鼻肠管喂养因有助于维护肠道功能、减少菌群易位，提高肠内营养耐受性，减少胃潴留，降低误吸风险，是有胃排空障碍或不适合胃内喂养者治疗的首选途径。PEG/PEJ被广泛应用于因各种疾病无法进食或者进食不足患者的肠内营养支持，尽量保留胃肠道的吸收和运动功能。PEG/PEJ因操作简便易行、并发症少、耐受性佳，目前成为长期管饲肠内营养的首选方式。对于食管切除手术患者，推荐术中空肠造口建立肠内营养治疗途径给予营养治疗。对于术前已存在严重营养不良、术后需要放化疗或需要长期家庭营养治疗的患者，推荐术后带管出院，继续接受肠内营养治疗。

1.1 胃肠道并发症

（1）腹泻：肠内营养相关性腹泻是指维持肠内营养2 d后，患者出现不同程度的腹泻，经改变营养液温度、浓度、输注速度、减少输注量后症状缓解，并排除因感染、抗生素或胃肠动力药及机械通气引起的腹泻。肠内营养相关性腹泻是最常见的不耐受症状，发生率可达61.22%。肠内营养相关性腹泻可能导致患者出现电解质紊乱、大便失禁、压力性损伤等问题，增加患者住院负担、延长住院时间并进一步增加营养不良风险。

目前最常用的肠内营养相关性腹泻评估工具为 Hart 腹泻评分表，见表 9.1，它采用半定量的方式，将粪便依据形状和容量组合分类赋分。若每日评分累计值 ≥ 12 分，则可认为发生腹泻。该表使用简单，但评估时过于依赖护士的语言描述，主观性较高。肠内营养相关性腹泻的发生与以下几个因素相关：

①药物因素：肠内营养支持期间使用抗生素、质子泵抑制剂、组胺 –2 受体阻断剂、促动力药、胆碱能药、通便剂或灌肠药物、非甾体消炎药、降糖药、镇静剂等。

②患者因素：乳糖、山梨糖醇、果糖不耐受；组织低灌注导致的血流动力学紊乱；营养不良、肝病导致的低蛋白血症；病毒、细菌、寄生虫、其他因素导致的感染；慢性胰腺炎导致的胰腺外分泌不足；甲状腺疾病、糖尿病等内分泌紊乱型疾病；胃肠道嗜铬细胞瘤等肿瘤疾病；短肠综合征、慢性炎症性肠病、克罗恩病、溃疡性结肠炎、乳糜泻、小肠细菌过度生长等肠道原发疾病导致的慢性营养吸收不良；胆汁淤积、胆囊切除术后等导致的胆汁酸吸收不良。

③营养制剂因素：营养制剂配方，如渗透压、不可溶性纤维、脂肪含量；营养制剂输注技术，如总量、方式、速度、温度；营养制剂被污染。

表 9.1 Hart 腹泻评分量表

粪便性状	Hart 腹泻评分量表（分）		
	估计容量（mL）		
	< 200	200 ~ 250	> 250
成形	1	2	3
半固体	3	6	9
液体状	5	10	15

护理措施：

①早期识别危险因素：早期识别危险因素并进行针对性的处理可显著降低肠内营养相关性腹泻发生率。除患者自身疾病、药物等相对不可变因素外，应根据患者特异性谨慎选择营养制剂，营养制剂配方中的渗透压、不可溶性纤维、脂肪含量也是可控的风险因素。此外，添加益生菌制剂可降低腹泻发生率，益生菌与营养制剂分开注入更加有益于肠道，以降低肠内营养相关性腹泻的发生率。

②完善肠内营养输注流程，规范肠内营养制剂储存：在实施肠内营养的全过程中要保持清洁，合理安排肠内营养总量、输注方式、速度和温度，并严格执行营养制剂储存要求。肠内营养制剂推荐营养液适宜温度为 37 ~ 40 ℃。持续输注时输注速度宜由慢到快，初始速度为 20 ~ 50 mL/h，耐受后次日起每 8 ~ 12 h 可增加 10 ~ 20 mL/h，逐渐增加至 80 ~ 100 mL/h，12 ~ 24 h 完成。建议对重症患者以低剂量起始喂养，速度为 41.8 ~ 83.7 kJ/h，5 ~ 7 d 逐渐达到目标喂养量，应采用肠内营养输注泵匀速输送方式进行营养制剂喂养。肠内营养一次性输注管道应每 24 h 更换。营养制剂需按产品说明书进行储存，避免应用不在

有效期内的营养制剂，肠内营养制剂开启后准确记录开启日期与时间，打开但未使用的营养制剂或配制好的营养制剂，放入冰箱 2~6℃储存，有效期为 24 h。实施肠内营养的整个操作过程中，包括肠内营养制剂、输注肠内营养的管道及操作台面等，均要保持清洁。应减少抗菌药物的不合理应用，以减少抗菌药物相关性腹泻。对于行肠内营养的危重症患者，应尽早纠正低蛋白血症，减少抑酸药和口服钾制剂的应用，建议机械通气休克患者延迟肠内营养启动时间，当患者血流动力学稳定后从小剂量肠内营养开始。

③肠内营养相关性腹泻的处理：肠内营养相关性腹泻的发生原因除常见的肠内营养喂养不耐受外，还可能与肠道菌群失调、自身感染性疾病相关，故发生肠内营养相关性腹泻后不应立即中断肠内营养，而应完善相关检查以明确腹泻原因及患者状况。护理人员应认真评估粪便性状、脱水情况、肛周皮肤、营养状况、摄食量，同时协助进行腹部检查、粪便细菌培养、电解质等辅助检查以明确鉴别病因，后依据其病因及患者情况与医生沟通共同做出是否停止肠内营养、减慢喂养速度、减少营养液总量、改变营养配方等决策。患者腹泻症状较重可先停止肠内营养液的输注，症状控制后再进行肠内营养。腹泻患者由于大便次数增多可出现肛周皮肤的糜烂、溃疡，嘱患者便后可用温水清洗，使用吸水能力较强的纸张轻蘸，忌用力擦，必要时可用毛巾局部热敷，清洁干净后可用润肤膏涂抹肛周皮肤，保持湿润。

④肠内营养相关性腹泻的监测：肠内营养相关性腹泻的发生及其伴随症状可能会影响患者肠内营养支持进度甚至疾病康复。护士作为相关操作的具体实施者，掌握肠内营养相关性腹泻相关监测指标的知识有助于准确衡量肠内营养相关性腹泻治疗疗效、实施持续性肠内营养支持。肠内营养相关性腹泻的主要结局指标有实现目标喂养量的时间、达到蛋白质所需量目标的时间、腹泻发生率、其他并发症发生率；相关营养指标包括定期的营养状况评定、BMI 及肌肉系数变化、白蛋白、转铁蛋白、视黄醇结合蛋白、前白蛋白测定等；其他生化指标包括肝肾功能、电解质、血糖、血脂、血常规等。但对于危重症患者，传统的血清蛋白标志物，如白蛋白、转铁蛋白、视黄醇结合蛋白、前白蛋等作为常见的急性期反应物，其水平不能准确反映危重症患者的营养状况，故危重症患者不推荐监测上述指标。

⑤肠内营养制剂选择：推荐使用含可溶性纤维素的肠内营养制剂。推荐在肠内营养期间添加益生菌制剂。尽量选择等渗的肠内营养制剂，依据患者病情选择适当的肠内营养制剂：如对于乳糖不耐受的患者，推荐给予无乳糖配方的肠内营养制剂。肠内营养制剂浓度应由低到高，循序渐进。

⑥健康教育：主要照顾者的肠内营养相关教育水平的提升可显著降低肠内营养相关腹泻发生率，护理人员应对主要照顾者进行相关系统化知识培训并持续追踪其培训效果。

（2）腹胀：腹胀是一种主观感受，患者主诉腹部有胀气感，体格检查可见腹部膨隆，叩诊呈鼓音或腹围较鼻饲前增加且腹部触诊较硬、移动度降低、紧张度增高，行腹部探查可见腹围和腹腔增大。可采用测量腹围值和腹部深、浅触诊方法对腹胀进行评估；并对患者胃肠道功能（如胃胀、呕吐、腹泻）和体格检查（如胃残余量、听肠鸣音、观察腹胀）进行评定。

护理措施：

①患者出现呕吐或腹胀，推荐使用甲氧氯普胺。

②益生菌能够改善肠内营养患者的胃肠功能和营养状况，减少腹泻、腹胀、呕吐、便秘的发生率，缩短达目标喂养量的时间，改善患者白蛋白、血红蛋白水平。

③患者腹胀、便秘或顽固性便秘，可使用比沙可啶等刺激性缓泻药；胃排空延迟时，可使用胃复安，以预防或治疗腹胀。

④在使用鼻胃管进行管饲时保持患者头部抬高 30°~45°。

⑤应严格控制肠内营养初始速度，建议肠内营养的初始速度为 10~20 mL/h，缓慢或持续逐渐增速至目标喂养速度，一旦出现不耐受或出现新症状，例如疼痛、腹胀或腹内压增高，应勿增加肠内营养。

⑥采用缓慢加温鼻饲法可以有效控制鼻饲液的温度及注入量，可预防腹胀的发生。

⑦其他预防胃肠道胀气的方法有向胃肠道提供额外的水分或补充纤维素。额外的水分可以通过使用浓度较低的肠内营养制剂或通过鼻饲管间断给予温水等方式实现补给，纤维素可促进正常排便。

⑧必要时可采用肛管排气将肠道内积聚的气体引流出来，达到降低腹内压，改善肠壁血液循环的目的，从而有效缓解腹胀。

⑨因胃肠道不耐受引起的胃残余量过多、呕吐和腹胀的患者，建议实施腹部按摩，每天 2 次，每次 15 min。

（3）恶心、呕吐：恶心和呕吐（Nausea and Vomiting，NV）是恶性肿瘤患者临床上常见的症状之一。恶心，是一种特殊的主观感觉，为内脏不适感，表现为胃部不适和胀满感，常为呕吐的前奏，并伴有头晕、心动过速和流涎增多等迷走神经兴奋症状；呕吐，是一种胃的反射性强力收缩，通过胃、食管、口腔、膈肌和腹肌等部位的协同作用，迫使胃内容物由胃、食管经口腔急速排出体外。呕吐是机体较为复杂的反射动作，其过程可分为 3 个阶段：恶心、干呕及呕吐。恶心、呕吐可由多种不同的病理生理机制引起。两者可或不相互伴随。长期呕吐的患者常出现厌食脱水、电解质紊乱及酸碱失衡等，使其抗肿瘤治疗依从性降低、治疗中断或延误，严重影响患者的生活质量，缩短患者的生存期。根据临床上常用的不良事件通用术语标准（NCI-CTCAE）5.0 版标准，恶心分为 3 级：1 级，食欲下降，不伴进食习惯改变；2 级，经口摄食减少不伴有明显体重下降，脱水或营养不良；3 级，经口摄入能量和水分不足，需要鼻饲、全肠外营养或住院治疗。呕吐分为 5 级：1 级，不需要进行干预；2 级，门诊静脉补液，需要医学干预；3 级，需要鼻饲、全肠外营养或住院治疗；4 级，危及生命，需要紧急治疗；5 级，死亡。恶心呕吐的发生主要与肠内营养制剂的配方和输注方式有关：要素制剂中氨基酸和短肽异味；输注速度过快、温度过低、渗透压过高；营养物质不耐受，乳糖、脂肪含量高。当患者存在胃潴留、胃肠道缺血、肠麻痹、胃十二指肠炎症、乳糖不耐受等同样增加风险。

护理措施：

①应查找造成恶心呕吐的原因。

②应降低输注速度，可协助患者取右侧卧位，控制营养液浓度、温度、减少输注量、

延长输注间隔时间、采用营养泵匀速泵入。

③应用胃肠动力药、更换喂养管位置，如鼻肠管。

④进行肠内营养时，选择无乳糖配方、等渗、低脂配方。

⑤使用整蛋白型配方、调味剂。

⑥创造良好的心理、生理环境：保持病房干净整洁、无异味，倾听舒缓的音乐。

⑦改善贫血、营养不良等病症。

（4）胃潴留：胃内容物积聚而未及时排空的异常状态，呕吐出 4~6 h 前的食物或空腹 8 h 以上，胃残余量（Gastric Residual Volume，GRV）仍 > 200 mL 者，表明存在胃潴留。严重者可引起胃食管反流。当患者连续 2 次监测 GRV > 250 mL 或 GRV 监测值超过前 2 h 喂养量的 50% 时，即可视为高水平的 GRV。

护理措施：

①每次鼻饲的量 ≤ 200 mL，间隔时间 > 2 h。每次鼻饲完后，可协助患者取半坐卧位，以防止潴留于胃内的食物反流入食管。

②检查胃内残余量，可使用 ≥ 50 mL 的营养液注射器，每 4 h 抽吸一次，若胃内潴留液体 > 200 mL 时，应减慢输注速度或暂停输注，应评估患者有无恶心 / 呕吐、腹胀、肠鸣音异常等不适症状。胃残余量 > 500 mL，宜结合患者主诉和体征考虑暂停喂养，有条件者可借助超声监测胃残余量。

③在患者病情许可的情况下，增加翻身次数，鼓励多活动，促进胃肠功能恢复，并可依靠重力作用使鼻饲液顺肠腔运行，预防和减轻胃潴留。

④胃潴留严重者，可应用促进胃动力药，如甲氧氯普胺，加速胃排空。

⑤对于不能进食或禁食患者，应从静脉补给足够能量、氨基酸类、电解质和维生素，必要时可实施全胃肠外营养（TPN）。对化疗的患者应适当减少摄入脂肪含量高的食物，多食绿色蔬菜和水果，以利于消化和吸收。

⑥妥善固定喂养管，定期监测喂养管位置，勤观察、多巡视。

（5）反流：反流是指胃内容物在无恶心、不用力的情况下向咽部或口腔方向流动的感觉。食管下括约肌压力下降是胃食管反流病的最常见病因。当食管黏膜抵抗力下降、胃排空延迟、腹腔内压力增加、胃分泌亢进、焦虑抑郁情绪等，导致食管下括约肌松弛，使胃酸可以通过贲门反流到食管中，引起反流，常表现为胃灼热和吞咽困难、吞咽痛、体重减轻、厌食、胃肠道出血和呕吐等症状。另外，部分肿瘤患者由于疾病进展及恶化不得不进行胃贲门或者食管的切除，破坏了抗胃食管反流机制，术后常出现胃食管反流。反流物长期刺激食管可引起器质性损伤或食管溃疡，导致患者生活质量下降，且易并发吸入性肺炎，严重者甚至窒息死亡。评估时机：餐后 1 h 评估胃灼热和反流症状，尤其注意卧位、弯腰或腹压增高时症状可加重，需注意部分患者可在夜间入睡时发生胃灼热和反流。胸痛患者需先排除心肺疾病再行胃食管反流评估。评估方法：可通过食管反流症状评估量表（Gerd Q 量表），见表 9.2，对胃灼热、反流、上腹痛、恶心等症状进行评估。

表 9.2　Gerd Q 量表

Gerd Q 量表

1. 在过去的 7 天内，您胸骨后出现烧灼感（胃灼热）的频率？
　　□0 天　　□1 天　　□2~3 天　　□4~7 天

2. 在过去的 7 天内，感觉到胃内容物（液体或食物）返至您喉咙或口腔的频率？
　　□0 天　　□1 天　　□2~3 天　　□4~7 天

3. 在过去的 7 天内，您感到上腹部中央疼痛的频率？
　　□0 天　　□1 天　　□2~3 天　　□4~7 天

4. 在过去的 7 天内，您感到恶心的频率？
　　□0 天　　□1 天　　□2~3 天　　□4~7 天

5. 在过去的 7 天内，由于您的胃灼热和 / 或反流而难以获得良好夜间睡眠的频率？
　　□0 天　　□1 天　　□2~3 天　　□4~7 天

6. 在过去的 7 天内，除医生告知服用的药物外，您额外服用药物来缓解胃灼热和 / 或反流的频率（如碳酸钙，氢氧化铝等）？
　　□0 天　　□1 天　　□2~3 天　　□4~7 天

除了上述不舒服，您还有哪些不适？（可多选）
□咽部异物感　　□进食不畅感　　□胸骨后疼痛　　□哮喘　　□上腹胀　　□咳嗽
□口干、口苦　　□嗳气　　□_____（如有其他不适，请手工填写）

护理措施：

①不宜在睡前 2~3 h 内进餐，避免误餐，避免睡前进食，避免餐后立即卧床。

②少食多餐，细嚼慢咽，避免饮食过多、过快、过饱。

③平衡饮食，避免食用会引起和加重反流食物，如辛辣刺激性、酸性、高脂肪食物等。

④将床头抬高 15°~20°（或 28 cm 左右），或者抬高患者头和肩膀，使其高于胃部；可使用睡眠定位装置。

⑤尽量穿着宽松舒适的衣服，避免紧身的衣服增加腹部压力，迫使胃内容物进入食管。

⑥积极治疗便秘、慢性咳嗽等可诱发腹压增加的疾病。

⑦保持健康体重，对于体重超重的患者建议减轻体重，尽量将体质指数（BMI）控制在 25 kg/m^2 以下。

⑧戒烟、限制饮酒。适度运动，避免过度剧烈运动。

⑨详细讲解用药注意事项及可能出现的不良反应，鼓励患者遵医嘱按疗程用药，避免随意减药或停药等。

⑩心理指导：因病情容易迁延反复，加重身心负担，引起负面情绪。应通过积极解释与沟通，消除患者顾虑，树立信心。

1.2　代谢性并发症

由于营养液配方很难适应所有个体，危重、年老、意识障碍的患者有可能发生代谢并发症。最常见的症状是脱水和高、低血糖症，预防及治疗代谢并发症的关键是认真监测，及时纠正。其中 10%～30% 患者出现高血糖。水、电解质及酸碱代谢异常包括高钾血症、低钠血症、低磷血症、水钠潴留，还包括肝功能异常、微量元素缺乏等。

（1）高血糖：营养液渗透压高可引起高血糖，其发生率达 10%～30%。此时应该减慢营养液输注速度或降低浓度，可应用胰岛素使血糖接近正常。如以上情况未予纠正，则发生较严重的高血糖性高渗性非酮症脱水，甚至继续恶化导致昏迷。出现高血糖的原因主要由于患者既往有糖尿病病史；应激性糖耐量下降；配方中糖含量过高；若既往无高血糖的患者，或血糖控制较稳定的患者，在已适应某种营养液和输入量后突发高血糖，则可能是由于过快和 / 或过量输入营养液所致。

护理措施：

①定期监测血糖：建议每 4～6 h 对接受 EN 的糖尿病或高血糖患者行血糖监测。

②推荐对接受 EN 支持的高血糖患者，使用基础剂量的胰岛素治疗，血糖控制目标值在 7.8～10 mmol/L。

③对糖尿病合并胃瘫患者，推荐使用经幽门后置管喂养。

④注意输注速度和输注量，勿过快和 / 或过量。对血糖波动较大者，推荐使用肠内营养泵持续输注。

⑤糖尿病或应激性高血糖患者 EN 支持提供的热量应与非糖尿病患者相同。

⑥建议对糖尿病或应激性高血糖患者使用含低血糖指数碳水化合物或高比例单不饱和脂肪酸的糖尿病专用配方 EN 制剂。

⑦建议对 EN 伴糖尿病或应激性高血糖的患者使用含纤维素的 EN 制剂。

⑧升高的血糖引起渗透性利尿，继而发生脱水。一旦发生此种情况，需要输入大量水分及适量胰岛素纠正。

⑨对机械通气合并糖尿病或应激性高血糖的患者，建议使用糖尿病专用高蛋白配方 EN 制剂。

（2）低血糖：常见于使用降糖药物患者突然停止肠内营养治疗时。主要由于营养摄入不足、胰岛素过量、突然停止喂养引起，临床表现为手抖、心慌、乏力、饥饿、出冷汗等一系列症状。

护理措施：

①夜间或是早餐空腹的时候，患者容易发生低血糖，注意观察患者的意识状态、睡眠状态有没有发生变化。询问进食的情况，尤其是饭前注射胰岛素的患者。

②充足的营养输注，逐渐减少输注速度和输注量。

③对于糖尿病患者要及时监测血糖的变化，调整胰岛素用量。

④为避免低血糖的发生，应缓慢停用要素饮食。

⑤低血糖的处理：病情观察，监测生命体征，瞳孔及神志的变化；建立静脉通道，

注意输液滴速，严格控制补液速度，以防发生脑水肿；低血糖导致昏迷的患者，平卧位，头偏向一侧，防止呕吐物引起窒息；根据患者血氧情况给予吸氧。

（3）水和电解质平衡紊乱：电解质紊乱及水代谢异常是肠内营养患者常见的代谢性并发症，临床上高渗性脱水的发生率为5%~10%。此外，腹泻的发生也会引起电解质紊乱。人体的电解质指的是身体里含有的离子，如钠、钾、氯、钙、镁、磷等，这些离子在人体中发挥各种各样的生物学的效应，维持人的生命。如果这些离子出现紊乱，有可能造成患者出现神经系统的损伤，比如意识障碍、认知功能下降，还可能会影响到心脏，造成严重的心律失常，甚至造成心脏骤停。水代谢异常指由于水摄入不足、丢失过多或给予过多不含电解质的液体造成的脱水和水过多。水和电解质平衡紊乱包括脱水、低血钾、高血钾、低血钠、钙、镁、铜等矿物质缺乏。电解质紊乱及水代谢异常的风险因素包括：蛋白质和热量营养不良、有水肿和恶病质、体重低于理想值85%、神经性厌食症、咀嚼或吞咽困难、患有需要住院的慢性病、过量饮酒史。

护理措施：

①严格记录出入水量，以调整营养液的配方。

②做好肠内营养的监测工作包括体重、身体成分及实验室测量，例如血清白蛋白或转甲状腺素蛋白。

③选择合适的肠内营养制剂，自制的混合物不如EN配方安全、有效。避免营养液选择不当或补充不及时等所致的电解质缺乏。

④重视临床评估：所有接受肠内营养的患者都应有专业人员对其进行评估，特别是出现并发症或紧急情况时，应获得及时有效的干预。

⑤积极处理肠内营养相关性腹泻。

1.3 机械性并发症

（1）喂养管堵塞：肠内营养液输注速度过慢、输注时间过长、营养管管径不合适、营养液黏稠、药物与肠内营养制剂配伍不佳、残渣或药物碎渣残留于管腔内是引起堵管最常见的原因。表现为营养液滴入不畅或推注有阻力。

护理措施：

①推荐以较快的泵速（> 50 mL/h）输注EN制剂，可减少堵管的发生。药物与营养液应分开输注，并在输注药物前后用10~30 mL温水脉冲式冲管，使管腔内冲洗液形成小漩涡，有利于将附着于管腔的物质冲洗干净。

②固体药物应充分研磨或溶解，注意配伍禁忌，分开注射。

③持续EN时，每4 h使用20~30 mL温水脉冲式冲管1次；间歇性或分次EN时，每次喂养前后使用20~30 mL温水脉冲式冲管。

④长期EN的老年患者，推荐使用米曲菌胰酶片2片碾碎后加15 mL温水脉冲式封管。

⑤若发生堵管，先用温水反复做抽吸、冲洗的动作，如失败可使用溶解于水的胰酶 + 8.4%NaHCO$_3$封管5~10 min。如仍无效，则可考虑重新置管。

（2）喂养管移位、脱管：喂养管移位、脱管主要由于面颊油脂腺分泌多，使面部胶布松脱，或患者日常活动不当造成营养管外露长度改变。

护理措施：

①置管后采用高举平台法妥善固定营养管。

②密切观察营养管有效长度。

③滑脱后及时报告医生，根据病情以及手术情况及时调整位置或重新插管。

④做好患者及家属的健康教育工作，留置期间加强管路的观察，适当活动。

⑤当 PEG/PEJ 管磨损、梗阻、移位和出现漏口时，采用内镜方法及时更换。

（3）鼻咽及食管损伤：经鼻置管长期放置后，由于管径粗，质硬可引起鼻、咽、食管等损伤并发症，必须注意护理，对需长期置管者，应更换营养治疗方式。

护理措施：

①根据喂养需要，尽量选择质软、管径较细的喂养管。

②经常检查患者鼻、咽部情况，做好鼻腔及口腔的清洁、润滑及护理。

③置管过程轻柔，采用高举平台法妥善固定喂养管，及时更换导管固定装置，保持皮肤清洁干净。

④若需要长期应用肠内营养时，应定期更换管路或选用 PEG/PEJ 等适宜长期肠内营养的方式，减少损伤。

（4）固定器包埋综合征：包埋综合征（Buried Bumper Syndrome，BBS）是经皮内镜下胃造瘘术（PEG）后发生率较低但严重的一种并发症，多由于内外固定器间压力过大致内固定器向外移行，嵌入胃前壁或腹前壁，发生率为 1.5%~8.8%。危险因素包括切口愈合不佳、造瘘管饲后体重增加、年老、肥胖、慢性咳嗽、营养不良及人为操作不当等，过度牵拉和固定是导致包埋综合征的根本原因，未及时处理可能有胃肠出血、穿孔、腹膜炎，甚至死亡风险。

护理措施：

①加强巡视和观察造瘘管周围。

②不能过度牵拉 PEG 管，确保外固定器有 5 mm 的活动度。

③内外垫片不宜拉过紧，并进行导管二次固定，每日换药时应反复将导管向胃腔内推进拉 2~4 cm 或者旋转 180°~360°。

④临床早期发现可通过内镜处理，严重者常需外科手术移除造瘘管，亦有于内镜下腔内切开取出包埋造口管。

⑤造瘘术后的日常护理中，经体表将造瘘管左右旋转 90° 以上是发现固定器包埋的常用做法，如果发现造瘘管无法旋动需及时进一步处理。

（5）鼻黏膜、食道黏膜出血：鼻黏膜出血主要由于营养管放置在鼻腔内，压迫鼻腔黏膜，导致鼻腔黏膜水肿溃烂。鼻黏膜出血者鼻腔有血性液体流出，鼻中隔脓肿者局部有鼻塞或急性发炎症状，如鼻梁或鼻尖红肿疼痛，鼻腔黏膜色泽暗红，触之柔软而有波动。严重者可出现全身感染症状，如寒战、发热、周身不适。食道黏膜出血则与留置时间过长导致胃贲门括约肌松弛，继而引起胃酸反流，营养管与食管黏膜的机械性摩擦加重黏膜损伤有关。主要表现为上腹部或胸骨后疼痛烧灼感，出血者胃管内可抽出少量血性液体。

护理措施：

①插管时动作要轻柔，特别是在营养管通过鼻腔时，注意防止损伤鼻腔黏膜。

②留置营养管要注意观察患者鼻腔情况，当出现持续疼痛以及双侧鼻塞加重时，可考虑鼻中隔脓肿的可能。

③定期口腔护理，保持口腔清洁、湿润。

④及时拔除营养管，需要长期肠内营养者，可考虑行 PEG/PEJ。

⑤早期发现，及时处理，必要时请耳鼻喉科会诊处理。

1.4 感染性并发症

（1）误吸：误吸是指进食或非进食时，在吞咽过程中有数量不等的液体或固体的食物、分泌物、血液等进入声门以下呼吸道的过程。临床上是一种常见的并发症，国外研究显示，与肠内营养相关的误吸率高达 17% ~ 30%。误吸可进一步导致吸入性肺炎的发生。因此，早期识别肠内营养患者发生误吸的危险因素，对提前实施针对性预防措施、防止误吸的发生至关重要。临床推荐采用标准吞咽功能评价量表（SSA）进行吞咽功能的评价。误吸的危险因素主要包括：①胃食管误吸：鼻胃管管径过粗、置管深度不足、鼻胃管松脱移位；②卧位的影响；③输注量过多、速度过快；④胃潴留量过多、胃动力不足；⑤高龄（> 70 岁）、机械通气、吞咽功能障碍、意识丧失 / 下降、声门或贲门关闭功能遭到破坏、合并神经系统疾病或精神类疾病、使用镇静或肌松药物、院内外转运等。

护理措施：

①临床医护人员应早期识别高风险误吸的患者，以便采取预防措施。

②肠内营养支持患者宜采取半卧位（床头抬高 30° ~ 45°）来预防误吸，禁忌证除外，EN 结束后保持半卧位 30 ~ 60 min。若患者必须降低床头进行其他操作，操作结束后尽快恢复床头高度。

③选用管径适宜的鼻饲管，坚持匀速、限速滴注的原则。

④昏迷患者翻身应在管饲前进行，危重患者鼻饲前应吸净气道内痰液，以免鼻饲后吸痰憋气使腹内压增高引起反流。鼻饲时和鼻饲后取半坐卧位，借重力作用防止反流。

⑤高风险误吸人群肠内营养时辅以胃肠动力药（如多潘立酮、西沙必利、红霉素、甲氧氯普胺）或抗反流药物，如枸橼酸莫沙必利片，预防误吸，一般在喂养前半小时由鼻饲管注入。在鼻饲前先回抽，检查胃潴留量。

⑥对于误吸高风险患者可改变肠内营养喂养管的位置或食物输入方式，如幽门后喂养。

⑦气管插管患者，推荐声门下引流和定位以降低误吸风险。对于机械通气的危重症患者，推荐根据患者的胃肠耐受性动态调整肠内营养的量及速率来避免胃扩张，进而减少误吸的风险。对于误吸高风险患者，推荐每 4 h 监测 1 次 GRV，有条件的情况下，可采用床边胃超声监测评估 GRV。建议气管插管的囊内压维持在 25 ~ 30 cmH$_2$O。

⑧推荐喂养前使用 X 线确认置管是否在位。分次推注喂养会增加误吸的危险，因此不推荐使用分次推注法，分次喂养时单次喂养量不超过 400 mL。

⑨建议对 EN 支持的危重症患者每天使用 2 次氯己定漱口液改善口腔卫生，长期 EN 患者，建议每日 2 次口腔护理。

⑩误吸处理：神志清楚者鼓励咳嗽、咳痰，并协助拍背尽快将异物取出，亦可撑开口腔用手掏出或用食物钳钳出；患者出现窒息或意识障碍，不能自行咳出异物时，应立即使用负压吸引器吸出患者口、鼻腔及气道内分泌物、食物碎屑，必要时采用纤维支气管镜吸出异物；采用拍背、引流、抽吸方式将气管内异物排出；患者呈仰卧位，用双手在剑突下向上用力加压，若为坐位或立位，施救者在患者身后用双手或其他硬物顶于剑突下，向上猛烈冲击，这种方法可利用胸腔里的气流压力，把堵在咽喉气管的食团冲出来；抢救时应当给予高浓度氧气吸入，直至缺氧状态缓解，并持续给氧；必要时行气管插管或气管切开，迅速彻底清除呼吸道堵塞物，建立起通畅有效的呼吸道。

（2）吸入性肺炎：在肠内营养过程中，因呕吐、误吸而发生呼吸道症状，甚至呼吸衰竭，泡沫样痰，停用肠内营养后症状消退，可诊断为吸入性肺炎，其发生率一般在 1% 左右，气管切开或气管插管患者可达到 3%。幼儿和老人、呼吸困难者、吞咽反应迟钝以及昏迷患者易出现吸入性肺炎。在管饲治疗中发生率为鼻胃管＞胃造瘘＞空肠造瘘，鼻胃管＞鼻肠管，匀速滴注＞推注。肠内营养支持患者发生吸入性肺炎主要原因在于胃排空不良，胃潴留物过多导致胃液连同胃内营养液呃逆反流，引起误吸，导致感染。

护理措施：

①实行肠内营养时应严格监护。

②滴注营养液时始终使床头抬高 30°~45°，输注速度以 40 mL/h 逐渐增加到足量（80~100 mL/h）以满足机体需要，不要同时增加滴速和浓度，应逐步调整。

③及时检查及调整鼻饲管管端位置。

④肠内营养过程中应每 2~4 h 检查 1 次胃潴留情况，当胃潴留液超过每小时输入量的 1.5 倍时暂停输入，待正常后再以低浓度、较慢速度重新开始滴注。

⑤控制肠内营养液的输注速度和输注量。

⑥管饲 30 min 内不翻身、不叩背、不吸痰等。

⑦一旦发现患者发生误吸时应立即采取对症处理：a. 停止肠内营养；b. 吸除胃内容物；c. 气管镜检查；d. 抗感染治疗。

（3）营养液配制或输注器具污染所致感染：营养液储存温度过高、时间过长；营养液配置过程污染；营养液配制后保存不当，也可致细菌繁殖，导致细菌随输注途径进入体内引起感染。

护理措施：

①应现用现配，配置过程无菌操作，24 h 内用完。

②原料、容器和输注用具无菌。

③配置的肠内营养制剂常温保存不宜超过 4 h，超过 4 h 应置于冰箱冷藏。

④成品肠内营养制剂应根据说明书保存。

⑤要求配置、滴注装置严格灭菌处理，每日更换 1 次，定期进行细菌培养监测。

⑥肠内营养制剂应与其他药物分开存放。

（4）切口感染：主要由于患者抵抗力下降、造瘘管因外力牵拉导致愈合延迟、手术或护理操作不当等引起。主要表现为造瘘管口不愈合，瘘口周围红、肿、热、痛。严重者管口有部分脓样液体流出，出现寒战、高热、腹泻等全身感染症状，外周血象检查白细胞计数增高。

护理措施：

①严格遵守操作规程，加强无菌操作观念，彻底清洗消毒喂饲管，及时更换喂饲用品。

②保持造瘘口伤口敷料清洁，每天更换敷料，消毒造瘘口周围皮肤，严密观察置管处有无红、肿、热、痛及分泌物。

③室温下配制管饲液，储存时间不超过 4 h，现配现用。

④输完营养液后用无菌纱布包裹造瘘口开口端。

⑤已发生感染者，应查明引起感染的原因。如为造瘘口周围皮肤化脓感染，可穿刺或切开排脓，每天换药，用无菌纱布覆盖，脓液送细菌培养。

⑥如为造瘘管管腔污染引起，则应更换造瘘管，监测体温，高热者予以物理或药物降温。

1.5 肠内营养制剂的选择

肠内营养制剂根据其组成分为要素型、非要素型、组件型和特殊应用型。其中，临床常用的商品化制剂主要为要素型和非要素型。要素型肠内营养制剂又分为以氨基酸为氮源和以短肽为氮源；非要素型肠内营养制剂则以整蛋白为氮源。

1.5.1 要素型

①氨基酸型（AA）。

特点：脂肪含量低；无渣，粪便排出量少；不需要消化液或极少消化液便可吸收。

适用人群：适用于消化道通畅的患者，不能正常进食，合并中—重度营养不足；消化道术前准备；消化道手术后吻合口瘘如：咽部瘘、食管瘘、胃瘘、结肠瘘等；胰腺炎的恢复期；短肠综合征的患者（小肠的长度短于 60 cm）；炎性肠道疾患如克罗恩病等。

②短肽型（SP）。

特点：不含乳糖，低脂含量，避免了乳糖不耐受引起的一系列问题；需少量消化液；低渣，排粪便量少。

适用人群：适用于有胃肠道功能或部分胃肠道功能的患者，如胰腺炎、肠道炎性疾病、放射性肠炎和化疗、肠瘘、短肠综合征等。也可作为营养不足患者的围手术期喂养及肠道准备，能补充人体日常生理功能所需的能量及营养成分。

1.5.2 非要素型

（1）整蛋白型（TP）。

特点：低渣，蛋白质结构完整，口感较好，渗透压较低。对肠道的要求较高，需要有健全的消化吸收功能。

适用人群：口服或管饲，适用于胃肠道功能比较好的患者。如头颈部创伤或手术后、咀嚼和吞咽功能障碍、意识丧失和 / 或接受机械通气、高分解代谢状态（如癌症）等。

其中部分制剂含有中链三酰甘油，更有利于脂肪的代谢吸收；部分制剂为了节约入液量而制成高能量密度，每毫升提供 1.3 ~ 1.5 kcal 的能量，部分制剂添加膳食纤维以改善胃肠道功能等。

对于需长期给予肠内营养支持治疗的患者，宜选用含膳食纤维的肠内营养制剂。但是对于肠梗阻的患者，建议选择不含膳食纤维的肠内营养制剂。

1.5.3 特殊应用型

①糖尿病专用型。

特点：此类制剂多使用木薯淀粉和蜡质谷物淀粉等缓释淀粉，以果糖等为碳水化合物来源，并添加适量膳食纤维。它能降低空腹和餐后血糖水平，增加周围组织胰岛素的敏感性，减少糖尿病患者与糖耐受不良患者的葡萄糖负荷。

适用人群：适用于糖尿病或一过性血糖升高合并有营养不良，且具有肠道功能而又不能正常进食的患者。

②肿瘤专用型。

特点：添加了含 ω–3 脂肪酸的鱼油。ω–3 脂肪酸可与细胞膜磷脂结合，抑制血小板聚集、平滑肌收缩和白细胞趋化，调节炎症因子产生以及减轻免疫抑制作用。研究发现 ω–3 脂肪酸对恶性肿瘤也有明显的抑制作用。

适用人群：适用于营养不良的肿瘤患者，包括恶病质、厌食症、咀嚼及吞咽障碍等病况，也适用于对脂肪或 ω–3 脂肪酸需求量增高的其他疾病患者。

③高能量型。

特点：每毫升所含能量密度更高，约为 1.5 kcal/mL。

适用人群：适用于需要高蛋白、高能量、易消化脂肪，且限制液体摄入量的患者，如严重创伤（尤其是大面积烧伤）、心功能不全、持续性腹膜透析患者等。

④肺病专用型。

特点：脂肪含量较高、碳水化合物含量较低，富含抗氧化剂，如胡萝卜素、维生素 E、维生素 C 等，还含有少量的肉毒碱和牛磺酸。由于碳水化合物代谢时产生较多二氧化碳，加重呼吸负荷，故对于呼吸功能不全的患者，此种配方能减少高碳酸血症的发生，有益于恢复呼吸功能。

适用人群：适用于呼吸功能不全的患者，如慢性阻塞性肺病、呼吸衰竭、囊性肺纤维化、呼吸机依赖等，但肾功能不全、肝昏迷等患者应慎用。

1.5.4 组件型

仅以某种或某类营养素为主的肠内营养制剂，它可对完全型肠内营养制剂进行补充或强化，亦可采用两种或两种以上的组件型肠内营养制剂构成组件配方，以适合患者的特殊需要。该类制剂主要包括蛋白质组件、脂肪组件、糖类组件、维生素组件和矿物质组件。

①蛋白质组件：氮源为氨基酸混合物、蛋白质水解物或高生物价整蛋白（包括牛奶、酪蛋白、乳清蛋白、大豆蛋白分离物等），不同氮源物质可影响组件配方的营养价值、渗透压、黏度及口味。蛋白质组件适用于创（烧）伤、大手术等需要增加蛋白质的情况。

②脂肪组件：脂肪组件的原料有长链脂肪酸（LCT）及中链脂肪酸（MCT）两种。LCT 含丰富的必需脂肪酸，适合于必需脂肪酸缺乏患者。MCT 适用于脂肪消化或吸收不良患者，但其不含必需脂肪酸，应用 1 周以上时应补充必需脂肪酸。此外，MCT 的生酮作用较强，故不宜用于糖尿病酮症酸中毒患者。

③糖类组件：原料可采用单糖（包括葡萄糖、果糖和半乳糖）、双糖（包括蔗糖、乳糖和麦芽糖）、低聚糖（包括糊精、葡萄糖低聚糖、麦芽三糖和麦芽糊精）或多糖（包括淀粉和糖原）。糖类组件在临床上主要与其他组件一起组成配方，应用于特殊需要的患者，如心力衰竭、糖尿病、肝功能衰竭、肾功能衰竭等。

④维生素及矿物质组件：维生素组件主要含维生素，矿物质组件含有各种电解质和微量元素。在使用组件型肠内营养制剂时，应添加维生素及矿物质组件。

1.5.5 影响肠内营养制剂选择的因素

①患者年龄：如婴儿不能耐受高张液体，予以母乳或接近母乳的配方牛奶为佳。

②患者的胃肠道状态：胃肠道功能正常者可予整蛋白型肠内营养制剂，而胃肠道功能低下者予要素型肠内营养制剂为佳。

③蛋白质、脂肪、乳糖不耐症等：对牛奶、大豆蛋白过敏的选用其他的蛋白来源；有脂肪泻、脂肪吸收不良的用中链脂肪酸（MCT）代替长链脂肪酸（LCT）、并间断补充长链脂肪酸（LCT）；但还应注意，中链脂肪酸（MCT）作用强不适用于糖尿病酮中毒的患者；对不能耐受乳糖、蔗糖或其他双糖的患者应避免选择含上述物质的肠内营养制剂。

④患者疾病状况：对糖尿病、恶性肿瘤、肺部疾病、肝肾衰竭等患者，可根据患者疾病代谢特点及病情严重程度选用疾病特异型肠内营养制剂；如患者限液或需要高能量密度的配方，应选用高能量密度的制剂；如果患者有便秘情况，应选含不溶性纤维的制剂，若无便秘症状，可选用含可溶性纤维的制剂。

2 肠外营养常见不良反应及护理管理

肠外营养（Parenteral Nutrition，PN）是指通过静脉途径，为无法经胃肠道正常摄取和利用营养物质的患者提供全面、充足的机体所需的各种营养物质，包括氨基酸、葡萄糖、脂质、电解质、维生素和微量元素等多种营养素，是一种可以有效预防或纠正营养不足，增强患者对严重创伤的耐受力，促进患者康复的治疗方法。肠外营养现已成为临床营养支持及治疗的重要组成部分，主要用于对肠内营养有禁忌证或不耐受的患者。国际指南建议预期生存期超过 1~3 个月的恶性肿瘤患者，在口服和肠内营养均失败的情况下使用肠外营养，可延长患者的预测生存期。由此可见肠外营养对于肿瘤患者来说至关重要。但是，肠外营养，尤其是长期肠外营养，可导致一系列并发症，严重者甚至可危及患者生命。由此可见，并发症的预防、发现与及时处理和原发病的治疗同等重要。因此，在进行肠外营养期间必须进行严密定期监测，以便及时调整营养液配方，优化周期性营养方案。肠外营养并发症根据其性质和发生的原因可归纳为以下五大类：导管相关性并发症（包括置管相关并发症、导管异位、导管断裂、导管相关性静脉炎、导管相关性血栓、导管相关性感染）、代谢性并发症（包括血糖异常、再喂养综合征、肾前氮质血症、脂肪超载综合征、代谢性骨病）、肝功能异常、肠道并发症（肠黏膜萎缩、肠道功能减退）及脂肪乳过敏。下文主要对肠外营养常见不良反应及护理管理进行阐述，以便为临床医护人员在开展肠外营养时提供参考依据。

2.1　导管相关性并发症

（1）置管相关并发症：置管相关并发症包括气胸、血管损伤、胸导管损伤、空气栓塞等。合适的静脉通路是肠外营养发挥作用的重要保障，常用的静脉通路包括外周静脉导管和中心静脉导管。中心静脉导管又分为经外周静脉置入中心静脉导管（PICC）以及经皮穿刺中心静脉置管（CVC）和静脉输液港（PORT）3 种形式。置管相关并发症多与中心静脉导管置管操作不当有关。锁骨下静脉穿刺置管时，若患者体位不当或穿刺方向不正确，极有可能损伤胸膜肺尖而引起气胸，因儿童皮下脂肪组织少，皮肤穿刺点与胸膜顶距离近，更容易发生损伤；导管穿破静脉可导致血胸，可引起局部皮下大范围淤血及血肿形成，甚至可引起纵隔血肿，产生纵隔压迫症状。颈内静脉穿刺时可能伤及膈神经、迷走神经或喉返神经、颈交感神经链等，从而产生相应的症状及体征。左颈内或左锁骨下静脉穿刺时偶可发生胸导管穿破导致乳糜胸。空气栓塞可发生在置管、输液及拔管过程中，大量空气进入血管后患者可出现呼吸困难、发绀、血压下降、心动过速、神志不清甚至死亡，尽管发生率不高，但一旦发生，其病死率高达 57%。

护理措施：

①置管并发症重在预防，要熟练掌握静脉置管技术，遵循静脉治疗临床实践指南规范。首选经锁骨下静脉穿刺中心静脉置管实施肠外营养，置管后常规行影像学检查，以确定导管位置，并排除气胸。

②外周静脉穿刺中心静脉置管时，穿刺静脉首选贵要静脉。常规应在超声引导下穿刺，并在置管后进行影像学定位，正常情况下导管尖端的最佳位置应在上腔静脉下 1/3 段到上腔静脉与右心房连接处。与经锁骨下静脉穿刺中心静脉置管相比，经外周静脉穿刺中心静脉置管的并发症更少，成功率更高。

③当壁层胸膜被刺破发生气胸时，患者常感觉剧烈胸痛或咳嗽，此时应立刻拔针，并及时拍摄胸片以明确诊断。少量气胸（肺压缩 < 20%）多可自行吸收，重症者需由医生反复穿刺抽吸或实施胸腔闭式引流以促进气体排出。

④在中心静脉置管时，应置患者于头低脚高位，并嘱其平静呼吸；在卸下注射器时，应随即堵住穿刺针接头部位；输液过程中应防止液体中断或导管脱出；拔管前应先夹闭导管腔；拔管后用手指压迫穿刺点 15 ~ 20 min，不要过度按压或用力摩擦颈动脉，并用无菌敷料密封 12 h，拔管后需静卧 30 min 后方可起床活动。当发生空气栓塞时，应立即将患者置于头低脚高的左侧卧位，必要时由医生紧急剖开胸腔，穿刺右心室进行抽气。

⑤心理护理：大多数患者对中心静脉置管认知不足，存在恐惧心理，特别是担心置管后会产生的种种问题及危害。护士应及时掌握患者的心理情绪，置管前详细向其解释置管原因、意义、置管后注意事项以及自我护理知识，以取得患者积极的配合，消除其

顾虑。

（2）导管异位：导管异位按照形成原因可分为原发性导管异位与继发性导管异位。原发性导管异位是指穿刺成功后，行 X 线检查显示 PICC 尖端在最佳位置以外的位置；继发性导管异位又称导管尖端移位，是指穿刺成功且首次 X 线检查导管尖端在最佳位置，但在留管期间导管尖端移行至最佳位置以外的位置，临床中以继发性导管异位居多。正常情况下导管尖端最佳位置应在上腔静脉下 1/3 段到上腔静脉与右心房连接处。轻度导管尖端异位可引起静脉炎、静脉栓塞、异位部位肿胀、渗液，导管尖端严重异位者可导致静脉壁穿破、心脏穿破、心律失常、心脏压塞等。

护理措施：

①原发性导管异位：准确的导管测量能有效避免导管置入长度的误差。制定切实可行的操作规程，并定期加强培训，使规程能够得以落实。置管前认真评估患者是否存在静脉血栓、畸形、瘢痕或狭窄等可导致导管在静脉内反折或送管有阻力的高危因素，置管前也应认真评估患者手术外伤史、放疗史、置管史、现病史和既往史。要正确选择血管，优先选择贵要静脉，其次选择肘正中静脉，最后选择头静脉。导管置入时，动作必须轻柔、匀速、缓慢，遇阻力时切勿强行送管，可适当退管后，调整导管角度及上臂位置后再送管。导丝回撤时，动作缓慢，将导丝直线拉出，并观察导丝有无打折。置管后在 X 线下确定导管尖端位置，如发生导管异位及时调整。在置管过程中保持患者合适体位（上肢外展 90°、头偏向穿刺侧、下颌紧贴肩部）可以有效降低导管异位的发生。

②继发性导管异位：建立患者档案，对患者进行相关知识的宣教，指导其肢体活动，避免活动过度，嘱定期维护。置管前要对所使用导管进行评估，置管位置尽可能避开关节处。保持导管外固定良好，注意监测体外部分的导管长度，防止导管脱出或移位。严格执行正确的冲管、封管操作规程，维护时应完善贴膜标签上标识（执行时间、操作者等信息）。要及时发现患者导管异位，并行 B 超检查，如有血栓，按导管相关性血栓进行处理，如无血栓，可采用体外手法复位，如复位不成功，退出并修剪导管作为中长导管使用。

（3）导管断裂：PICC 导管断裂分为体外断裂和体内断裂两种情况，若导管体外部分破损未及时发现处理，可能发生导管断裂，断裂的导管可随血流进入患者体内形成导管栓塞；体内部分断裂的导管可直接进入体循环形成导管栓塞。造成导管破损或断裂的原因有很多：导管质量存在问题；置管者技术不熟练，置管过程中操作不当，经穿刺鞘送管不畅时，可能损伤导管，置管后便可发生体内断管；若导管体内路径打卷、反折，支撑导丝可能刺破、损伤导管；带管期间导管维护不当，使用 10 mL 以下的注射器冲管；冲管时遇到阻力仍暴力冲管；通过非耐高压导管高压注射造影剂；导管固定方法不妥，导管尾端与连接器摆放成直角或锐角；置管肢体活动过度；利器损伤导管；拔管受阻时强行拔管；导管超期服役、老化、丧失韧度等。

护理措施：

①妥善固定导管固定翼，固定前尝试活动患者上肢，避免导管与连接器处成直角或锐角，以免打折使导管受损；使用透明贴膜固定导管，以便评估穿刺点情况及导管的完整性。

②使用大于 10 mL 的注射器冲管，遇到阻力切忌暴力冲管，禁止使用非耐高压导管进行高压注射。

③每次冲封管时观察导管是否完整，是否有漏液现象，若体外部分破损应及时修剪或拔管，若输液时针眼处有液体渗出，排查原因，可进行造影检查以排除是否体内导管破损漏液。

④注意评估导管功能，抽不出回血时，判断导管是否打折、体内移位或发生导管内血栓等，及时处理。

⑤不能使用乙醇溶液消毒导管，会促使聚氨酯材质老化。

⑥加强患者宣教，避免置管肢体剧烈活动，严格按照维护周期到专业医疗机构进行维护。

⑦导管到使用期限应及时拔管，拔管困难时，切忌暴力拔管，必要时请血管外科会诊协助处理。

（4）导管相关性静脉炎：静脉炎是机体静脉血管内的急性无菌性炎症，是静脉输液患者较为常见的并发症之一，主要症状为患者穿刺部位出现红、肿、热、疼痛，严重者会造成血栓形成。美国静脉输液护理学会制定的输液治疗实践标准将静脉炎分为 4 级，分别为：I级（穿刺部位发红，伴或不伴疼痛）、II级（穿刺部位疼痛，伴有发红/水肿）、III级（穿刺部位疼痛，伴有发红/水肿，出现可触摸性的条索状静脉）和IV级（穿刺部位疼痛，伴有发红、水肿，可触摸长度 > 2.54 cm 的条索状静脉，且有脓液流出）。

护理措施：

①肠外营养实施过程中，定期更换导管敷料，密切观察导管固定是否牢固，有无滑脱、扭曲或裂损。密切观察血管通路部位有无疼痛、压痛、红斑、肿胀、脓肿或可触及的静脉条索等静脉炎症状。

②应向患者或照护者提供有关静脉炎体征和症状的书面宣教以及发生静脉炎时应联系的相关专业人员。

③穿刺前评估输注方式、输液量、输液持续时间、液体渗透压、液体酸碱度、给药频率，从而准确选择适宜的静脉通路。

④外周静脉输注肠外营养液的最终渗透浓度不宜超过 600 mOsm/L；同时，氨基酸浓度不宜超过 3%，葡萄糖浓度不宜超过 10%。外周输注速度宜慢，将滴速控制在 50 ~ 60 滴 /min 可减少静脉炎的发生。经外周静脉连续输注肠外营养液不宜超过 10 ~ 14 d。

⑤肠外营养超过 10 d 和 / 或输注高渗透浓度（≥ 600 mOsm/L）的患者，推荐经中心静脉途径输注，置管路径包括锁骨下静脉、颈内静脉、股静脉和经外周静脉穿刺中心静脉置管。持续输注速度应保持在 40 ~ 150 mL/h，间歇输注速度可高达 200 ~ 300 mL/h，含有葡萄糖的肠外营养输注速度应为 5 ~ 7 mg/（kg·min）。

⑥在 B 超引导下改良塞丁格技术进行 PICC 置管，穿刺失败概率降低，对静脉及穿刺部位附近组织造成机械性损伤减少，降低了机械性静脉炎的发生率。置管前用肝素钠生理盐水溶液浸泡导管，肝素钠具有抗凝血、抗血栓形成、抗感染、降低血管通透性等作用。肝素钠注射液（12500 U/2 mL）加入生理盐水（250 mL）配制肝素钠溶液，在置管前

5～10 min，用该液体对 PICC 导管进行预冲及浸泡，使导管内外存在肝素钠溶液的保护层，可以有效降低静脉炎的发生。水胶体敷料对预防 PICC 置管后机械性静脉炎和改善症状有一定作用。

⑦发生静脉炎后，应拔除外周静脉导管，可暂时保留 PICC，并通知医生，给予对症处理，抬高患肢、制动、避免受压。根据需要提供止痛、消炎等药物干预，必要时停止在患肢静脉输液，同时观察局部及全身的变化情况并及时记录。

（5）导管相关性血栓：静脉导管扭曲或受压、血管壁损伤、血流动力学改变、输液系统内脂肪乳剂沉积或某些药物沉积、肠外营养液中直径 > 5 μm 的微粒均会导致静脉内血栓形成。由于活动期癌症的促凝作用，肿瘤患者血栓形成的风险会显著升高。股静脉置管血栓形成的风险高于锁骨下静脉和颈内静脉置管；左侧置管血栓形成的风险较右侧置管增加 3.5 倍；下腔静脉比上腔静脉深静脉血栓形成的发生率更高，这与二者血流量、压力和纤维蛋白溶解活性等因素的差异有关；导管尖端位于上腔静脉比尖端位于右心房的血栓形成的风险增加 2.6 倍。导管相关性血栓的临床症状包括置管侧上肢肿胀、变色、静脉扩张、颈部或锁骨上窝肿胀不适、胸部或面部肿胀等，若出现上述症状应考虑血栓形成的可能。此外，极少数患者的最初症状为肺栓塞，表现为心动过速、呼吸困难、胸痛、咯血和发热等，应及早诊断和治疗，否则可能危及生命。

超声是目前导管相关性血栓的最佳诊断方法。发生导管相关血栓后，不推荐常规拔除导管。除非存在以下情况：治疗已不需要该导管；导管功能已丧失；导管位置异常；合并导管相关性血流感染。如果患者治疗仍需要该导管通路，可在抗凝治疗下继续保留并正常用于临床治疗。当合并抗凝禁忌证或在规范抗凝治疗下症状仍持续进展，则需要考虑拔管。有指南推荐取出中心静脉导管的时间应在发现血栓形成、抗凝治疗至少 10～14 d 以后。但在临床实际中是否拔管，还需评估治疗对导管的依赖程度，以及重新建立静脉通路的可行性。

护理措施：

①严格把握置管指征，缩短置管操作时长，结合临床实际，不需要导管或导管不起作用时要及早取出。对于长期静脉化疗等存在医源性损伤的肿瘤患者，要避免穿刺锁骨下静脉以预防中心性狭窄。如无特殊要求，建议穿刺右侧颈内静脉且导管尖端应置于上腔静脉和右心房的交界处。

②应注意药物配伍禁忌。

③强调规范化操作的重要性，全营养混合液要在相容性和稳定性的前提下使用。

④肠外营养实施过程中，应保持导管输液的连续性，评估易发生血栓的高危患者，避免导管堵塞和血栓形成。

⑤输注前回抽并用无防腐剂生理盐水冲管以评估静脉导管装置的通畅性。

⑥导管堵塞时，分析导管堵塞原因，不应强行推注生理盐水，外周静脉导管应立即拔除。PICC、CVC、PORT 应遵医嘱及时处理并记录，原则上发生导管相关血栓后，不推荐常规拔除中心静脉导管。

⑦对于导管高度依赖且建立新静脉通路困难的患者，需要权衡保留导管的价值和血栓

带来的其他潜在风险，可在密切观察随访下保留导管。

（6）导管相关性感染：

导管相关性感染是指由一种或多种病原菌形成混合生物膜致病菌经皮肤穿刺点、导管和输液系统的衔接处、输注污染的溶液进入体内，可引起严重的脓毒症、脓毒症休克、导管相关血流感染等危及生命的并发症。肠外营养液在置入的导管周围易形成高糖和高脂的微环境，有利于病原菌在导管表面黏附、生长和扩散。导管相关性感染多与导管和输液护理不注意无菌操作技术有关。

护理措施：

①肠外营养实施过程中，应严格执行无菌操作技术，换药和皮肤消毒时，应使用0.5%~2%的洗必泰酒精溶液；如有洗必泰禁忌证，可使用碘酊、碘伏或75%酒精替代。选择合适材质的导管，控制感染发生，特氟纶和聚亚安酯导管比聚乙烯和聚氯乙烯导管感染的可能性低。

②应密切观察穿刺部位有无红斑、水肿、疼痛、压痛、渗液、硬结、皮肤破损、体温升高等导管相关性感染的迹象和症状。

③可疑血管导管相关感染时，应立即停止输液，拔除外周静脉导管。除核心体温升高外，无其他与导管相关感染症状时，不建议拔除功能状态的中心静脉通路装置。

④发生炎症后可予经验性革兰氏阳性球菌抗感染治疗。伴寒战、高热时，要及时拔除导管，行血培养及导管尖端微生物培养，导管拔出后需平躺15 min，不能立即起身，同时局部进行湿热敷、外敷多磺酸黏多糖或透明质酸酶等。

⑤避免单瓶、多瓶平行或序贯串输等形式输注。肠外营养液应集中调配与供应。各功能室洁净度应满足配液需求并定期评估。肠外营养液的配制操作应在B级（ISO 5级）环境中完成，需保持静脉用药调配室温为18~26℃，相对湿度为35%~75%，保持一定量新风。推荐采用尘埃粒子计数器测定悬浮粒子，各功能室微生物限度应满足配液需求，推荐采用测定沉降菌监测微生物限度，在测定沉降菌基础上，有条件的可定期测定浮游菌。

⑥肠外营养输液装置至少每24 h更换1次，或每次使用新肠外营养容器时更换。

⑦更换无针输液接头的频率不应过于频繁，一般5~7 d更换1次，PICC、CVC、PORT附加肝素帽或无针接头应至少每7 d更换1次。外周静脉留置针附加的肝素帽或无针接头宜随静脉留置针一同更换。三通接头应与输液装置一起更换。当附加装置的完整性受损或怀疑污染时，应及时更换。

⑧营养液宜现配现用，避免阳光直射，如需存放，应置于4℃冰箱内避光冷藏，并应复温后再输注。不含维生素与微量元素的全营养混合液（TNA）在室温下可保存30 h，2~8℃下可保存7 d。TNA输注时间不超过24 h。单独输注脂肪乳剂时间不应超过12 h或遵照药物说明书。

2.2 代谢性并发症

（1）血糖异常：血糖异常包括高血糖和低血糖。高血糖是由于葡萄糖溶液输注速度过快，或糖尿病患者、严重创伤及感染者的糖利用率下降所致，严重的高血糖可导致高渗性非酮性昏迷，有生命危险。低血糖是由于外源性胰岛素用量过大或突然停止输注高浓度葡萄糖溶液（内含胰岛素）所致，尤其是将胰岛素加入生理盐水中，以三通接头与全合一营养液体同步输注时，容易发生致命性低血糖。高血糖发生的危险因素包括：高龄、C反应蛋白水平、糖化血红蛋白、糖尿病、感染性并发症、碳水化合物输注量及其他升糖药物的使用。低血糖发生的危险因素包括：较低的BMI、高血糖的变异性、全肠外营养持续时间过长和静脉注射胰岛素的使用。

护理措施：

①肠外营养实施过程中，应监测血糖水平，预防血糖代谢紊乱的发生。建议每4~6 h床旁测量并记录血糖水平。血糖正常的患者至少间隔24~48 h行床旁血糖检测一次，检测时机依据临床状况而定。

②无糖尿病病史患者，若随机血糖值低于7.8 mmol/L（1.4 g/L），在达到预期热量摄入后24~48 h内未接受胰岛素治疗，可停止床旁血糖检测。

③当血糖>7.8 mmol/L（1.4 g/L），且持续12~24 h时，应开始胰岛素治疗。

④血糖在正常范围内的患者，应用全营养混合液时，不建议在营养混合液中常规加入胰岛素，如需补充胰岛素建议使用胰岛素泵静脉单独输注。

⑤对于接受肠外营养的糖尿病患者，葡萄糖的输注速度应<4 mg/（kg·min）。

⑥在滴注过程中应密切关注乳剂外观变化。若TNA中含胰岛素，应每1~2 h轻轻晃动营养袋混匀以防低血糖，因长时间静置时，胰岛素可能堆积，若突然大量入血，低血糖的发生风险会显著升高。

⑦高血糖患者肠外营养配方中，应特别注意非蛋白质热能是否由糖和脂肪共同提供，从而减少糖异生和糖原消耗，防止血糖波动过于频繁。

（2）再喂养综合征：再喂养综合征是指患者在长期营养不良的情况下，重新恢复摄食或接受肠内、肠外营养治疗后，出现以血液电解质紊乱（低磷、低钾和低镁血症）、维生素缺乏和水钠潴留为特征的一系列症状，从而导致患者出现严重的临床症状，如水钠潴留、心力衰竭、肺水肿等。重症患者营养支持期间，再喂养综合征的发生率高达36.8%~59.0%。再喂养综合征的临床症状多无特异性，医护人员对其识别与诊断较为困难。防治再喂养综合征的第一步是识别高危患者，再喂养综合征的危险因素包括：年龄、APACHE Ⅱ评分、初始营养状况、BMI、白蛋白水平、前白蛋白水平、基线血镁及血磷水平。尽早识别再喂养综合征发生的高危患者，在开始营养治疗前，应检查电解质、矿物质和维生素水平，防止微量营养素缺乏或过剩。治疗过程中逐渐增加营养素摄入量，纠正电解质紊乱，经验性补充钾、磷、镁和多种维生素。

（3）肾前性氮质血症：肾前性氮质血症比较少见，其发生可能与长期肠外营养导致的氨基酸高负载、肾毒性药物的应用和以前的血液感染病史有关，最终造成肌酐清除率降低、肾小管功能受损、肾小球硬化。严重肝、肾功能损害和婴幼儿是肾前性氮质血症发生的主要危险因素。TPN热量供给不足而氨基酸过量供给时，患儿易出现肾前性氮质血症。此时，氨基酸脱氨基燃烧作为能源，而不是作为蛋白质合成底物。脱氨基作用使血中尿素氮水平增高，肾脏尿素排出需充足的水合作用，肾前性氮质血症会使机体处于脱水状态，患儿易出现嗜睡，甚至昏迷。TPN 配置时给予合适的氮热比（1：200 ~ 1：150）可以有效预防肾前性氮质血症。同时监测体重、水平衡、血清尿素氮等有利于早期发现氮质血症。氨基酸的浓度和摄入量应根据患者的病情和耐受性而定；特别对于容易产生氨基酸不耐受的患者，应在短时间内改用特殊配方的氨基酸制剂，以预防相关并发症的发生。

（4）脂肪超载综合征：TPN 引发的高脂血症一般是短期的良性过程，但严重高甘油三酯血症有诱发急性胰腺炎的危险，偶尔也可导致脂肪超载综合征。脂肪超载综合征是指由于脂肪乳输注速度和 / 或剂量超过机体的脂肪廓清能力，以甘油三酯升高为特征的症候群。常见症状包括头痛、发热、黄疸、肝脾肿大、呼吸困难和自发性出血等。多见于危重疾病、尿毒症、糖尿病、肝肾功能损害患者、家族性高脂血症患者、脂类代谢障碍的新生儿、肿瘤终末期的脂肪代谢障碍患者。防治的关键是了解不同来源脂肪乳剂的特性，避免过量、过速使用，评估患者的脂肪廓清能力，密切监测血甘油三酯水平，一旦发生立即停用脂肪乳剂，同时加强监测血脂，根据病情给予针对性的支持治疗。在其他治疗无效的情况下，也可通过血浆置换清除血液循环中多余的血脂。

护理措施：

①控制脂肪乳每日输注总量，脂肪乳日使用量应控制在 0.7 ~ 1.3 g/kg，输注速度应控制在 1.2 ~ 1.7 mg/（kg·min）。

②对长期应用脂肪乳剂、输注量较大或脂肪廓清能力受损的患者，应定期做血清浊度试验并监测血脂水平，以了解机体对脂肪的利用和廓清能力。若血浆呈现乳（白色）状混浊，应延迟或暂停输注脂肪乳。

（5）代谢性骨病：代谢性骨病多见于长期接受肠外营养的患者，由于营养成分缺乏所致，主要表现为骨量减少、骨质疏松症、骨软化症、继发性甲状旁腺功能亢进等。进行肠外营养时，应保证肠外营养液中钙、磷、镁的含量充足，并根据血及尿中钙、磷、镁的水平进行调节。肠外营养初始，应每周监测 1 次血钙、磷、镁的水平；3 个月后，至少每月监测 1 次；维生素 D 水平每 6 个月监测 1 次；骨密度每年监测 1 次。

2.3 肝功能异常

肝功能异常通常与长期使用肠外营养有关，目前认为主要由于过度喂养，特别是葡萄糖过量有关，过量的葡萄糖进入体内后不能被完全利用，转化为脂肪沉积于肝内，可引起一系列肝胆疾病，如脂肪变性、脂肪性肝炎、纤维化、肝硬化、胆汁淤积和非结石性胆囊炎等。早期的肝脏脂肪变性是可逆的，发生在门脉周围，但若进展为整个小叶的脂肪性肝炎，就会伴有不同程度的胆汁淤积和纤维化，最终可能发展为肝硬化和肝衰竭，是肠外营养最严重的并发症之一。然而，在肠外营养治疗开始时便可以对肝酶浓度进行观察，早期干预是减轻肝损伤和最大限度减少肝功能障碍的一种有效方法。并且需要持续监测接受TPN 的患者脂质和肝脏特征，以预防或最大限度地减少相关并发症。高甘油三酯血症的患者更可能出现谷氨酰转肽酶改变。因此，应更早、更频繁地监测甘油三酯和胆固醇水平升高的患者的肝胆变量。肝功能异常的主要临床表现为血转氨酶升高（超过正常上限 1.5倍）、血胆红素轻度升高和肝脏增大（超声提示回声增强）。

护理措施：

①长期接受肠外营养的患者，应注意监测肝肾功能变化，预防肠外营养相关性肝病、胆汁淤积等的发生。暂停 TPN 和恢复肠内营养后，肝脏和脂质谱的变化可能是可逆的。

②对于长期 TPN 且已有肝酶升高的患者，可选择周期性输注（每次间隔 6~8 h）以减少脂肪变性的发生。尽早进行肠内营养供给以刺激肠道，预防细菌过度生长，口服熊去氧胆酸可逆转严重的胆汁淤积，选择合适的脂肪乳剂，提供适宜的氨基酸和牛磺酸。

③肠外营养应采用双能源，以脂肪乳剂替代部分能源，减少葡萄糖用量，且研究表明相比长链脂肪乳，中长链脂肪乳、橄榄油脂肪乳和鱼油的混合制剂可明显减少肝功能不全的发生率，应用精氨酸可以减少肠外营养引起的肝脏脂质沉积。

④长期全肠外营养可因消化道缺少食物刺激、胆囊收缩素等导致肠激素分泌减少，胆囊中容易形成胆泥，进而促进结石形成。长期全肠外营养治疗患者应定期进行腹部超声检查监测胆囊疾病，建议尽早恢复经口进食或启用肠内营养。

2.4 肠道并发症

长期肠外营养由于肠道缺乏营养素和食物机械性刺激作用，机体易出现肠上皮绒毛萎缩、变稀，褶皱变平，肠壁变薄，使肠道屏障的结构受损，肠道细菌移位而引起肠源性感染。临床上应尽早改用肠内营养，补充谷氨酰胺，可减轻肠上皮萎缩，维持肠黏膜细胞结构与功能的完整性，改善肠道免疫功能，保持正常的生理代谢过程，可明显地减少肠源性感染的发生率。早期经肠道提供少量肠内营养可起到预防作用。

2.5 脂肪乳过敏

中、长链脂肪乳注射液是临床中常用于肠外营养支持的药物，可以满足患者对必需脂肪酸与能量的需要，其是以大豆油为原料，由注射中链甘油三酯、注射用卵磷脂乳化和注射用甘油制剂而成的灭菌乳剂，临床上主要用于接受胃肠外营养及必需脂肪酸缺乏者。一部分患者在使用脂肪乳时会发生过敏反应，出现发热、腹痛、恶心、呕吐、瘙痒、心慌气短、呼吸困难、颜面潮红、视物不清等症状，严重者可能会导致休克。

护理措施：

①用药期间要加强巡视，密切观察患者反应，提高警惕，做到早发现、早干预和早处理。评估患者有无瘙痒、体温轻微升高、寒战、食欲不振、恶心、呕吐、皮肤潮热、疼痛等不良反应。

②过敏反应轻微者需暂停肠外营养输注，去除脂肪乳后重新开始输注，以确认无其他不良反应发生；过敏反应严重则停止肠外营养输注，配合医生进行抢救，并进行过敏反应检测，以确定过敏成分。

③若患者需行含脂肪乳的长期肠外营养治疗，可考虑替换另一种脂肪乳产品。定期监测患者的血清甘油三酯（TG）水平，当 TG > 2 g/L 时慎用脂肪乳。

参考文献

[1] 吴国豪. 临床营养治疗理论与实践 [M]. 上海：上海科学技术出版社，2015.

[2] Arends J, Bachmann P, Baracos V, et al. ESPEN guidelines on nutrition in cancer patients[J]. Clinical nutrition, 2017, 36(1): 11–48.

[3] 中国抗癌协会. 中国肿瘤营养治疗指南 2020[M]. 北京：人民卫生出版社，2020.

[4] 石汉平. 肿瘤营养石汉平 2018 观点 [M]. 北京：科学技术文献出版社，2018.

[5] 杨月欣. 中国食物成分表标准版 [M]. 北京：北京大学出版社，2018.

[6] 石汉平，崔久嵬. 肿瘤免疫营养 [M]. 北京：人民卫生出版社，2018.

[7] 宋春花，王昆华，郭增清，等. 中国常见恶性肿瘤患者营养状况调查 [J]. 中国科学（生命科学），2020，50（12）：1437–1452.

[8] Weimann A, Braga M, Carli F, et al. ESPEN practical guideline: Clinical nutrition in surgery[J]. Clin Nutr, 2021, 40(7): 4745–4761.

[9] Oh SE, Choi MG, Seo JM, et al. Prognostic significance of perioperative nutritional parameters in patients with gastric cancer[J]. Clin Nutr, 2019, 38(2): 870–876.

[10] Klassen D, Strauch C, Alteheld B, et al. Assessing the Effects of a Perioperative Nutritional Support and Counseling in Gastrointestinal Cancer Patients: A Retrospective Comparative Study with Historical Controls[J]. Biomedicines, 2023, 11(2): 609.

[11] Zhang R, Hu C, Zhang J, et al. Prognostic significance of inflammatory and nutritional markers in perioperative period for patients with advanced gastric cancer[J]. BMC Cancer, 2023, 23(1): 5.

[12] Wang PY, Chen XK, Liu Q, et al. Application of four nutritional risk indexes in perioperative management for esophageal cancer patients. J Cancer Res Clin Oncol[J]. 2021, 147(10): 3099–3111.

[13] Maekawa T, Maehira H, Iida H, et al. Impact of Preoperative Muscle Mass Maintenance and Perioperative Muscle Mass Loss Prevention After Pancreatectomy: Association Between Perioperative Muscle Mass and Postoperative Nutritional Status. Pancreas[J]. 2022, 51(9): 1179–1185.

[14] Otagiri H, Yamadav S, Hashidume M, et al. A clinical investigation of the association between perioperative oral management and prognostic nutritional index in patients with digestive and urinary cancers. Curr Oncol[J]. 2020, 27(5): 257–262.

[15] Aoyama T, Yoshikawa T, Ida S, et al. Effects of perioperative Eicosapentaenoic acid–enriched oral nutritional supplement on lean body mass after total gastrectomy for gastric cancer[J]. J Cancer, 2019, 10(5): 1070–1076.

[16] Serrano PE, Parpia S, Simunovic M, et al. Perioperative optimization with nutritional supplements in patients undergoing gastrointestinal surgery for cancer: A randomized, placebo–controlled feasibility clinical trial[J]. Surgery, 2022, 172(2): 670–676.

[17] Previtali P, Fiore M, Colombo J, et al. Malnutrition and Perioperative Nutritional Support in Retroperitoneal Sarcoma Patients: Results from a Prospective Study[J]. Ann Surg Oncol, 2020, 27(6): 2025–2032.

[18] Gunsel–Yildirim G, Ceylan KC, Dikmen D. The effect of perioperative immunonutritional support on nutritional and inflammatory status in patients undergoing lung cancer surgery: a prospective, randomized controlled study[J]. Support Care Cancer, 2023, 31(6): 365.

[19] Aoyama T, Yoshikawa T, Ida Set al. Effects of perioperative eicosapentaenoic acid–enriched oral nutritional supplement on the long–term oncological outcomes after total gastrectomy for gastric cancer[J]. Oncol Lett,

2022, 23(5): 151.

[20] 吴秀文，任建安 . 中国腹腔感染诊治指南（2019 版）[J]. 中国实用外科杂志，2020，01：1–16.

[21] JENSEN GL, CEDERHOLM T, CORREIA MITD, et al. GLIM Criteria for the Diagnosis of Malnutrition: A Consensus Report from the Global Clinical Nutrition Community[J]. JPEN J Parenter Enteral Nutr, 2019, 43(1): 32–40.

[22] CEDERHOLM T, JENSEN GL, CORREIA MITD, et al. GLIM criteria for the diagnosis of malnutri–tion A consensus report from the global clinical nutrition community[J]. Clin Nutr, 2019, 38(1): 1–9.

[23] CRUZ–JENTOFT AI, BAHAT G, BAUER J, et al.Sarcopenia: revised European consensus on definition and diagnosis[J].Age Ageing, 2019, 48(1): 16–31.

[24] SANTOS JM, HUSSAIN F. Higher breast cancer cell aggressiveness[J]. Nutr Cancer, 2020, 72(5): 734–746.

[25] RAVASCO P. Nutrion in cancer patients[J]. J Clin Med, 2019, 8(8): 1211.

[26] LAVRIV DS, NEVES PM, RAVASCOP. Should omega–3 fatty acids be used for adjuvant treatment of cancer cachexia?[J]. Clin Nutr ESPEN, 2018, 25: 18–25.

[27] Douglas Adamson, Jane Blazeby, Catharine Porter, et al..Palliative radiotherapy combined with stent insertion to reduce recurrent dysphagia in oesophageal cancer patients: the ROCS RCT[J].Health Technol Assess, 2021, 25(31): 1–144.

[28] Dai W, Wang SA, Wang K, et al. Impact of Nutrition Counseling in Head and Neck Cancer Sufferers Undergoing Antineoplastic Therapy: A Randomized Controlled Pilot Study[J]. Curr Oncol, 2022, 29(10): 6947–6955.

[29] Andreou L, Burrows T, Surjan Y. The effect of nutritional interventions involving dietary counselling on gastrointestinal toxicities in adults receiving pelvic radiotherapy – A systematic review[J]. J Med Radiat Sci, 2021, 68(4): 453–464.

[30] Huang S, Piao Y, Cao C, et al. A prospective randomized controlled trial on the value of prophylactic oral nutritional supplementation in locally advanced nasopharyngeal carcinoma patients receiving chemo–radiotherapy[J]. Oral Oncol, 2020, 111: 105025.

[31] Mazurek M, Mlak R, Kot A, et al. Does Human Papillomavirus Infection Influence the Frequency and Severity of Nutritional Disorders in Head and Neck Cancer?[J]. Nutrients, 2022, 14(21): 4528.

[32] Ukovic B, Porter J. Nutrition interventions to improve the appetite of adults undergoing cancer treatment: a systematic review[J]. Support Care Cancer, 2020, 28(10): 4575–4583.

[33] Allenby TH, Crenshaw ML, Mathis K, et al. A systematic review of home–based dietary interventions during radiation therapy for cancer[J]. Tech Innov Patient Support Radiat Oncol, 2020, 16: 10–16.

[34] Miller LJ, Douglas C, McCullough FS, et al. Impact of enteral immunonutrition on infectious complications and immune and inflammatory markers in cancer patients undergoing chemotherapy: A systematic review of randomised controlled trials[J]. Clin Nutr. 2022, 41(10): 2135–2146.

[35] 李芷茹，李超，刘颖等 . 可溶性膳食纤维预防盆腔放疗所致胃肠道毒性的 Meta 分析 [J]. 广西医学，2021，43（19）：2331–2335.

[36] Croisier E, Brown T, Bauer J. The Efficacy of Dietary Fiber in Managing Gastrointestinal Toxicity Symptoms in Patients with Gynecologic Cancers undergoing Pelvic Radiotherapy: A Systematic Review[J]. J Acad Nutr Diet, 2021, 121(2): 261–277. e2.

[37] Zhang Z, Wan Z, Zhu Y, et al. Predictive validity of the GLIM criteria in treatment outcomes in cancer patients with radiotherapy[J]. Clin Nutr, 2022, 41(4): 855–861.

[38] Bye A, Sandmael JA, Stene GB, et al. Exercise and Nutrition Interventions in Patients with Head and Neck Cancer during Curative Treatment: A Systematic Review and Meta–Analysis[J]. Nutrients, 2020, 12(11): 32–33.

[39] Nuchit S, Lam–Ubol A, Paemuang W, et al. Alleviation of dry mouth by saliva substitutes improved swallowing ability and clinical nutritional status of post–radiotherapy head and neck cancer patients: a randomized controlled trial[J]. Support Care Cancer, 2020, 28(6): 2817–2828.

[40] Brewczyński A, Jabłońska B, Mrowiec S, et al. Nutritional Support in Head and Neck Radiotherapy Patients Considering HPV Status[J]. Nutrients, 2020, 13(1): 57.

[41] Klement RJ, Champ CE, Kämmerer U, et al. Impact of a ketogenic diet intervention during radiotherapy on body composition: III–final results of the KETOCOMP study for breast cancer patients[J]. Breast Cancer Res, 2020, 22(1): 94.

[42] Forslund M, Ottenblad A, Ginman C, et al. Effects of a nutrition intervention on acute and late bowel symptoms and health–related quality of life up to 24 months post radiotherapy in patients with prostate cancer: a multicentre randomised controlled trial[J]. Support Care Cancer, 2020, 28(7): 3331–3342.

[43] Tunzi L, Funk T, Brown T, et al. Optimal frequency of individualised nutrition counselling in patients with head and neck cancer receiving radiotherapy: A systematic review[J]. J Hum Nutr Diet, 2022, 35(1): 223–233.

[44] Mellors K, Ye X, Van Den Brande J, et al. Comparison of prophylactic percutaneous endoscopic gastrostomy with reactive enteral nutrition in patients with head and neck cancer undergoing radiotherapy or chemoradiotherapy: A systematic review[J]. Clin Nutr ESPEN, 2021, 46: 87–98.

[45] Bossola M, Antocicco M, Pepe G. Tube feeding in patients with head and neck cancer undergoing chemoradiotherapy: A systematic review[J]. JPEN J Parenter Enteral Nutr, 2022, 46(6): 1258–1269.

[46] Zhang Z, Zhu Y, Zhang L, et al. Nutritional education and counseling program for adult cancer patients during radiotherapy: a cluster–randomized clinical trial[J]. Support Care Cancer, 2022, 30(4): 3279–3289.

[47] 李晔雄. 肿瘤放射治疗学（第 5 版）[M]. 北京：中国协和医科大学出版社，2020：366–376.

[48] 石汉平，李涛. 中国肿瘤营养治疗指南 2020[M]. 北京：人民卫生出版社，2020：139.

[49] 李涛，石汉平. 肿瘤放射治疗营养学 [M]. 北京：科学出版社，2021：199–201.

[50] GIULIANO M, SCHETTINI F, ROGNONI C, et al. Endocrine treatment versus chemotherapy in postmenopausal women with hormone receptor–positive, HER2–negative, metastatic breast cancer：a systematic review and network meta–analysis[J]. Lancet Oncol, 2019, 20(10): 1360–1369.

[51] Normann M C. Early experiences with Pd–1 inhibitor treatment of platinum resistant epithelial ovarian cancer[J]. J. Gynecol. Oncol, 2019, 30: e56.

[52] Jones, B. E. Fewer Lag–3(+) T cells in relapsing–remitting multiple sclerosis and type 1 diabetes[J]. J. Immunol, 2022, 208: 594–602.

[53] Sordo–Bahamonde, C. Lag–3 Blockade with relatlimab (Bms–986016) restores anti–leukemic responses in chronic lymphocytic leukemia[J]. Cancers, 2021, 13: 2112.

[54] Harjunpaa, H, Guillerey C. Tigit as an emerging immune checkpoint[J]. Clin. Exp. Immunol, 2020, 200: 108–119.

[55] de Mingo P A. Tim–3 regulates Cd103(+) dendritic cell function and response to chemotherapy in breast cancer[J]. Cancer Cell, 2018, 33: 60–74.

[56] Pham T, Roth S, Kong J, et al. An update on immunotherapy for solid tumors: a review[J]. Ann Surg Oncol, 2018, 5 (11): 3404–3412.

[57] Delgoffe G M. The role of exhaustion in Car T cell therapy[J]. Cancer Cell, 2021, 39: 885–888.

[58] Marofifi F. Car–Nk cell: a new paradigm in tumor immunotherapy[J]. Front. Oncol, 2021, 11: 673276.

[59] Paijens, S. T., Vledder, A., de Bruyn, M. & Nijman, H. W. Tumor–infifiltrating lymphocytes in the immunotherapy era[J]. Cell. Mol. Immunol, 2021, 18: 842–859.

[60] Song Q, Zhang CD, Wu XH. Therapeutic cancer vaccines: From initial findings to prospects[J]. Immunol Lett, 2018, 196: 11–21.

[61] Hennessy ML, Bommareddy PK, Boland G, et al. Oncolytic immunotherapy[J]. Surg Oncol Clin N Am, 2019, 28(3): 419–430.

[62] Deng, S. Codelivery of Crispr–Cas9 and chlorin E6 for spatially controlled tumor–specific gene editing with synergistic drug effects[J]. Sci. Adv, 2020, 6: b4005.

[63] Singh, N. Impaired death receptor signaling in leukemia causes antigen independent resistance by inducing Car T–cell dysfunction[J]. Cancer Disco, 2020, 10: 552–567.

[64] Muscaritoli M, Arends J. ESPEN practical guideline: Clinical Nutrition in cancer[J]. Clin Nutr, 2021, 40(5): 2898–2913.

[65] Fu Z. INSCOC Study Group. Development and validation of a Modified Patient–Generated Subjective Global

Assessment as a nutritional assessment tool in cancer patients[J]. J Cachexia Sarcopenia Muscle, 2021, 12: 4.

[66] Muscaritoli M, Arends J, Bachmann P, et al. ESPEN practical guideline: Clinical Nutrition in cancer[J]. Clin Nutr, 2021; 40(5): 2898–2913.

[67] Locke FL, Ghobadi A, Jacobson CA, et al. Long–term safety and activity of axicabtagene ciloleucel in refractory large Bcell lymphoma (ZUMA–1): a single–arm, multicentre, phase 1e2 trial[J]. Lancet Oncol, 2019, 20: 31–42.

[68] Schuster SJ, Bishop MR, Tam CS, et al. Tisagenlecleucel in adult relapsed or refractory diffuse large B–cell lymphoma[J]. N Engl J Med, 2019, 380: 45–56.

[69] Maude SL, Laetsch TW, Buechner J, et al. Tisagenlecleucel in children and young adults with B–cell lymphoblastic leukemia[J]. N Engl J Med, 2018, 378: 439–448.

[70] Abramson JS, Palomba ML, Gordon LI, et al. Lisocabtagene maraleucel for patients with relapsed or refractory large B–cell lymphomas (TRANSCEND NHL 001): a multicentre seamless design study[J]. Lancet, 2020, 396: 839–852.

[71] Wang M, Munoz J, Goy A, et al. KTE–X19 CAR Tcell therapy in relapsed or refractory mantle–cell lymphoma[J]. N Engl J Med, 2020, 382: 1331–1342.

[72] Fujii H, Makiyama A, Iihara H, et al. Cancer Cachexia Reduces the Effificacy of Nivolumab Treatment in Patients With Advanced Gastric Cancer[J]. Anticancer Res, 2020, 40: 7067–7075.

[73] Akce M, Liu Y, Zakka K, et al. Impact of Sarcopenia, BMI, and Inflflammatory Biomarkers on Survival in Advanced Hepatocellular Carcinoma Treated With Anti–PD–1 Antibody[J]. Am. J. Clin. Oncol, 2021, 44: 74–81.

[74] PATRINELY J R, JR., YOUNG A C, QUACH H, et al. Survivorship in immune therapy: Assessing toxicities, body composition and health–related quality of life among long–term survivors treated with antibodies to programmed death–1 receptor and its ligand[J]. Eur J Cancer, 2020, 135: 211–20.

[75] TSUKAGOSHI M, YOKOBORI T, YAJIMA T, et al. Skeletal muscle mass predicts the outcome of nivolumab treatment for non–small cell lung cancer[J]. Medicine (Baltimore), 2020, 99(7): e19059.

[76] LI S, WANG T, TONG G, et al. Prognostic Impact of Sarcopenia on Clinical Outcomes in Malignancies Treated With Immune Checkpoint Inhibitors: A Systematic Review and Meta–Analysis[J]. Front Oncol, 2021, 11: 726257.

[77] BILEN M A, MARTINI D J, LIU Y, et al. Combined Effect of Sarcopenia and Systemic Inflammation on Survival in Patients with Advanced Stage Cancer Treated with Immunotherapy[J]. Oncologist, 2020, 25(3): e528–e35.

[78] Johannet P, Sawyers A, Qian Y, Kozloff S, Gulati N, Donnelly D, Zhong J, Osman I. Baseline Prognostic Nutritional Index and Changes in Pretreatment Body Mass Index Associate with Immunotherapy Response in Patients with Advanced Cancer[J]. J. Immunother, Cancer, 2020, 8: e001674.

[79] Cortellini A, Bersanelli M, Santini D, et al. Another Side of the Association between Body Mass Index (BMI) and Clinical Outcomes of Cancer Patients Receiving Programmed Cell Death Protein–1 (PD–1)/ Programmed Cell Death–Ligand 1 (PD–L1) Checkpoint Inhibitors: A Multicentre Analysis of Immune–Related Adverse Events[J]. Eur. J. Cancer, 2020, 128: 17–26.

[80] Cortellini A, Ricciuti B, Tiseo M, et al. Baseline BMI and BMI Variation during First Line Pembrolizumab in NSCLC Patients with a PD–L1 Expression ≥ 50%: A Multicenter Study with External Validation[J]. J. Immunother. Cancer, 2020, 8: e001403.

[81] Martini DJ, Kline MR, Liu Y, et al. Adiposity May Predict Survival in Patients with Advanced Stage Cancer Treated with Immunotherapy in Phase 1 Clinical Trials[J]. Cancer, 2020, 126: 575–582.

[82] Ravasco P. Nutrition in cancer patients[J]. JCM, 2019, 8(8): 1211.

[83] Song C, Cao J, Zhang F, et al. Nutritional risk assessment by scored patient–generated subjective global assessment associated with demographic characteristics in 23,904 common malignant tumors patients[J]. Nutr Cancer, 2019, 71(1): 50–60.

[84] Li Y, Wang WB, Yang L, et al. The combination of body composition conditions and systemic inflammatory markers has prognostic value for patients with gastric cancer treated with adjuvant chemoradiotherapy[J].

Nutrition, 2022, 93: 111464.

[85] Yang L, Zhong J, Wang W, et al. Prognostic Nutritional Index Associates with Immunotherapy Response in Patients with Metastatic Biliary Tract Cancer[J]. Nutr Cancer, 2023; 75(2): 696–706.

[86] Chao J, Fuchs CS, Shitara K, et al. Assessment of Pembrolizumab Therapy for the Treatment of Microsatellite Instability‑High Gastric or Gastroesophageal Junction Cancer Among Patients in the KEYNOTE–059, KEYNOTE–061, and KEYNOTE–062 Clinical Trials[J]. JAMA Oncol, 2021, 7(6): 895–902.

[87] Pironi L, Boeykens K, Bozzetti F, et al. ESPEN guideline on home parenteral nutrition[J]. Clin. Nutr, 2020, 39: 1645–1666.

[88] Cotogni P, Monge T, Passera R, et al. Clinical characteristics, and predictive factors of sur–vival of 761 cancer patients on home parenteral nutrition: A prospective, cohort study[J]. Cancer Med, 2020, 9: 4686–4698.

[89] Geukes Foppen MH, Rozeman EA, van Wilpe S, et al. Immune checkpoint inhibition–related colitis: symptoms, endoscopic features, histology and response to management[J]. ESMO Open, 2018, 3(1): e000278.

[90] Wang Y, Abu–Sbeih H, Mao E, et al. Immune–checkpoint inhibitor–induced diarrhea and colitis in patients with advanced malignancies: retrospective review at MD Anderson[J]. J Immunother Cancer, 2018, 6(1): 37. DOI: 10.1186/s40425–018–0346–6.

[91] 胡洁，林丽珠，骆肖群，等 . EGFR–TKI 不良反应管理专家共识 [J]. 中国肺癌杂志，2019，22（02）：57–81.

[92] 王可，李娟，孙建国，等 . 间变性淋巴瘤激酶抑制剂不良反应管理西南专家建议（2021 年版）[J]. 中国肺癌杂志，2021，24（12）：815–828.

[93] Oshima Y, Tanimoto T, Yuji K, et al. EGFR–TKI–Associated interstitial pneumonitis in nivolumab–treated patients with non–small cell lung cancer[J]. JAMA Oncol, 2018, 4(8): 1112–1115.

[94] Suresh K, Voong KR, Shankar B, et al. Pneumonitis in non–small cell lung cancer patients receiving immune checkpoint immunotherapy: incidence and risk factors[J]. J Thorac Oncol, 2018, 13(12): 1930–1939.

[95] Martins F, Sofiya L, Sykiotis GP, et al. Adverse effects of immune–checkpoint inhibitors: epidemiology, management and surveillance[J]. Nat Rev Clin Oncol, 2019, 16(9): 563–580.

[96] Pollack MH, Betof A, Dearden H, et al. Safety of resuming anti–PD–1 in patients with immune–related adverse events(irAEs) during combined anti–CTLA–4 and anti–PD1 in metastatic melanoma[J]. Ann Oncol, 2018, 29(1): 250–255.

[97] Reynolds K, Thomas M, Dougan M. Diagnosis and management of hepatitis in patients on checkpoint blockade[J]. Oncologist, 2018, 23(9): 991–997.

[98] 中国抗癌协会肿瘤营养专业委员会，中华医学会肠外肠内营养学分会 . 血液系统肿瘤患者的营养治疗专家共识 [J]. 肿瘤代谢与营养电子杂志，2022，9（02）：185–189.

[99] 卜云峰，蓝式贤 . 烹饪油烟对人体健康危害研究 [J]. 中国食品工业，2022（12）：112–114+119.

[100] 耿兴敏 . 减少厨房油烟，守住"烹饪呼吸安全线" [N]. 中国妇女报，2022–08–24（008）.

[101] Maryam S, Farvid1, Elkhansa, Sidahmed, et al. Consumption of red meat and processed meat and cancer incidence: a systematic review and meta–analysis of prospective studies[J]. European Journal of Epidemiology, 2021, 36: 937–951.

[102] 周彤 . 肿瘤患者饮食防护小贴士 [J]. 家庭中医药，2020，27（06）：48–49.

[103] Xiaomin Wu, Liling Chen. Effect of Dietary Salt Intake on Risk of Gastric Cancer: A Systematic Review and Meta–Analysis of Case–Control Studies[J]. Nutrients, 2022, 14(20): 4260.

[104] 刘慧龙 . 癌症患者的"忌口"与"发物" [J]. 大众健康，2021（04）：78–79.

[105] 中国抗癌协会肿瘤营养专业委员会，全国卫生产业企业管理协会医学营养产业分会，浙江省医学会肿瘤营养与治疗学分会 . 肿瘤患者食欲下降的营养诊疗专家共识 [J]. 肿瘤代谢与营养电子杂志，2022，9（03）：312–319.

[106] Muscaritoli M, Arends J, Bachmann P, et al. ESPEN practical guideline: Clinical Nutrition in cancer[J]. Clin. Nutr, 2021, 40: 2898–2913.

[107] Bai J, Behera M, Bruner DW. The gut microbiome, symptoms, and targeted interventions in children with cancer: A systematic review[J]. Support. Care Cancer, 2018, 26: 427–439.

[108] Klement RJ, Pazienza V. Impact of different types of diet on gut microbiota profifiles and cancer prevention and treatment[J]. Medicina, 2019, 55: 84.

[109] Masetti R, Zama D, Leardini D, et al. Microbiome−derived metabolites in allogeneic hematopoietic stem cell transplantation[J]. Int. J. Mol. Sci, 2021, 22: 1197.

[110] Podpeskar A, Crazzolara R, Kropshofer G, et al. Omega−3 Fatty Acids and Their Role in Pediatric Cancer[J]. Nutrients, 2021, 13: 1800.

[111] Moody KM, Baker RA, Santizo RO, et al. A randomized trial of the effectiveness of the neutropenic diet versus food safety guidelines on infection rate in pediatric oncology patients[J]. Pediatr. Blood Cancer, 2018, 65: e26711.

[112] SUNG H, FERLAY J, SIEGEL R L, et al. Global Cancer Statistics 2020: GLOBOCAN Estimates of Incidence and Mortality Worldwide for 36 Cancers in 185 Countries[J]. CA: a cancer journal for clinicians, 2021, 71(3): 209−49.

[113] SIEGEL R L, MILLER K D, FUCHS H E, et al. Cancer statistics, 2022[J]. CA: a cancer journal for clinicians, 2022, 72(1): 7−33.

[114] 中国临床肿瘤学会（csco）. 恶性肿瘤患者营养治疗指南 2021[M]. 北京：人民卫生出版社，2021：94−99.

[115] 郑振东，赵岩，孙晓. 肿瘤营养治疗临床手册 [M]. 沈阳：辽宁科学技术出版社，2019.

[116] 中国抗癌协会肿瘤营养专业委员会，石汉平，崔久嵬，等. 肿瘤恶液质临床诊断与治疗指南（2020版）[J]. 中国肿瘤临床，2021，48（8）：7.

[117] 中国抗癌协会肿瘤营养专业委员会，国家市场监管重点实验室（肿瘤特医食品），丛明华，等. 中国恶性肿瘤患者运动治疗专家共识 [J]. 中国科学，2022（004）：052.

[118] Sadeghi Mohammadamin, Keshavarz−Fathi Mahsa,Baracos Vickie et al. Cancer cachexia: Diagnosis, assessment, and treatment[J]. Crit Rev Oncol Hematol, 2018, 127: 91−104.

[119] Amano Koji, Morita Tatsuya, Miyamoto Jiro, et al. Perception of need for nutritional support in advanced cancer patients with cachexia: a survey in palliative care settings[J].Support Care Cancer, 2018, 26: 2793−2799.

[120] Prado Carla M,Orsso Camila E, Pereira Suzette L, et al. Effects of β−hydroxy β−methylbutyrate (HMB) supplementation on muscle mass, function, and other outcomes in patients with cancer: a systematic review[J]. J Cachexia Sarcopenia Muscle, 2022, 13: 1623−1641.

[121] Ragni Maurizio, Fornelli Claudia, Nisoli Enzo, et al. Amino Acids in Cancer and Cachexia: An Integrated View[J].Cancers (Basel), 2022, 14: undefined.

[122] Simon Lucile, Baldwin Christine, Kalea Anastasia Z, et al. Cannabinoid interventions for improving cachexia outcomes in cancer: a systematic review and meta−analysis[J]. J Cachexia Sarcopenia Muscle, 2022, 13: 23−41.

[123] Wright Traver J, Dillon E Lichar,Durham William J, et al. A randomized trial of adjunct testosterone for cancer−related muscle loss in men and women[J]. J Cachexia Sarcopenia Muscle, 2018, 9: 482−496.

[124] Hopkinson Jane B, The Psychosocial Components of Multimodal Interventions Offered to People with Cancer Cachexia: A Scoping Review[J]. Asia Pac J Oncol Nurs, 2021, 8: 450−461.

[125] 石汉平，刘俐惠，于恺英. 营养状况是基本生命体征 [J]. 肿瘤代谢与营养电子杂志，2019，6（4）：391−396.

[126] Song CH, Cao JJ, Zhang F, et al. Nutritional Risk Assessment by Scored Patient−Generated Subjective Global Assessment Associated with Demographic Characteristics in 23,904 Common Malignant Tumors Patients[J]. Nutr Cancer, 2019, 71(1): 50−60.

[127] Amano K, Morita T, Miyamoto J, et al. Perception of need for nutritional support in advanced cancer patients with cachexia: a survey in palliative care settings[J]. Support Care Cancer, 2018, 26(8): 2793−2799.

[128] Kouchaki B, Janbabai G, Alipour A, et al. Randomized double−blind clinical trial of combined treatment with megestrol acetate plus celecoxib versus megestrol acetate alone in cachexia−anorexia syndrome induced by GI cancers[J]. Support Care Cancer, 2018, 26(7): 2479−2489.

[129] Katakami N, Uchino J, Yokoyama T, et al. Anamorelin (ONO-7643) for the treatment of patients with non-small cell lung cancer and cachexia: Results from a randomized, double-blind, placebo-controlled, multicenter study of Japanese patients (ONO-7643-04)[J], Cancer, 2018, 124(3): 606-616.

[130] Wright TJ, Dillon EL, Durham WJ, et al. A randomized trial of adjunct testosterone for cancer-related muscle loss in men and women[J]. J Cachexia Sarcopenia Muscle, 2018, 9(3): 482-496.

[131] Xie M, Chen X, Qin S, et al. Clinical study on thalidomide combined with cinobufagin to treat lung cancer cachexia[J]. J Cancer Res The, 2018, 14 (1): 226-232.

[132] 陆一平，陈艳华，江宗蔚，等 . 肿瘤患者医院感染病原菌分布及耐药性分析 [J]. 医学检验与临床，2018，29（4）：28-31.

[133] Bayne CE, Farah D, Herbst KW, et al. Role of urinary tract infection in bladder cancer: a systematic review and meta-analysis[J]. World J Urol, 2018, 36(8): 1181-1190.

[134] Alshahrani B, Sim J, Middleton R. Nursing interventions for pressure injury prevention among critically ill patients: A systematic review[J]. J Clin Nurs, 2021, 30(15-16): 2151-2168.

[135] Mukae H, Kaneko T, Obase Y, et al. JRS guidelines committee for the management of cough and sputum. The Japanese respiratory society guidelines for the management of cough and sputum (digest edition)[J]. Respir Investig, 2021, 59(3): 270-290.

[136] 罗素霞，赖国祥，张力，等 . 中国肺癌患者咳嗽管理现状及医护人员观念和实践调 [J]. 中华医学杂志，021，101（21）：1583-1591.

[137] 马薇，李晶 . 肺癌患者合并顽固性咳嗽的治疗进展 [J]. 医学综述，2021，27（2）：308-312.

[138] 赫捷，李霓，陈万青，等 . 中国肺癌筛查与早诊早治指南（2021，北京）[J]. 中国肿瘤，2021，30（2）：81-111.

[139] Henson LA, Maddocks M, Evans C, et al. Palliative Care and the Management of Common Distressing Symptoms in Advanced Cancer: Pain, Breathlessness, Nausea and Vomiting, and Fatigue[J]. J Clin Oncol, 2020, 38(9): 905-914.

[140] Navari RM. Managing Nausea and Vomiting in Patients With Cancer: What Works[J]. Oncology (Williston Park), 2018, 32(3): 121-5, 131, 136.

[141] Wickham RJ. Nausea and Vomiting: a Palliative Care Imperative[J]. Curr Oncol Rep, 2020, 22(1): 1.

[142] Larkin PJ, Cherny NI, La Carpia D, et al. ESMO Guidelines Committee. Diagnosis, assessment and management of constipation in advanced cancer: ESMO Clinical Practice Guidelines[J]. Ann Oncol, 2018, 29(Suppl 4): iv111-iv125.

[143] 徐军，戴佳原，尹路 . 急性上消化道出血急诊诊治流程专家共识 [J]. 中国急救医学 . 2021，41（01）：1-10.

[144] 李鹏，王拥军，吕富靖，等 . 下消化道出血诊治指南（2020）[J]. 中国医刊，2020，55（10）：1068-1076.

[145] 刘会岭，陈兴秀，蔡小萍，等 . 恶性腹腔积液的分子机制及治疗进展 [J]. 消化肿瘤杂志（电子版），2018，10（04）：179-182.

[146] Amano M, Izumi C, Baba M, et al. Occurrence of right ventricular dysfunction immediately after pericardiocentesis[J]. Heart Vessels, 2020, 35(1): 69-77.

[147] 吕敏，刘建军，王媛媛，等 . 机体血钾异常的诊治及临床应用中的风险防控 [J]. 海峡药学，2020，32（11）：105-109.

[148] 中华医学会神经病学分会，中华医学会神经病学分会睡眠障碍学组 . 中国成人失眠诊断与治疗指南（2017 版）[J]. 中华神经科杂志，2018，51（5）：324-335.

[149] 重症患者谵妄管理专家共识 [J]. 中华内科杂志，2019，58（2）：11.

[150] 中华医学会神经病学分会神经心理与行为神经病学学组 . 综合医院谵妄诊治中国专家共识（2021）[J]. 中华老年医学杂志，2021，40（10）：8.

[151] 癌症疼痛诊疗规范（2018 年版）[J]. 临床肿瘤学杂志，2018，23（10）：937-944.

[152] 宋学军，樊碧发，万有，等 . 国际疼痛学会新版疼痛定义修订简析 [J]. 中国疼痛医学杂志，2020，26（09）：641-644.

[153] Swarm RA, Paice JA, Anghelescu DL, et al. Adult Cancer Pain, Version 3.2019, NCCN Clinical Practice Guidelines in Oncology[J]. J Natl Compr Canc Netw, 2019, 17(8): 977–1007.

[154] Deng G. Integrative Medicine Therapies for Pain Management in Cancer Patients[J]. Cancer J, 2019, 25(5): 343–348.

[155] Fink RM, Gallagher E. Cancer Pain Assessment and Measurement[J]. Semin Oncol Nurs, 2019, 35(3): 229–234.

[156] Fallon M, Giusti R, Aielli F, et al. ESMO Guidelines Committee. Management of cancer pain in adult patients: ESMO Clinical Practice Guidelines[J]. Ann Oncol, 2018, 29(Suppl 4): iv166–iv191.

[157] Lopes-Jú nior LC, Rosa GS, Pessanha RM, et al. Efficacy of the complementary therapies in the management of cancer pain in palliative care: A systematic review[J]. Rev Lat Am Enfermagem, 2020, 28: e3377.

[158] 蔡悦，王颖，乐霄，等．住院患者肠内营养相关性腹泻的预防及管理最佳证据总结 [J]. 护理学杂志，2022，37（16）：80–84.

[159] 米元元，黄海燕，尚游，等．中国危重症患者肠内营养治疗常见并发症预防管理专家共识 [J]. 中华危重病急救医学，2021，33（8）：903–918.

[160] 米元元，黄培培，吴白女，等．ICU 患者肠内营养相关性腹胀预防及管理最佳证据总结 [J]. 护理学杂志，2022，37（02）：91–95.

[161] 王愈翔，付三仙，陈改云，等．2020 年欧洲肠外肠内营养学会家庭肠外营养指南摘译 [J]. 中华临床营养杂志，2021，29（1）：48–58.

[162] 中国抗癌协会肿瘤临床化疗专业委员会，中国抗癌协会肿瘤支持治疗专业委员会．中国肿瘤药物治疗相关恶心呕吐防治专家共识（2022 年版）[J]. 中华医学杂志，2022，102（39）：3080–3094.

[163] 陈丽，袁慧，李菊芳，等．肠内营养相关并发症预防与管理最佳证据总结 [J]. 肠外与肠内营养，2021，28（2）：109–116.

[164] 张娟娟，达彬琳，汪志明．《中国成年患者营养治疗通路指南》解读：经皮内镜下胃 / 空肠造口术 [J]. 肿瘤代谢与营养电子杂志，2022，9（04）：408–413.

[165] 王宇，刘明，江华．《中国成年患者营养治疗通路指南》解读：鼻胃管 [J]. 肿瘤代谢与营养电子杂志，2022，9（03）：283–286.

[166] 朱姝芹，李方，赵云，等．食管癌术后经口进食患者胃食管反流预防及管理证据 [J]. 中国肿瘤外科杂志，2021，13（05）：468–474.

[167] 李侠，杨宏，刘学波．特医全营养配方食品配方组成分析 [J]. 中国食物与营养，2021，27（12）：22–27.

[168] Pitta M R, campos F M, Monteiro A G, et a1. TutoriaI on diarrhea and enteral nulrnion: a comprehensive step-by-step approach[J]. JPEN J Parenter Enteral Nutr, 2019, 43(8): 1008–1019.

[169] Wang J, Liang J, He M, et al. Chinese expert consensus on intestinal microecology and management of digestive tract complications related to tumor treatment (version 2022)[J] . Journal of Cancer Research and Therapeutics, 2022, 18(7): 1835.

[170] 李素云，邵小平，唐小丽，等．肠外营养安全输注专家共识 [J]. 中华护理杂志，2022，57（12）：1421–1426.

[171] 马慧颖，绳宇，朱信雨，等．重症病人再喂养综合征与预后关系的 Meta 分析 [J]. 护理研究，2022，36（17）：3023–3031.

[172] 曲瑞泽，张志鹏，付卫．肿瘤患者中心静脉导管相关血栓的成因和诊治研究进展 [J]. 中国微创外科杂志，2022，22（03）：246–250.

[173] 中华医学会肠外肠内营养学分会．肠外营养多腔袋临床应用专家共识（2022）[J]. 中华外科杂志，2022，60（04）：321–328.

[174] Gotchac J, Poullenot F, Guimber D, et al. Management of Central Venous Catheters in Children and Adults on Home Parenteral Nutrition: A French Survey of Current Practice[J]. Nutrients, 2022, 14(12): 2532.

[175] 丛明华．肠外营养安全性管理中国专家共识 [J]. 肿瘤代谢与营养电子杂志，2021，8（05）：495–502.

[176] Roszali MA, Zakaria AN, Mohd Tahir NA. Parenteral nutrition-associated hyperglycemia: Prevalence, predictors and management[J]. Clin Nutr ESPEN, 2021, 41: 275–280.

[177] Kang J, Li H, Chen W. ESPEN guideline on home parenteral nutrition: Comment[J]. Clin Nutr, 2021, 40(2): 657.

[178] Chow R, Bruera E, Arends J, et al.Enteral and parenteral nutrition in cancer patients, a comparison of complication rates: an updated systematic review and (cumulative) meta-analysis[J]. Support Care Cancer, 2020, 28(3): 979-1010.